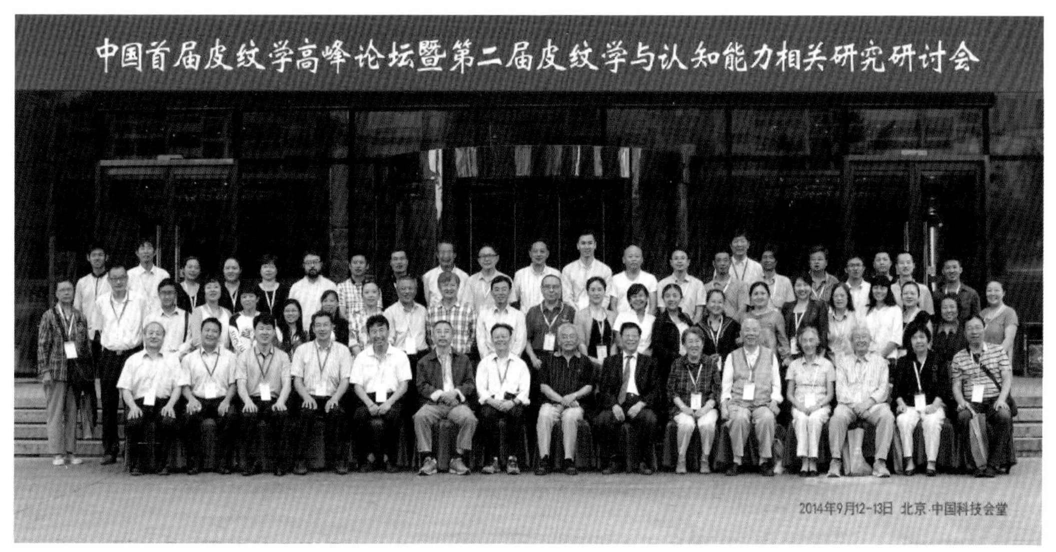

2014年9月，中国首届皮纹学高峰论坛与会人员合影

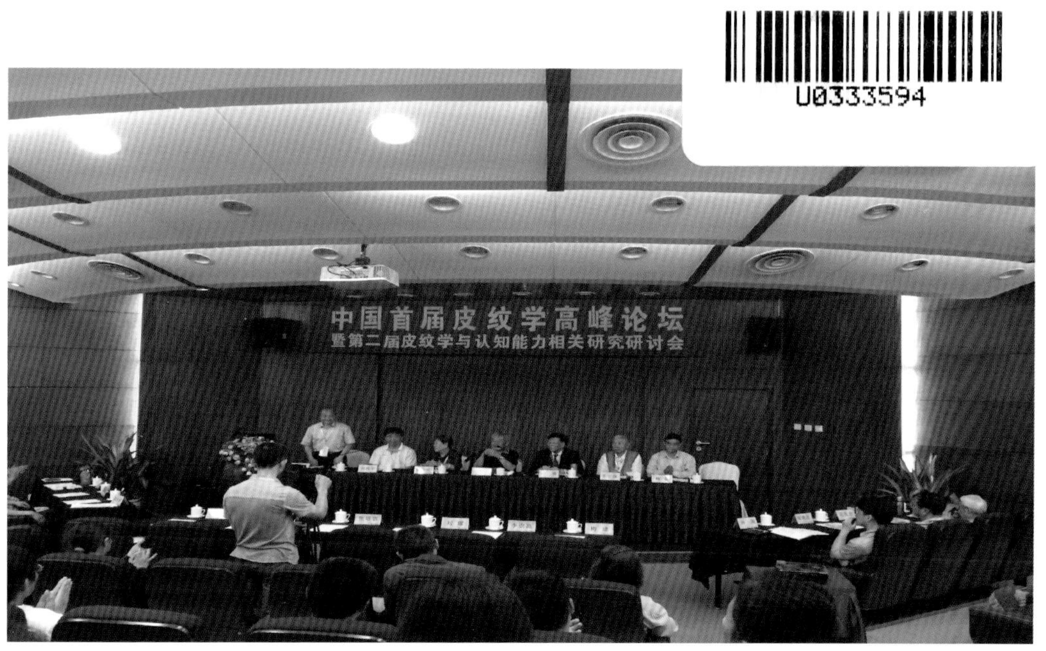

2014年9月，中国首届皮纹学高峰论坛在北京科技会堂召开

主席台从左至右：翟桂鋆、刘持平、赵向欣、张培容、刘耀、李崇高、梅建

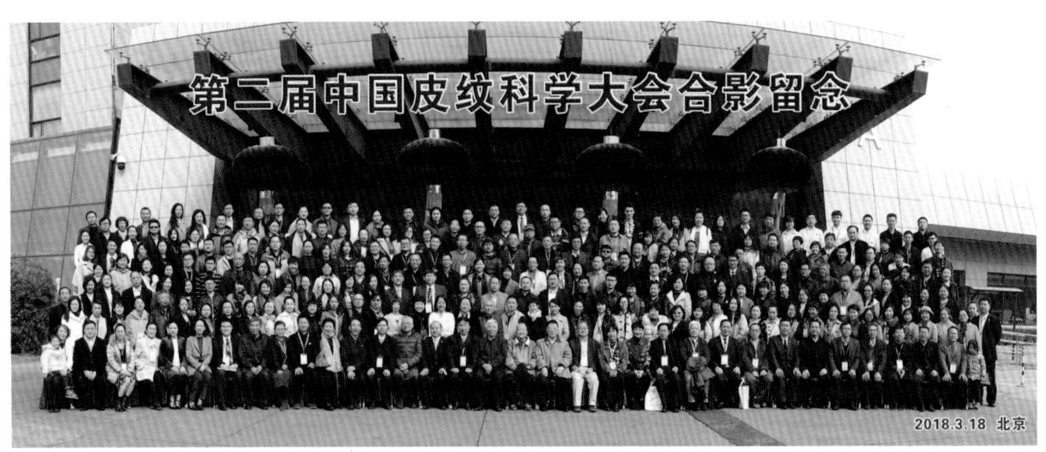

2018年3月18日，第二届中国皮纹科学大会与会人员合影

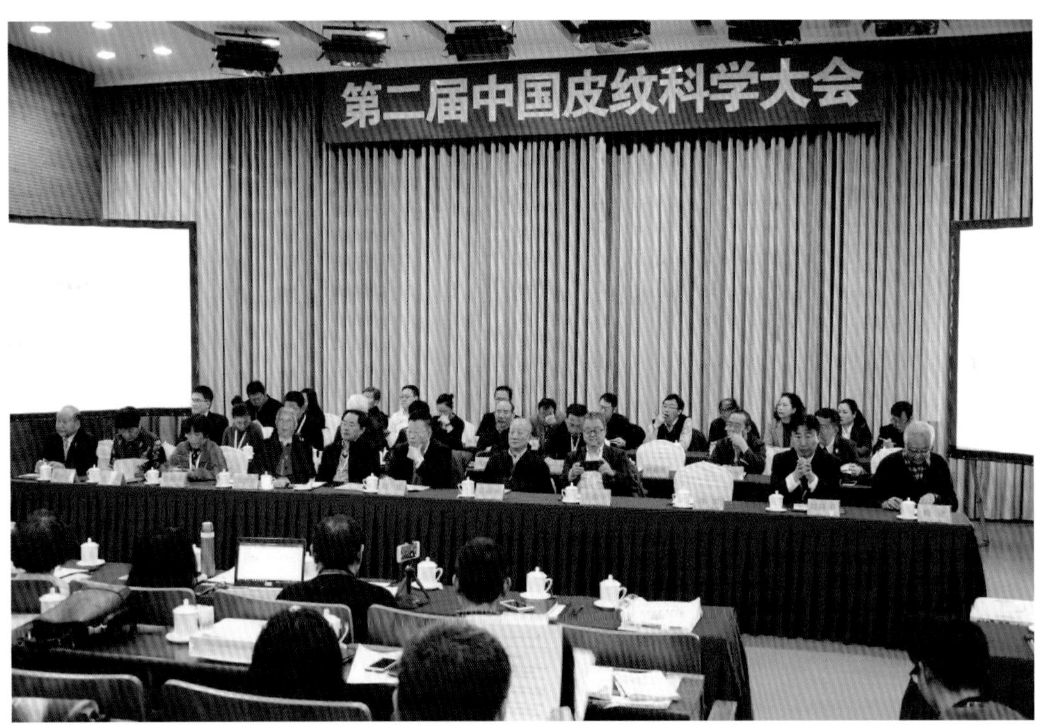

2018年3月18日，第二届中国皮纹科学大会在北京召开

主席台名单（从左至右）：第一排：翟桂鋆、王晨霞、罗桐秀、李崇高、张宝华、刘耀、吴新智、王渝生、刘持平、梅建；第二排：陈金明、李金喜、马一友、范英、赵磊、钱治安、李晋、邓国强、刘世权；第三排：吴建增、石晓红、范兆良、郑彦良、黄丽芳、陈海明、程义盛、吴晓鹏、朱元交、杨韶刚、赵新玉、毛艺荧、吴明建

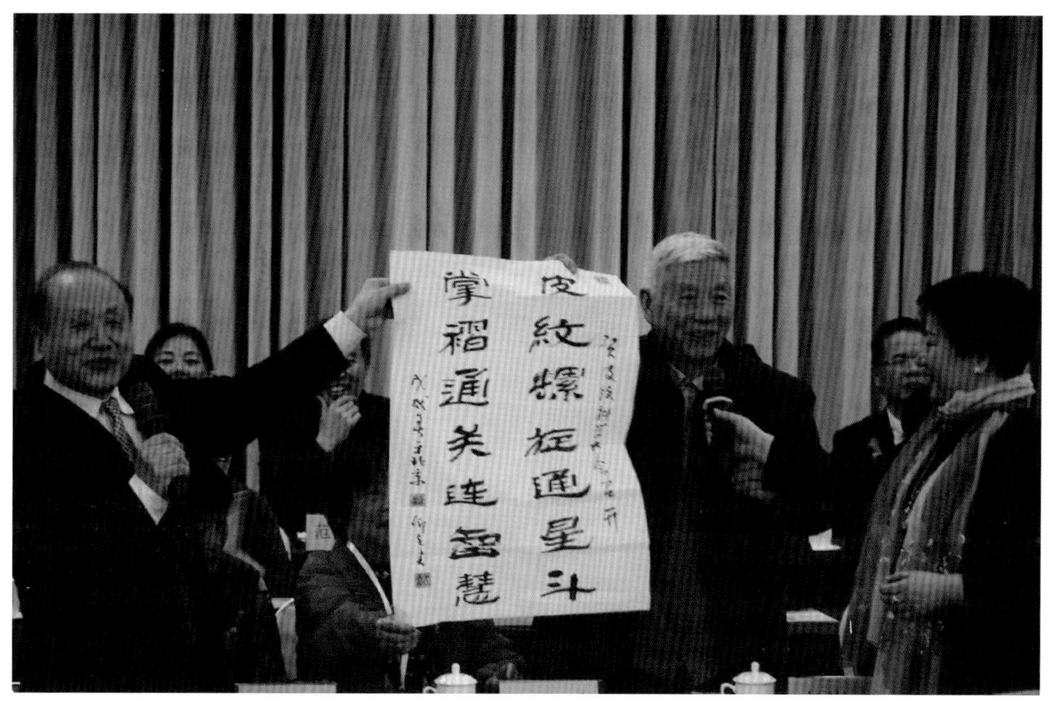

李崇高教授为第二届中国皮纹科学大会题词

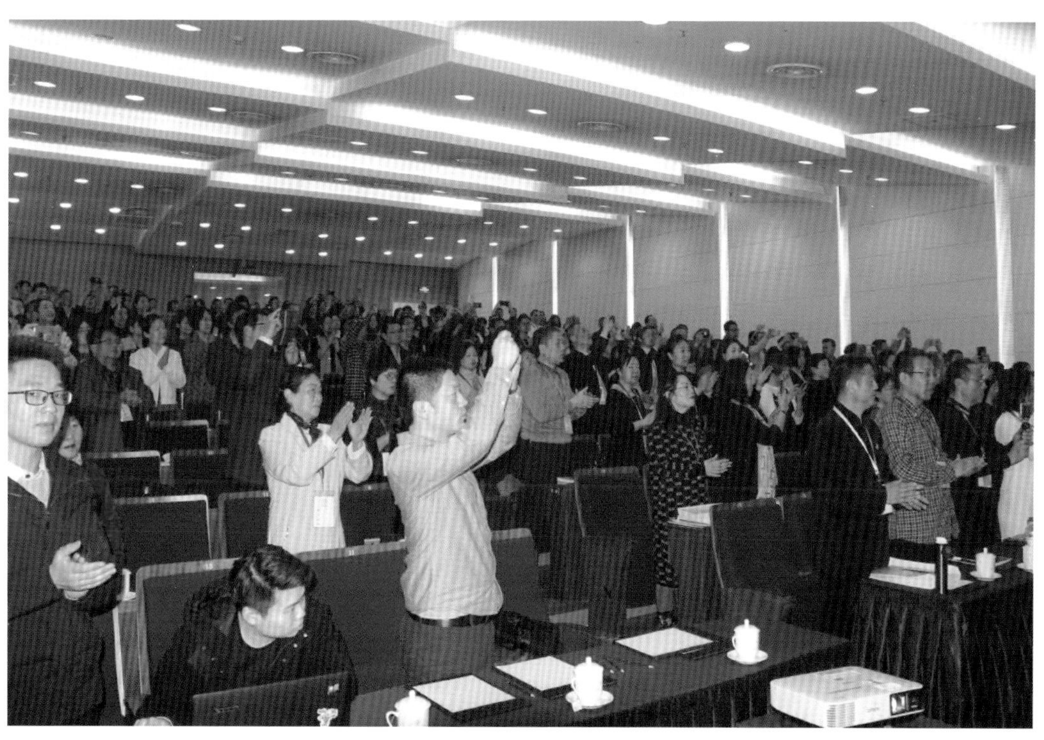

2018年3月18日，第二届中国皮纹科学大会开幕式上与会代表热烈欢迎各位院士及专家教授

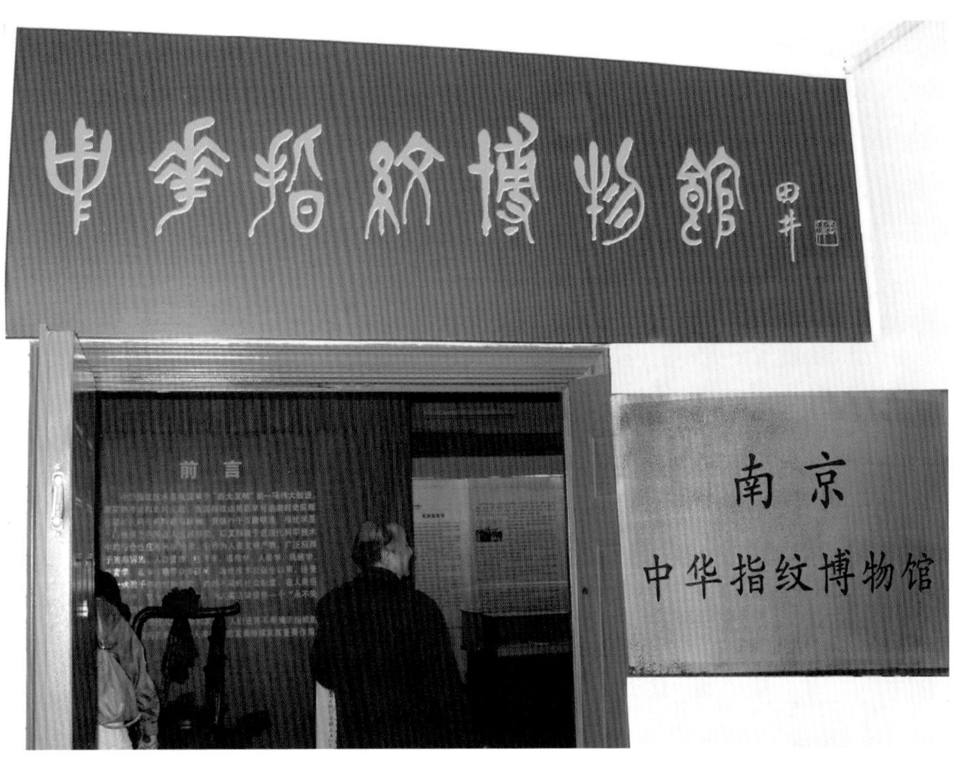

2008年4月18日，世界上首座指纹博物馆——南京中华指纹博物馆在江苏警官学院落成

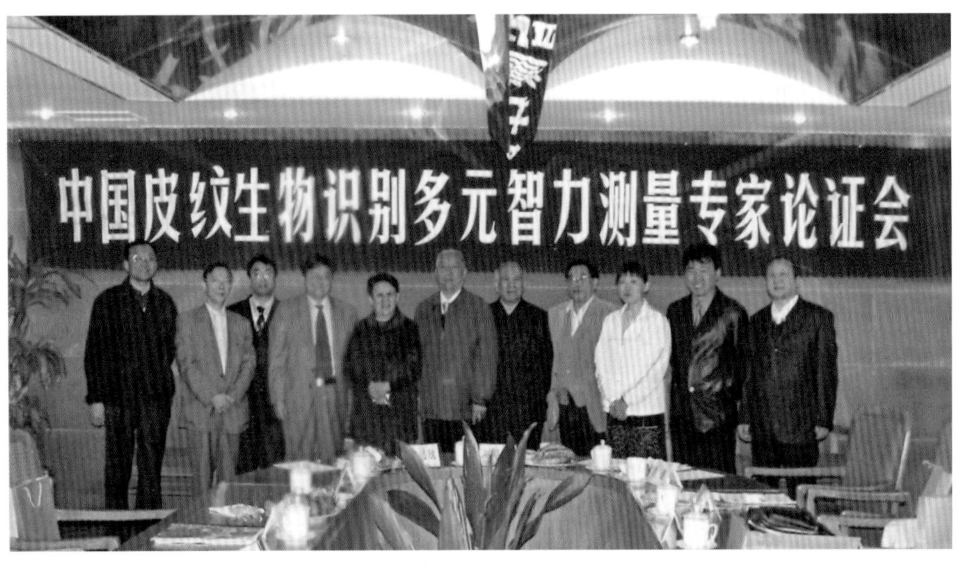

2006年4月15日，北京市东方科奥人类智力潜能研究所研究的皮纹生物识别多元智力测量通过由中国遗传学会、中国心理学会普及工作委员会、中国医促会妇儿医疗保健专业委员会共同主持的专家论证会的论证

左起：梅建、安锡培、卢大儒、王渝生、赵向欣、李崇高、陈清森、肖健、李小石、刘持平、翟桂鋆

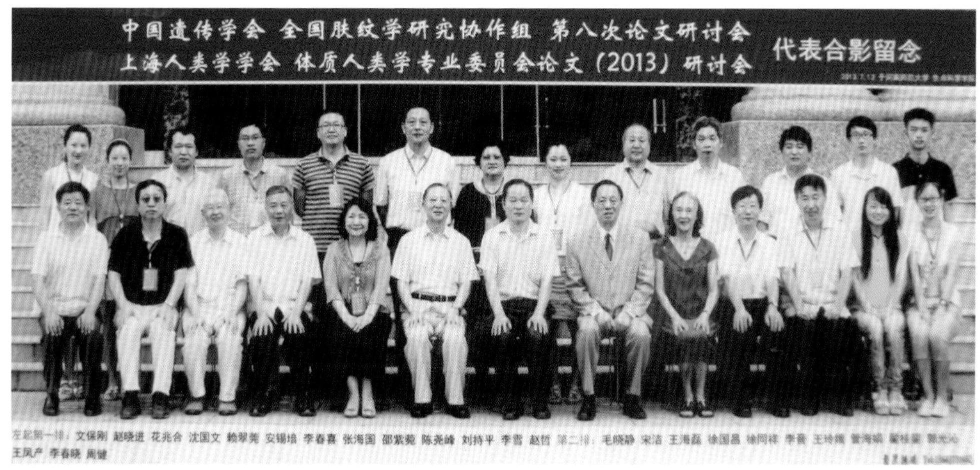

2013年7月13—14日，中国遗传学会全国肤纹学研究协作组第八次论文研讨会暨
上海人类学学会体质人类学专业委员会论文研讨会与会代表合影

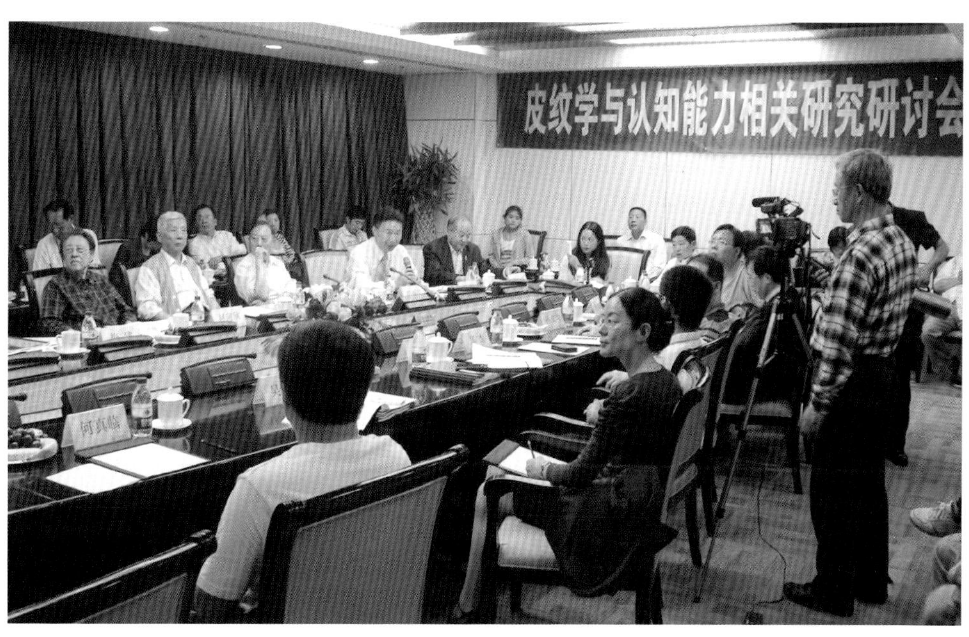

2012年5月12日，中国首届皮纹学与认知能力相关研究研讨会在北京召开

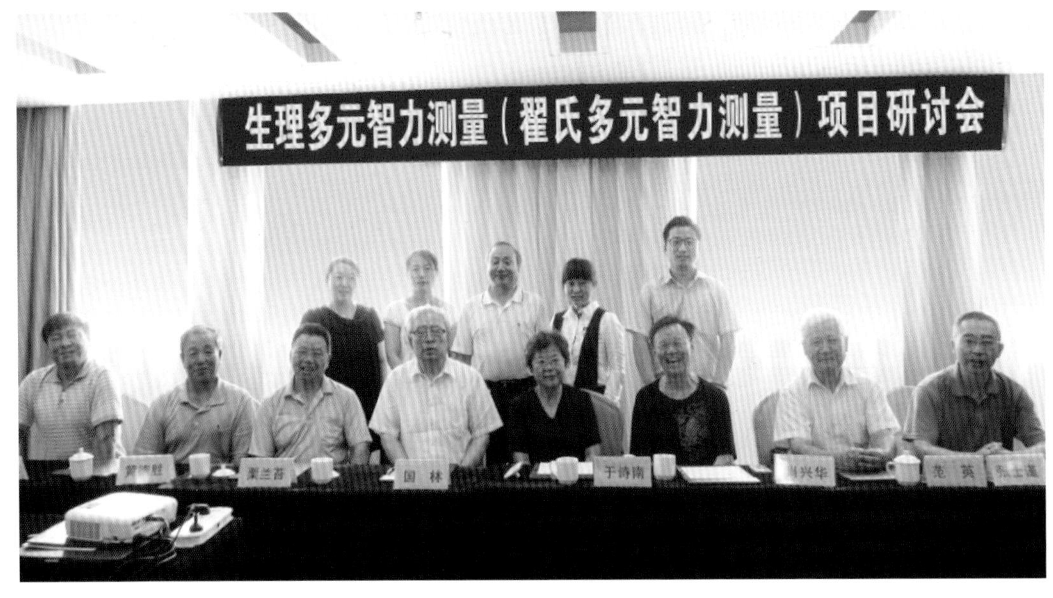

2013年7月7日，翟氏生理多元智力测量项目研讨论证会在北京举行

前排左起：陈家忠、黄德胜、栗兰苔、国林、于诗南、肖兴华、范英、张士谨；后排左起：马可晴、万允贽、翟桂鋆、王诗灵、俞跃

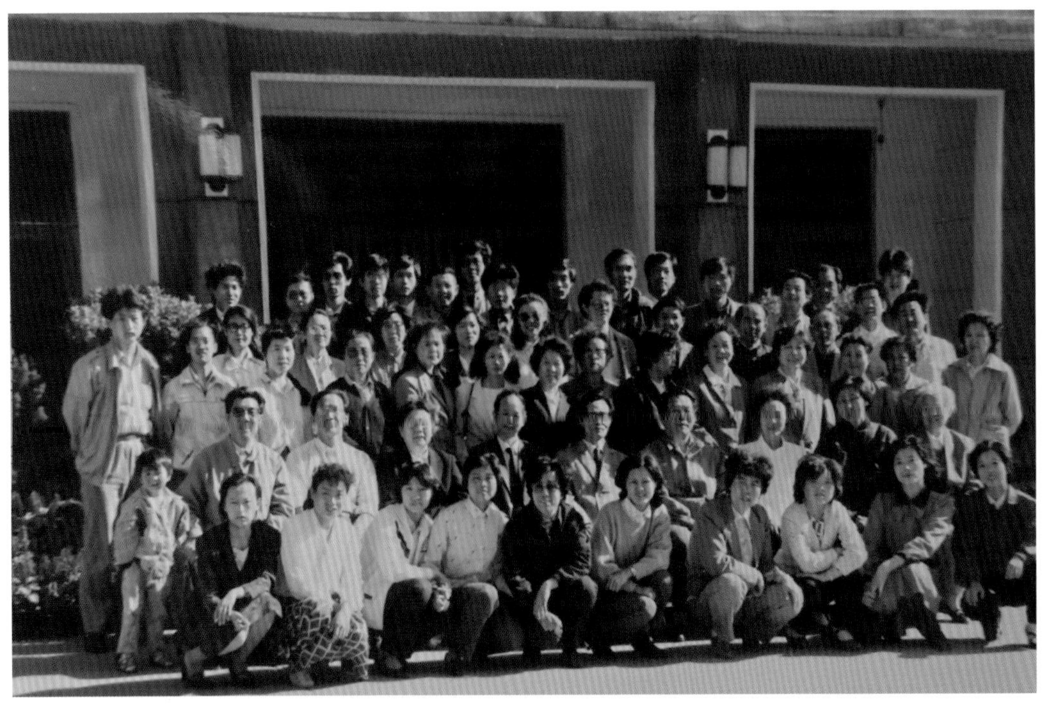

20世纪90年代初，全国人类皮纹学交流会（北京）与会人员合影

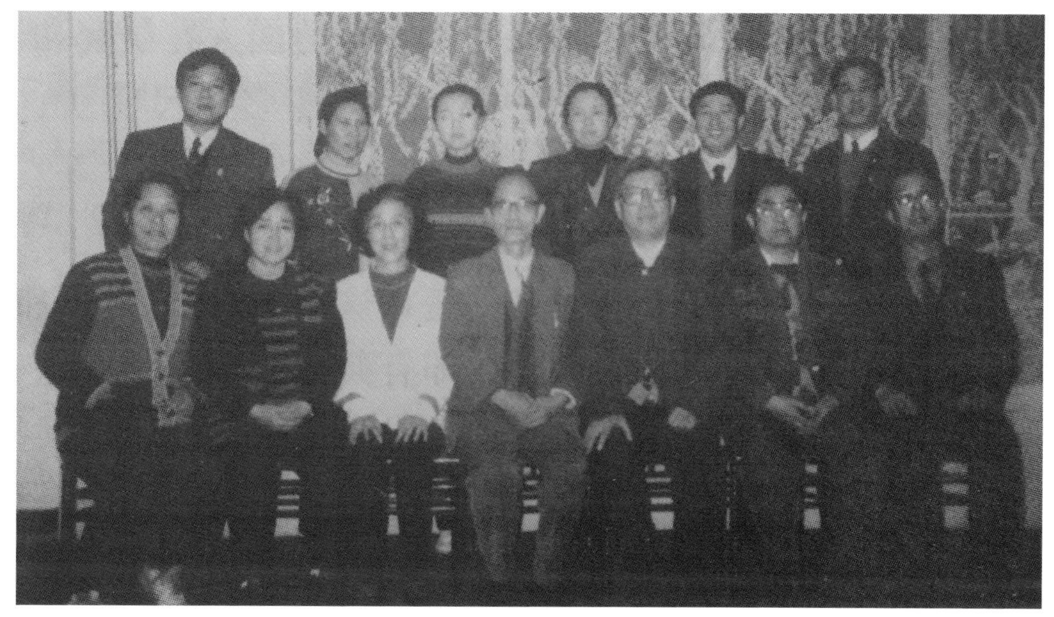

1999年，在北京举办的皮纹学专家研讨会部分与会人员合影
前排左三起：邵紫菀、马慰国、李崇高、张开滋、冯志颖

第二届中国皮纹科学大会获奖者

中国皮纹科学研究终身荣誉奖获得者

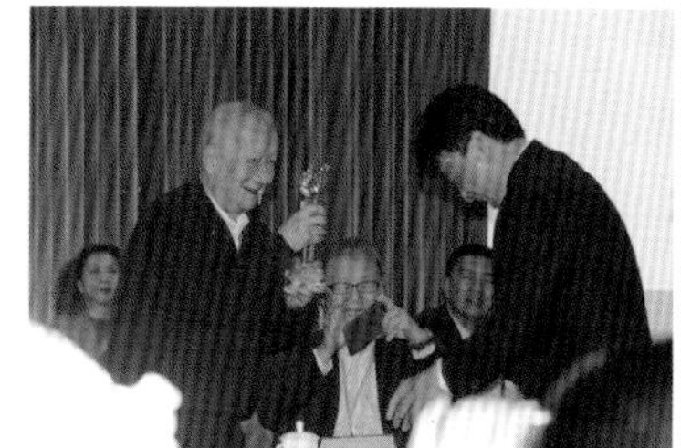

吴新智院士（左）

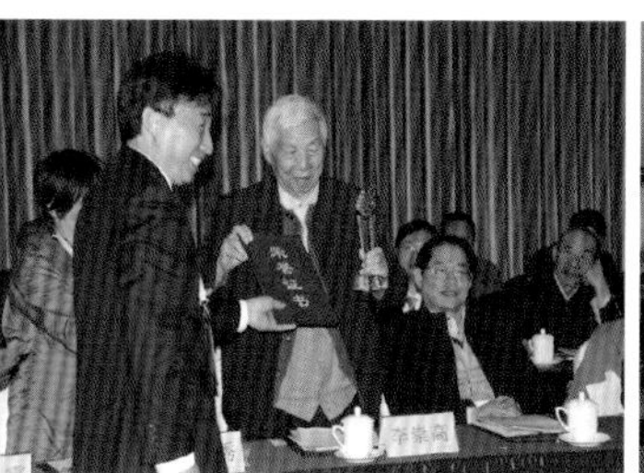

李崇高教授（右）

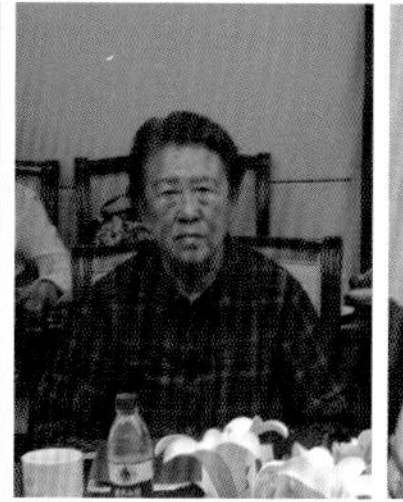

赵向欣教授

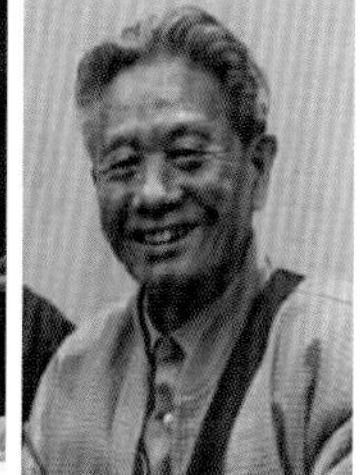

刘少聪教授

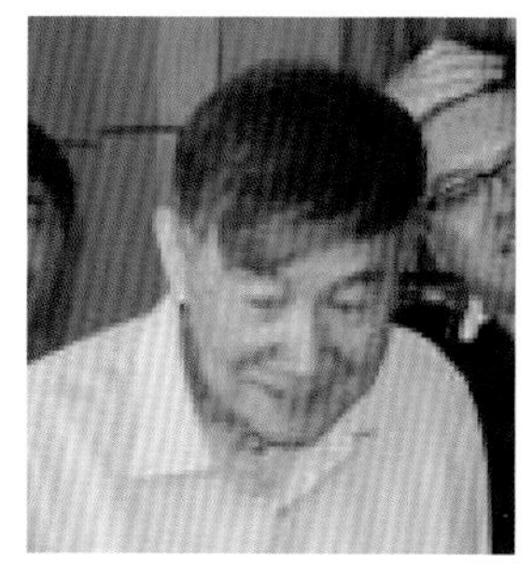

边肇祺教授

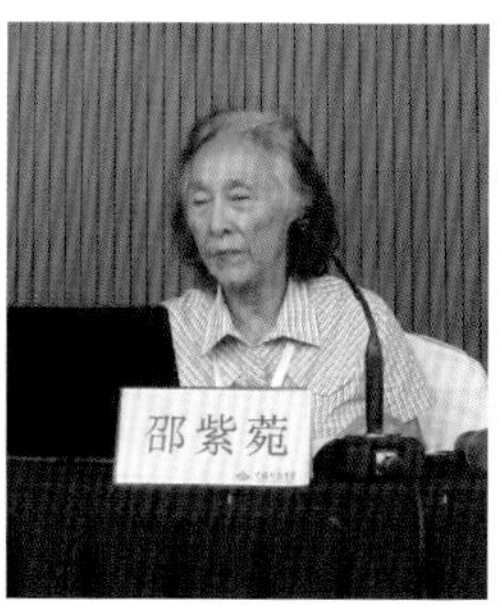

邵紫菀教授

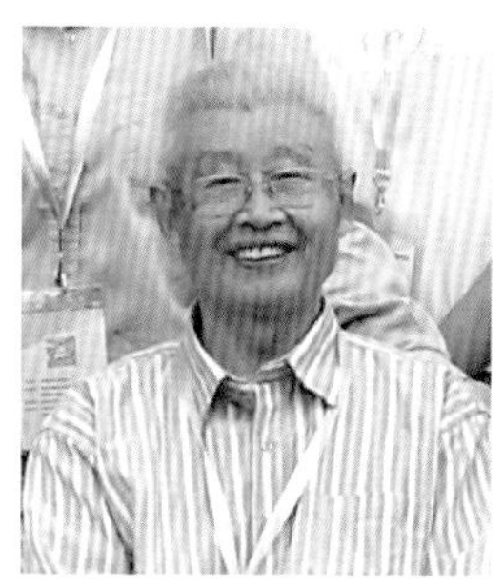

花兆合教授

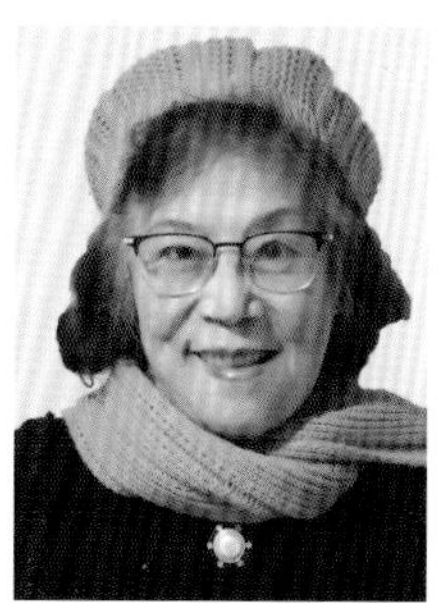

陈祖芬教授

中国皮纹科学研究杰出贡献奖获得者

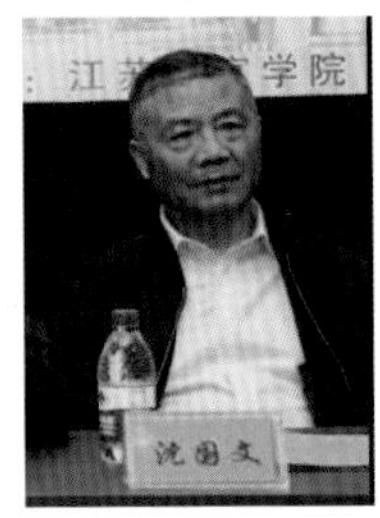
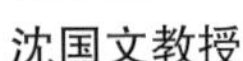

沈国文教授

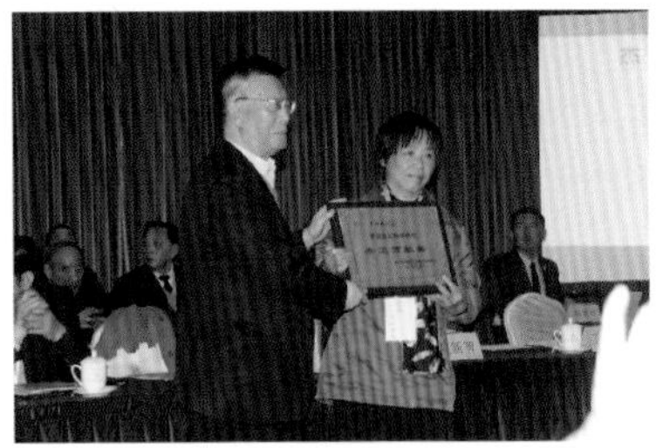

罗桐秀教授（右）

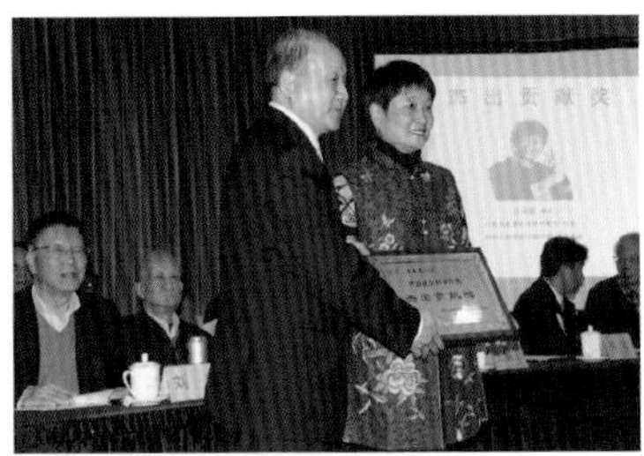

王晨霞所长（右）

中国皮纹科学研究重大发明奖获得者

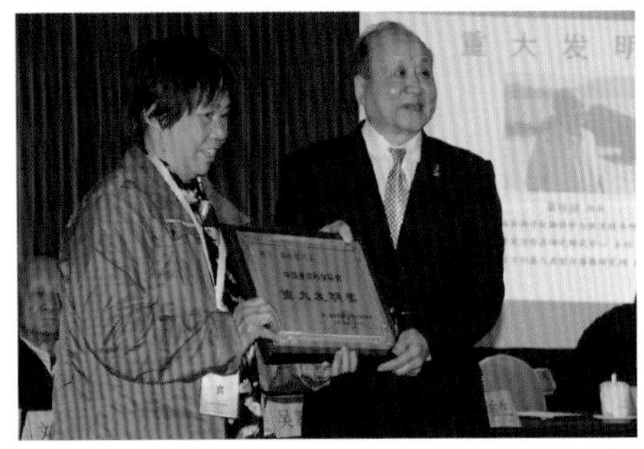

翟桂鋆研究员（右）

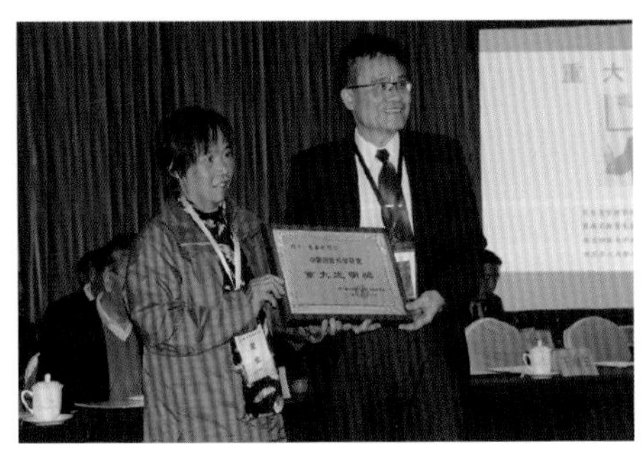

陈金明博士（右）

中国皮纹科学研究中青年突出贡献奖获得者

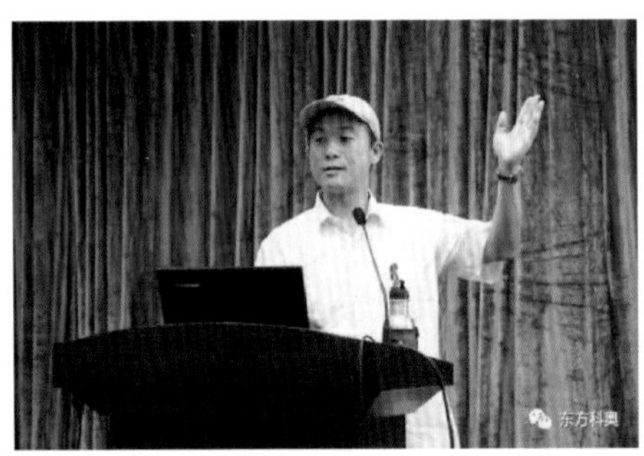

李辉教授

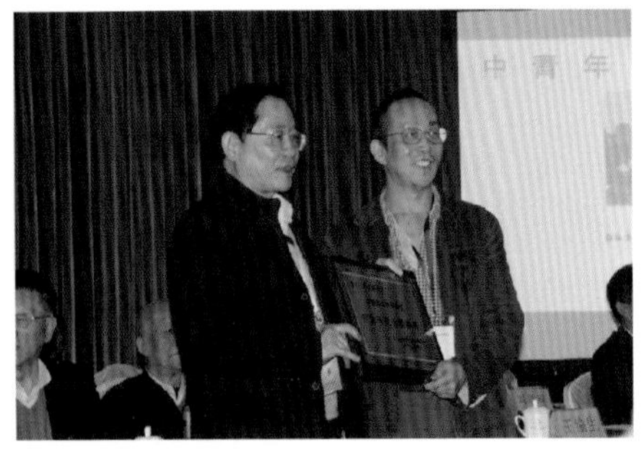

邓国强博士（右）

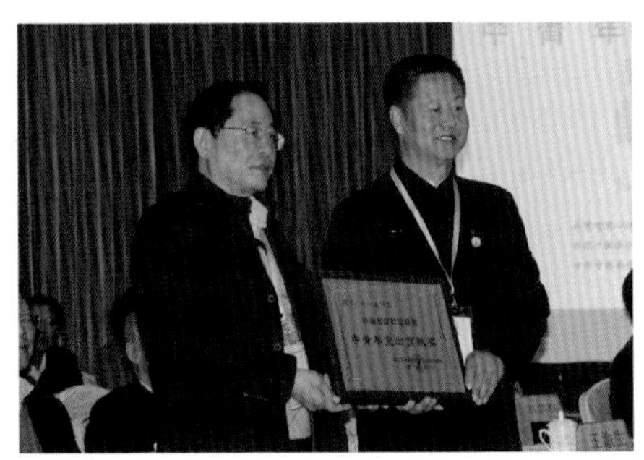

马一友会长（右）

中国皮（指）纹学研究与应用 I

翟桂鋆　主编

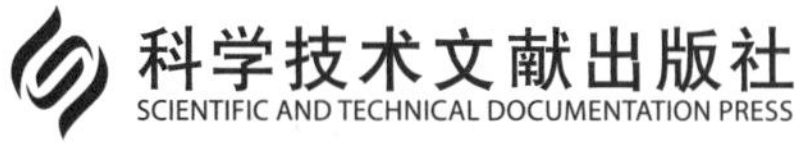

科学技术文献出版社
SCIENTIFIC AND TECHNICAL DOCUMENTATION PRESS
·北京·

图书在版编目（CIP）数据

中国皮（指）纹学研究与应用. Ⅰ / 翟桂鋆主编. —北京：科学技术文献出版社，2019. 6
ISBN 978-7-5189-5319-6

Ⅰ. ①中… Ⅱ. ①翟… Ⅲ. ①医学—肤纹学—研究—中国—文集 Ⅳ. ① R322.99-53

中国版本图书馆 CIP 数据核字（2019）第 051855 号

中国皮（指）纹学研究与应用 Ⅰ

策划编辑：周国臻　　责任编辑：宋红梅　刘　亭　王瑞瑞　　责任校对：文　浩　　责任出版：张志平

出 版 者　科学技术文献出版社
地　　址　北京市复兴路15号　　邮编 100038
编 务 部　(010) 58882938，58882087（传真）
发 行 部　(010) 58882868，58882870（传真）
邮 购 部　(010) 58882873
官方网址　www.stdp.com.cn
发 行 者　科学技术文献出版社发行　全国各地新华书店经销
印 刷 者　北京时尚印佳彩色印刷有限公司
版　　次　2019 年 6 月第 1 版　2019 年 6 月第 1 次印刷
开　　本　787 × 1092　1/16
字　　数　317千
印　　张　18.25　彩插8面
书　　号　ISBN 978-7-5189-5319-6
定　　价　98.00元

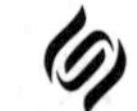

《中国皮（指）纹学研究与应用 I》
编　委　会

李崇高在第二届中国皮纹科学大会上的发言

（代序）

2018 年 3 月 18 日，春天到来之时，在北京，第二届中国皮纹科学大会胜利召开了。

首先感谢这次皮纹学学术大会的胜利召开，感谢中国国际科技促进会的大力支持，感谢这次会议主办和承办单位的支持！更感谢来自全国和部分国外的专家学者来到北京，大家进行学术交流，共同交流我国皮纹科学的成绩，并探讨未来新的发展。

30 年来，特别是党的十八大、十九大以来，在创新发展的思想下，我国皮纹科学的发展取得了巨大的成绩。据统计，已正式发表的有关皮纹学的各类论文达数千篇，皮纹学的研究范围已成为一门综合性皮纹科学，据检索，其范围大致有以下 10 多个领域：

①皮纹学与我国古代传统文化的挖掘与衔接，对传统指印模的历史进行了广泛研究。

②中国皮纹学与世界皮纹学发展的结合，在医学多种疾病中的诊断和基础与应用进行了研究。

③对我国 56 个民族群体皮纹特征进行了研究，对人类学、民族学发展有着重要意义。

④人类皮纹生物的进化，对部分动物如猕猴、昆虫等进行研究。

⑤在人体识别、个体鉴定方面进行了广泛研究，在公安系统、安全系统形成了独特的系统研究，并做出巨大的贡献。

⑥皮纹在体育选材中的研究与应用，如武术、射击、手球、气功等。

⑦皮纹学与电子计算机结合，探讨手指开锁、指纹手机、皮纹面部识别、额皱纹、唇纹的人体识别。

⑧皮纹与人体智能、认知、心理等神经精神系统的理论与实践研究。

⑨在我国银行系统进行了快速识别系统的理论和技术应用研究，已初步产生经济效益。

⑩对掌褶纹有专项研究，于实践应用中记录了多种掌纹形态变化及与人体行为关系研究。

⑪传统中医学中，皮纹穴位针灸的实践运用。

⑫美容方面成型技术的应用。

⑬传统文化中手相学的形态与功能观察，对结果的解释虽有唯心的成分，但对手纹形态描述却有数十种类型记录，值得研究。

⑭在医学外科手术中应用皮纹结构进行切口研究，证明伤口愈合与疗效有关系。

⑮结合人体皮肤的胚胎发生发育，生理机制研究及皮肤真皮乳头形态、汗腺开口、神经触觉与皮纹皮嵴研究，对盲人盲文识字的机制等有巨大意义。

⑯皮纹变化的数字化、计算机及基因类型研究，结合人体基因组研究已有初步的成绩。有单基因遗传和多基因遗传各种结果。

⑰其他方面，中国港澳台地区和国外多地有手相形态与行为的阐述和论著，尚待研究。

⑱国内皮纹学出版专著，相关作者有赵向欣、姚荷生、张海国、王树武、马慰国、冶福云、王晨霞、翟桂鋆、邵紫菀、花兆合等。

从以上资料来看，我国皮纹科学发展的空间还很大，在新时代、新思维、新成果的影响下，应遵照“百花齐放、百家争鸣”的方针，求同存异、共同发展。不忘初心，发扬科学精神，对未知的方面将继续研究，让成果在实践中证明。

谢谢大家，祝大家身体健康！

李崇高

2018 年 3 月 18 日于北京

（李崇高教授是原兰州大学医学院医学遗传教研所主任、中国遗传学会皮纹协作组发起筹备者、中国优生科学协会专家委员会主任委员、《中国优生与遗传杂志》主编）

前　　言

第二届中国皮纹科学大会已于2018年3月18日在北京胜利召开。

来自全国各地高校、公安、医院、心理咨询机构、皮纹测评公司、教育培训机构等300多名皮纹科学理论研究者与皮纹测试应用工作者在北京中国科技会堂欢聚一堂，总结交流了新时期以来，特别是首届中国皮纹科学大会（高峰论坛）4年来皮纹科学领域新成果，围绕着皮纹科学领域理论研究与实践应用中之难点、热点问题展开了深入研讨，检阅了我国皮纹科技工作者的队伍，团结凝聚了我国广大的皮纹科技工作者，为今后一段时期内更加深入地推进皮纹学理论研究与应用研究奠定了基础。

第二届中国皮纹科学大会，在大会主席刘持平的领导下，在大会秘书长翟桂鋆的具体组织下，开成了一个团结的大会、胜利的大会、高水平的学术交流大会，这次大会必将在中国皮纹学乃至世界皮纹学历史上留下浓浓的一笔。

这次大会对中国皮纹学理论研究与应用研究做出杰出贡献者给予了授奖，授奖名单如下：

中国皮纹科学研究终身荣誉奖：

吴新智院士（中国科学院院士；中国解剖学会及人类学会理事长、名誉会长；中国科学院古脊椎动物与古人类研究所副所长）

李崇高教授（中国优生科学协会专家委员会主任；《中国优生与遗传杂志》主编；原兰州医学院医学遗传室主任、博士生导师；中国遗传学会皮纹协作组成立之发起筹备组织者）

赵向欣教授（中国公安部物证鉴定中心原主任；中国公安大学资深教授、博士生导师；中国刑事科学技术委员会指纹专业委员会主任）

刘少聪教授（中国刑事现场统计研究会副会长；中国刑事技术协会理事；海南省警察学会副会长兼秘书长；中国刑警学院痕迹检验系副主任、博士生导师）

边肇祺教授（清华大学自动化系教授、博士生导师；公安部“八五”科技攻关项目“大容量指纹自动识别系统”主持人）

花兆合教授（安徽师范大学生物学教授；中国解剖学会人类专业委员会委员）

陈祖芬教授（同济大学、苏州大学教授；中国人类学专业委员会委员）

邵紫菀教授（中国遗传学会皮纹研究协作组副组长；河南省体育科学研究所研究员）

中国皮纹科学研究杰出贡献奖：

罗桐秀教授（湘南学院化学与生命科学院副院长；《中华现代临床医学杂志》编委；中国生物学会和遗传学会会员）

沈国文教授（南京警官学院教授；江苏警官学院指纹研究所常务副所长；南京中华指纹博物馆原馆长）

王晨霞所长（云南晨霞掌纹医学研究所所长；国际生物特征识别协会年会主席）

中国皮纹科学研究重大发明奖：

翟桂鋆教授（北大附属实验学校脑科学与教育技术研究院院长；武汉大学东方智力研究测试中心主任；北京市东方科奥人类智力潜能研究所所长）

陈金明博士［艾尔发管理咨询有限公司（上海）董事长；北京师范大学珠海分校优势心理研究所研究员；世界华人优势心理协会常务理事长］

中国皮纹科学研究中青年突出贡献奖：

李辉教授（中国第三任皮纹研究协作组副组长；复旦大学教育部人类学重点实验室主任、博士生导师；美国皮纹学会理事）

邓国强博士（指纹生物识别专业博士、博士后；北京金博星指纹识别科技有限公司董事长）

马一友会长（中华中医药学会中医心身健康调理师全国总指导师；香港

平衡养生会会长）

第二届中国皮纹科学大会的交流论文，学术水平普遍比较高，其中不乏具备国际水准者。把大会交流论文荟萃之后，汇聚成《中国皮（指）纹学研究与应用Ⅰ》一书，算是对中国新时期皮纹学理论研究与皮纹测试实践应用研究的一次阶段性总结检阅。

由于时间紧，征稿审稿工作量大，加之与许多皮纹研究者联系不上，《中国皮（指）纹学研究与应用Ⅰ》一书可能还遗漏甚多，敬请广大中国皮纹学研究工作者理解和谅解。

编　者

2018 年 10 月 8 日于北京

目　　录

中国新时期皮纹（指纹）学研究与应用概述

翟桂鋆

（北京市东方科奥人类智力潜能研究所，武汉大学东方智力研究测试中心）

中国是世界公认的皮纹（指纹）学发祥地。皮纹（指纹）的应用是我国四大发明之外的又一重大发明。但是，我国近代的皮纹（指纹）学研究曾一度落后于西方各国。经中国皮纹（指纹）学研究者不懈努力，在经历学习、追赶阶段之后，当代中国的皮纹（指纹）学研究特别是改革开放40年以来中国的皮纹（指纹）学研究与应用已直道超车，已全面超越了西方各国。

在20世纪70年代末，时任兰州医学院医学遗传教研室主任的李崇高教授与河南医学院生物教研室主任耿庭德教授等发起筹备成立了中国遗传学会皮纹研究协作组。这是李崇高教授和耿庭德教授等在中国遗传学会群体遗传调查组对中国皮纹（指纹）学调研的基础上筹备成立的。从此，中国皮纹（指纹）研究与应用揭开了新的一页，皮纹与认知能力、皮纹与体育、皮纹与人类学、皮纹医学、皮纹与心理学之研究相继在全国各地蓬蓬勃勃开展起来。李崇高教授相继发表了多篇有关学生学习能力与皮纹学观察的论文；佳木斯医学院吕学诜教授、南京医学院郭汉璧教授等都发表了诸多的皮纹学论文并领导了中国皮纹（指纹）学各参数值标准化的统一制定工作；中国公安大学的赵向欣教授与刘少聪教授对指纹鉴定技术进行了深入研究，并且出版了指纹学专著；中国公安大学与中国刑警学院刘持平教授作为后起之秀，更是把中国指纹学推进到了一个新的高度；在刘持平教授与沈国文教授等的共同努力下，建成了世界上第一座指纹博物馆——南京指纹博物馆；上海第二医科大学的张海国教授组织了大量的人力物力，历经数年完成了我国56个民族的皮纹参数收集整理工作，为中国皮纹学的研究做出了杰出的贡献；安徽医科大学的汤大钊教授对皮纹与生理智力测量、皮纹与脑疾病的研究取得了令世界瞩目的成绩；河南省体育科学研究所邵紫菀教授在皮纹与体育人才选拔上进行了深入的研究并取得了重大科研成果，广州体育学院赖荣兴教授、北京体育学院林玲瑜教授、湖北省体育科学研究所沈邦华教授、上海体育学院徐本力教授、广州市体育科学研究所程勇民教授等都对皮纹体育学研究做出了重要贡献；复旦大学的金力教授、卢大儒教授、李辉教授等都发表了诸多关于皮纹学研究的论文；安徽师范大学的花兆合教授与李晋教授、苏州大学的陈祖芬教授、湘南学院的罗桐秀教授、河南师范大学的赵晓进教授在各自不同领域，都对皮纹学进行了不同方向的拓展性研究并取得了突出的成果；中国科学院上海生命科学研究所汪思佳教授正在进行皮纹与基因定位之研究；甘肃黄河医院冶福云教授在20世纪90年代初已对皮纹与染色体进行了对比性研究；1988年至今，翟桂鋆等对皮纹与认知能力进行了比较深入的研究，在皮纹学层面即人类真正的DNA指纹图层面基本破译了智力的密码，超越了心理学问卷式智商测试，实现了智力的生理学与物理学测量，研究成功了生理多元智力的测量；台湾的陈怡谋教授从美国学习人类学之后，研究成功了皮纹与心理、皮纹与行为模式的测量方法，后由高文福、赖翠莞、林瑞彬、陈金明、张泳芳、吴明建等传播开来，已在国内外广泛应用于学校与家庭教育及心理咨询服务；北京大学石青云教授、清华大学的边肇祺教授、公安部物证鉴定中心王瑛玮教授、获得国际指纹算法比赛第3名的邓国强博士、长春光机电研究所李鹤玲、周万治教授等，对指纹算法及自动识别都做出了重大贡献；在皮纹医学即掌纹诊病治病方面，更是群星灿烂，以王大有、王遇康、庄振西、姚荷生等更为著名，特别是王晨霞、马一友等已享有国际声誉。

皮纹（指纹）学这个古老而又新生的文化与科技之花，正在华夏大地百花齐放、百花争艳。这首先得力于中华文化深厚的积淀，更得力于改革开放后的宽松开放政策。

综上所述，中国的皮纹（指纹）学理论研究特别是实践应用已领先世界各国。概略来讲，中国的皮纹（指纹）学研究已取得了令人瞩目的12项国际领先的成就。

第一，李崇高在20世纪70年代末在世界上最早连续发表皮纹学与学生学习能力相关的论文，并且指导其学生叶福云出版了专著《皮纹与疾病》，对疾病皮纹图谱与基因染色体图谱进行了对比性研究。

第二，赵向欣倾注40年心血，于1987年正式出版《指纹学》，在书中明确提出皮（指）纹应用研究是中国古代四大发明之外的又一伟大的发明，其对皮（指）纹的研究成果，获得了全国科技大会奖、国家科技进步奖等。

第三，以张海国为首的我国广大皮纹科技工作者，经数十年努力，在世界上第一个完成了一个国家所有民族皮纹参数值采集工作，汇总出版了《中华民族肤纹学》。张海国、花兆合与陈祖芬还在世界上首次在普通大学开设了皮纹学课程。

第四，汤大钊在世界上最早研究成功皮纹检测生理智力，特别是在世界上第一次实现了能从皮纹准确检测并治疗脑部各相对区域受伤与病变，验证了康德的“手纹是人脑外部显现”的论断。

第五，邵紫菀经过数十年对皮纹体育学深入的研究，取得了丰硕成果，使我国在皮纹与体育选材的研究上走在了世界前列。

第六，在刘持平、沈国文、宁军丽、徐同祥等共同努力下，在南京建成了世界第一座指纹博物馆——中华指纹博物馆。

第七，翟桂鋆经30多年探索，在世界上首次实现了多元智力的生理学测量，在皮纹学层面破译了人类智力密码，创立了智力测量领域中国标准，基本解决了智力遗传及其测定这一国际焦点难题。其还攻克了“双胞胎基因一样而指纹不一样”这一阻碍皮纹是遗传的最后一道世界级难题——同卵双胞胎指纹与掌纹、脚纹各参数值等所有指标总数量完全一致，只是左右手、左右脚互换了位置。

第八，李辉对指间区皮纹的进化与遗传进行了深入研究，并在世界上首次提出指间区纹左右对称性是同一基因控制论，填补了经典遗传皮纹学研究的空白。

第九，刘持平首次提出了“指纹六大基因决定论”，所著《指纹的奥秘》《指纹无谎言》等引起了国内外皮纹学界的高度关注。倾注半生心血出版了指纹皮纹学巨著——《中华指纹发明史考》。

第十，陈祖芬指导带领苏州大学成立了首家大学生医学皮纹学协会，并发表了多篇论文，为推进皮纹学的研究与普及做出了突出贡献。

第十一，广大的中医工作者，特别是王晨霞及马一友把传统中医与皮纹学结合研究几十年，从皮纹已能精确诊断出各种疾病，继承弘扬了传统的博大精深的民族中医文化，把皮纹医学推进到了空前的高度，在国内外享有极高的声誉。

第十二，台湾陈怡谋博士最早从美国学习研究皮纹学测试并带回台湾，后有高文福及赖翠莞、林瑞彬、陈金明、张泳芳、吴明建及香港地区的彭智华、曾慧敏等不断研究精进并升级皮纹与多元智能电脑自动测评系统。

中国皮纹（指纹）学研究与应用的以上辉煌成就，是广大中国皮纹（指纹）科学研究者经过艰苦卓绝的拼搏所取得的。

近代科学发展史一次又一次证明：科学上的每一次革命性进步，大都伴随着之前权威们及社会上保守思想与势力的无情反对与绞杀。如日心说之诞生，被保守的教会视为大逆不道，宗教法庭竟然判决布鲁诺火烧死刑；交流发电机的发明，曾遭到直流发电机的权威，当代的大发明家爱迪生的坚决反对……

皮纹学的研究，特别是被称为“最难的”皮纹与智力关系及测量之研究，几十年来更是经历了难以想象的磨难与摧残……

中国优生优育协会专家委员会主任、原兰州医学院医学遗传教研室主任李崇高教授在 1979 年长沙召开的中国遗传学大会上宣读皮纹与智力的论文之后，当时就遭到了一些人的否定和反对。

安徽医科大学汤大钊教授于 20 世纪 80 年代从指纹研究成功“生理智力测量”以后，遭到了有些人的激烈反对与质疑。

翟桂鋆已研究皮纹与认知能力 30 多年，虽说研究成功的生理多元智力测量通过了科技成果鉴定与国家级论证等，在推广过程中亦是历尽了磨难。

为什么在科学如此发达的当今社会，会一而再，再而三地出现否定皮纹测试之逆流？这个问题主要是皮纹（指纹）学科学常识普及不够，把社会上的看手相与皮纹（指纹）研究与测试混为一谈。

无独有偶，把我国几千年传统中医望诊之重要组成部分——掌纹诊病发扬光大且又有着独到创新诊病方法的王晨霞教授，也曾遭到了一些人的攻击与发难。

经霜枫更红，经千锤百炼的钢铁质地更加坚硬。历经劫难的新时期中国皮纹（指纹）学研究特别是皮纹测试之研究与应用，已经挺进世界这个领域最前沿。

参考文献

[1] 赵向欣．中华指纹学［M］. 北京：群众出版社，1997.

[2] 李崇高，王京美 . 630 例正常学龄儿童手的皮纹学观察［J］. 中国当代皮纹学研，2017：14 – 19.

[3] 李崇高．对人类皮纹学的研究［J］. 中国当代皮纹学研究，2017：264 – 267.

[4] 王遇康，李崇高．人类皮纹学的进展和应用［J］. 自然杂志，1990，14（4）：261 – 267.

[5] 邵紫菀，刘健生，等．皮纹与选材［M］. 北京：人民体育出版社，1989.

[6] 张海国．中国民族肤纹学［M］. 福州：福建科技出版社，2002.

[7] 花兆合，陈祖芬．皮纹探秘［M］. 银川：宁夏人民出版社，2010.

[8] 刘少聪．新指纹学［M］. 合肥：安徽人民出版社，1984.

[9] 刘持平．指纹的奥秘［M］. 北京：群众出版社，2001.

[10] 刘持平．指纹无谎言［M］. 南京：江苏人民出版社，2003.

[11] 罗桐秀，许名宗，周祥，等．猴与人掌（趾）纹的比较研究［J］. 遗传，2001，23（3）：220 – 222.

[12] 王晨霞．掌纹诊病治病［M］. 哈尔滨：北方文艺出版社，2007.

[13] 翟桂鋆．中国当代皮纹学研究［J］. 北京：科学技术文献出版社，2015.

[14] 李辉，唐仕敏，姚建壮，等．指间区纹在灵长类动物中的进化［J］. 人类学学报，2001，20（1）：

308－313.
[15] 汤大钊．智力与指纹检测模型［J］.中国学校卫生，1990，11（4）：15－18.
[16] 姚荷生．肤纹花样：诊断遗传疾病的一种辅助手段［J］.江苏医药，1978（11）：29－36.
[17] 吕学诜，等．掌指C三叉缺失的遗传学研究［J］.佳木斯医学院学报，1984（3）：17－20.
[18] 冶福云．皮纹与疾病［M］.北京：人民卫生出版社，1994.
[19] 王大有．掌纹诊病实用图谱［M］.北京：北京科技出版社，1996.
[20] 马慰国．中国的皮纹学简史［J］.中国医学杂志，1986，16（3）：155－158.

正常成年人 560 例皮纹学的观察报告

王京美[1]，李崇高[1]，周善锐[2]

（1. 兰州医学院；2. 甘肃省护校）

人类皮纹学（dermatoglyphics）具有遗传特征，一般终生不变，可用来帮助诊断某些先天性疾病和染色体疾病，国内外已有不少报告。由于人类皮纹表现在个体中有差异，不同人种、民族地域表现规律不尽相同，为了得到中国人皮纹学的正常值，我们曾于1978 年调查统计过 630 例正常学龄儿童的手纹学常值[1]。之所以选择学龄儿童，是考虑这一个体中可能自然地包括部分智力发育不全的一般健康儿童。调查的事实也证明，手纹学检查的确与某些先天性异常有关。

本文则是选择经过逐级入学考试和体检合格的大学、中专学生进行皮纹学常值调查，自然更具有正常值的代表性。

一、观察方法与结果

我们选择了部分大学和中专学生共 560 人，男、女各 280 人。调查前制定表格，经过统一标准，采用直观和普通放大镜，逐项加以记载，对有价值者采用油墨印制皮纹图备查。检查项目和结果详见表 1 ~ 表 6。

表 1　560 例正常成人手指端纹形男女性别统计

	男（280 人）		女（280 人）		总计（560 人）	
	数	比例（%）	数	比例（%）	数	比例（%）
尺箕	1306	46.6	1431	51.1	2719	48.55
合计	2800	100	2800	100	5600	100

表2 560例正常成人男女性别掌褶型统计

	男（280人）		女（280人）		总计（560人）	
	数	比例（%）	数	比例（%）	数	比例（%）
正常型	522	93.2	536	95.7	1058	94.5
通贯手	16	2.9	2	0.4	18	1.6
中贯手	4	0.7	3	0.5	7	0.6
桥贯手	16	2.9	16	2.9	32	2.9
叉贯手	2	0.4	3	0.5	5	0.4
合计	560	100	560	100	1120	100

表3 560例正常成人手掌皮纹学观察统计1

	男（280人）	女（280人）	男女平均
1. 掌长（cm）	10.53	9.75	10.14
2. 腕-线（cm）	2.10	1.71	1.91
3. 腕-t线占掌长比例（%）	19.9	17.5	18.8
4. a-b嵴数	36.2	42.5	39.35
5. 总指嵴数	139.46	145.1	142.28
6. atd角（°）	40.13	42.94	41.54

注：4、5两项嵴纹数由于各组相加平均数，故出小数。

表4 560例正常成人手掌皮纹学观察统计2

	男（280人）		女（280人）		总计（560人）	
	数	比例（%）	数	比例（%）	数	比例（%）
大鱼际花纹	37	13.2	21	7.5	58	10.4
小鱼际花纹	44.5	15.9	44.5	15.9	89	15.9
高位t三叉	14.5	5.2	32.5	11.6	47	8.4
a、b、c、d三叉丢失	14	5	20	7.1	34	6.1

注：①大、小鱼际花纹数是指该处发现斗、箕等螺纹者。

②a、b、c、d三叉丢失数指各三叉丢失总数，不按人数计。

表5 560例正常成人脚底球部皮纹型例数统计

	男（280人）		女（280人）		总计（560人）	
	数	比例（%）	数	比例（%）	数	比例（%）
远箕	231	41.2	303	54.1	534	47.7

续表

	男（280人）		女（280人）		总计（560人）	
	数	比例（%）	数	比例（%）	数	比例（%）
斗形	222	39.6	185	33.0	407	36.3
胫箕	45	8.0	31	5.5	76	6.8
腓箕	22	3.9	22	3.9	44	3.9
近弓	3	0.5	10	1.8	13	1.2
腓弓	5	0.9	5	0.9	10	0.9
胫弓	32	5.7	4	0.7	36	3.2

表6　60例正常成人各手指纹型调查统计和比较

类型	拇指		食指		中指		无名指		小指		总计	
	数	比例(%)	数	比例(%)	数	比例(%)	数	比例(%)	数	比例(%)	数	比例(%)
弓形	24	2.1	65	5.8	26	2.3	10	0.9	9	0.8	134	2.4
尺箕	471	42.1	494	44.1	623	55.6	374	33.4	757	67.6	2719	48.6
桡箕	20	1.8	88	7.9	41	3.7	9	0.8	11	0.98	169	3.0
斗形	605	54.0	473	42.2	430	38.4	727	64.9	343	30.63	2578	46.0
合计	1120	100	1120	100	1120	100	1120	100	1120	100	5600	100

二、讨　论

关于手指端纹型：本文以尺箕最多，占48.6%，其次为斗形46.0%，但二者相差无几。桡箕占3.0%，弓形占2.4%，此结果与笔者等前文630例学龄儿童略有别。前文曾论及斗形最多，尺箕次之，而欧美则以尺箕最多，其尺箕者占63%，斗形者占26%（Holt，1969）。本文虽然以尺箕微弱领先，但其比例仍远不及欧美者高。可能学龄儿童与成年学生略有个体差异。而本文桡箕与弓形相差无几，此点与Holt者近似[2]，与Yunis者[3]相反，后者弓形占7.8%，桡箕占4.1%，本文指纹型与正常西藏藏族人的结果相似，均表现为东方人型。

掌褶型：本文正常型占94.5%，各种通关手者合计5.5%（共62只手）。此结果比前文12%为低，与Yunis 11%相比为略低，典型贯手（嵴线）本文为1.6%，而前文学龄儿童为4.2%，与Pieus[4]的资料为2%基本一致。以上差别，是否选择此类个体有别，尚待讨论。对通关手根据笔者等两次常值，各种通关手合计占5%~10%，典型通关手仅占1%~1.5%。

皮纹学的其他项目：本文腕－t距离占掌长平均为18.7%，此项比前文15.5%和科学院遗传所做15.1%略高。平均总指嵴数（TFRC）本文为142.28（男139.46，女145.1），略高于美国明尼苏达所做男133.4，女113.1。此可能因为国人斗形较高之故。a-b间嵴数：本文男36.2，女42.5，平均39.35，美国Yunis为男77.7，女74.3（后者为双手数），如将后者男女平均减半，则为38，两国数值基本相同。atd角：本文男40.13°，女42.94°，男女平均41.54°，北京遗传所资料为41°，Yunis[5]平均数为43.7°（男86.1°，女88.7°，均为双手），国人略小于美国人。

另外，大、小鱼际花纹出现数分别为10.4%和15.9%，而Preus M. 所做分别为11%和18%，此值相仿。a、b、c、d三叉缺失：本文为6.1%，Preus M. 为5%，亦相似。

关于脚底拇趾球部皮纹：本文最多见者为远箕占47.7%，接近半数，依次斗形36.3%，胫箕6.8%，腓箕3.9%，胫弓3.2%，近弓1.2%，腓弓0.9%，Preus M. 的材料中，最多者亦为远箕占51%，斗形43%，胫箕5%，其他0.9%。具有意义的胫弓，本文为3.2%，Matsui为4%~5%，Walker为0.5%。高位t三叉（r′或t″）：本文为男女平均8.4%，而日本Matsui（1966）[6]为3%~5%，加拿大Walker（1957）[6]为10%~13%，笔者介于二者之间。

参考文献

[1] 李崇高，王京美．630例正常学龄儿童手的皮纹学观察［J］．遗传，1979，1（4）：136.

[2] HOLT S B. The genetics of dermal ridges［M］. Springfield Ⅲ. Charles C Thomas，1968.

[3] YUNIS J J. Human chromosome methodology［M］. 2nd ed. Washington，DC：National Academies Press，1974.

[4] PREUS M. Dermatoglyphics and syndrome［J］. Am. J. Dis. Child，1972，124：933.

[5] 中国科学院遗传所．155例先天性大脑发育不全儿童的染色体组型分析［J］．遗传学报，1977，4（1）：55.

[6] 铃木雅洲．染色体异常の临床［M］．东京：诊断与治疗社，1973.

（原刊于《兰州医学院学报》，1980年第1期）

癌症的皮纹学观察初报

李崇高[1]，王京美[1]，梁光[2]，艾叶[2]

（1. 兰州医学院；2. 西北民族学院）

人类皮纹学用于临床诊断某些疾病已有不少报告，其中，多数是辅助诊断某些先天性畸形和异常，特别是染色体疾病。近年来，皮纹学（dermatoglyphics）在先天性心脏病（Reel，1973）[1]、白血病（Berka，1971）[2]及癌症（Comings，1968）[3]中，均有改变的报告。

人的皮纹学是有遗传特征的（Holt，1960），这可以通过对一卵双生子者具有一致性的皮纹表现加以证明[4]。在许多先天性疾病或遗传性疾病，以及某些先天性异常和变异中，经常伴有皮纹学的异常。

癌症有无遗传性？有无先天性因素？从癌症患者体征上，能否寻找到与先天性异常有联系的地方？均值得进一步研究。例如，Down's 综合征患儿得白血病的机会比正常儿大 20 倍，Klinefelter's 综合征（先天性小睾丸症）容易合并胸部癌症（Scheike，1973）。反之，已证明有 9 种恶性肿瘤具有特殊标记染色体或稳定的染色体畸变类型。

为此，我们在正常人的皮纹学观察之后，对癌症患者的皮纹进行了观察对比，以期探索以上提出的问题。

一、病例选择和检查方法

对兰医一院（现兰州大学第一医院）肿瘤科和内科血液组住院的患者分为两组：凡病理诊断或临床确诊癌症、肉瘤和白血病等恶性肿瘤患者为一组，共 30 人；凡良性肿瘤和其他炎性肿物者为二组，共 20 人，两组共 50 人（其中年龄、性别未加分类）。详见表 1。

检查方法：在笔者等学龄儿童正常值调查方法的基础上[5]，又增加了几项：

（1）手指端纹型和总嵴数：纹型计有弓、尺箕、斗；嵴数是依 Yunis 的方法，弓为

0，箕为自三叉至箕心嵴数，斗为两个三叉，但应选择三叉至斗心嵴数多的一侧计数；双箕按斗统计，因有两个三叉，按图1计算嵴数。

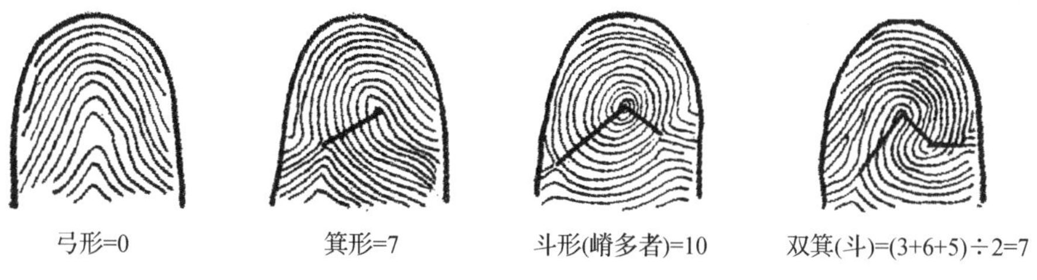

图1 总指嵴数（TFRC）计算方法

（2）掌褶：按 Alter's 5 种统计，计为：①正常型；②通贯手（Simian's line）；③中贯手/悉尼手（Sydney line）；④桥贯手；⑤叉贯手（表2）。

表1 恶性肿瘤患者的指纹型与其他比较

	类型	拇指		食指		中指		无名指		小指		总计	
		数	比例(%)	数	比例(%)	数	比例(%)	数	比例(%)	数	比例(%)	数	比例(%)
恶性肿瘤及白血病	弓形	1	1.7	3	5.0	1	1.7	0	0	1	1.7	6	2.0
	尺箕	24	40.0	21	35	40	66.7	20	33.3	36	60.0	141	47.0
	桡箕	0	0	3	5.0	1	1.7	1	1.7	1	1.7	6	2.0
	斗形	35	58.3	33	55.0	18	30.0	39	65.0	22	36.7	147	49.0
良性肿瘤及包块	弓形	0	0	1	2.5	1	2.5	0	0	0	0	2	1.0
	尺箕	15	37.5	14	35.0	22	55.0	13	32.5	25	62.5	89	44.5
	桡箕	1	2.5	2	5.0	0	0	0	0	0	0	3	1.5
	斗形	24	60.0	23	57.5	16	40.0	27	67.5	15	37.5	105*	52.5
正常对照（儿童）(4)	弓形	1.0		4.5		1.9		0.4		0.6		1.7	
	尺箕	37.2		35.8		53.7		29.4		60.4		43.0	
	桡箕	0.2		5.6		1.2		0.2		0.2		1.5	
	斗形	61.5		53.9		43.2		69.8		38.7		53.8	

*其中一个毛细血管瘤患者右手中指缺失。

表2 恶性肿瘤的掌褶型与其他比较

	恶性肿瘤		良性肿瘤		正常对照[5]	
	数	比例（%）	数	比例（%）	数	比例（%）
正常型	52	86.7	36	90.0	1139	89.9

续表

	恶性肿瘤		良性肿瘤		正常对照[5]	
	数	比例（%）	数	比例（%）	数	比例（%）
通贯手	2	3.3	0	0	54	4.3
中贯手	3	5.0	0	0	2	0.2
桥贯手	2	3.3	4	10.0	70	5.6
叉贯手	1	1.7	0	0	2	0.2
合计	60	100	40	100	1267	100

（3）手掌皮纹学观察包括以下几项：掌长，腕－t 长，后者占前者百分数，atd 角，大、小鱼际有无花纹，有无高位 t 三叉，a-b 三叉间数，a、b、c、d 和 t 三叉有无丢失，有无小指褶的丢失等项。详见表 3 和表 4。

（4）脚底拇趾球部皮纹：按 Alter 分远箕、胫箕、腓箕、斗、腓弓，特别注意，有无胫弓的表现。因后者为先天性畸形时最常出现的异常。经调查 50 例中尚未发现胫弓者。

表 3　恶性肿瘤手掌皮纹学与其他比较

	恶性肿瘤	良性肿瘤	正常对照[6]
总指数	218.7	147.7	147.28
掌长（cm）	9.7	9.8	10.14
腕－t（cm）	1.7	1.6	1.9
腕－t 占掌长比例（%）	17.5	16.3	18.7
atd 角（°）	39.7	39.0	41.5
a-b 三叉间数	36.4	36.9	39.35
（最低－最高）	（28－52）	（30－54）	

表 4　恶性肿瘤手掌大、小鱼际花纹等项与其他比较

	恶性肿瘤		良性肿瘤		正常对照[6]	
	数	比例（%）	数	比例（%）	数	比例（%）
大鱼际花纹	16	26.7	5	12.5		10.3
小鱼际花纹	11	18.3	6	15.0		15.8
高位三叉（t′）	4	13.3	1	5.0		8.3
	1	3.3	3	15.0		6.0

二、结果和讨论

根据国内外人类皮纹学正常值调查结果，一般认为出现以下皮纹型说明异常或属极罕见类型。在指纹型中，同一个体出现5个弓形纹以上者，第4、第5指出现桡箕者属异常（第二指出现桡箕属罕见），总指嵴数低于30者；掌褶双手通贯手同时有高位t三叉，atd角大于60°，大、小鱼际出现明显的花纹型（包括斗、箕、弓等），小指呈单褶，脚底的蹈趾球部为胫弓纹等。在我们观察的30例各种癌症等恶性肿瘤患者中其平均结果如下：30例中除一位患者缺少一个中指外，共299个手指，其中弓形指纹占2%，桡箕2%，均略高于良性肿物和正常对照。而斗形数占比最高，尺箕次之，此与国人特点相符，欧美人是斗形最高，尺箕次之。

此外，掌纹中其他诸项如掌裙类型，a-b三叉间嵴数，atd角，腕－t线占掌长比例均无明显差别。但总指嵴数218.7高于良性肿物和正常值。此外，有意义的是恶性肿瘤的大、小鱼际花纹出现率也均高于其他组，高位t三叉也高于其他（表4）。

1. 典型病例（图2）

①患者李×成，男，45岁，确诊为肺癌，皮纹学表现：右手食指为弓形纹，左手掌褶为桥贯手，右手为典型通贯手（Simian line），双侧小鱼际有箕形花纹，左手大鱼际有斗形花纹，左手t三叉缺如，故atd角为0°，右手有高位t三叉，距远腕线为4 cm（正常成人值为1.9 cm），atd角为62°，远超过正常。而且在两个手掌心部有较多点状的皮嵴纹。这种表现，我们正常人和其他情况下非常少见。

②患儿巩×胶，男，6岁，确诊为急性淋巴细胞白血病，皮纹学表现：右小指为桡箕，此为极少见类型。左手高位t三叉，腕－t距离占掌长的35%，atd角为54°；右手高位t叉，腕－t距离占掌长的30%，atd角为55°。均超过正常值甚多（正常值：前者15.56%，后者41.35°）[5]。

③患者马×英，女，40岁，确诊为左侧肺癌，皮纹学表现：左手食指为桡箕，左手掌褶为中贯手（悉尼手），右手亦为叉贯手，上述同时存在较罕见。

④患儿巩×平，男，6岁，确诊为右颈部淋巴肉瘤，皮纹学表现：10个手指中有弓形纹4个，5个尺箕的嵴数为4、5、4、5、3，因而总指数仅有33。此数值在正常人是非常少有的，也是本次调查人中最少者。左手大鱼际有花纹。

2. 关于癌症的遗传性问题

据目前所知，具有遗传性肿瘤的疾病只是少数，如结肠息肉症、视网膜母细胞瘤等。

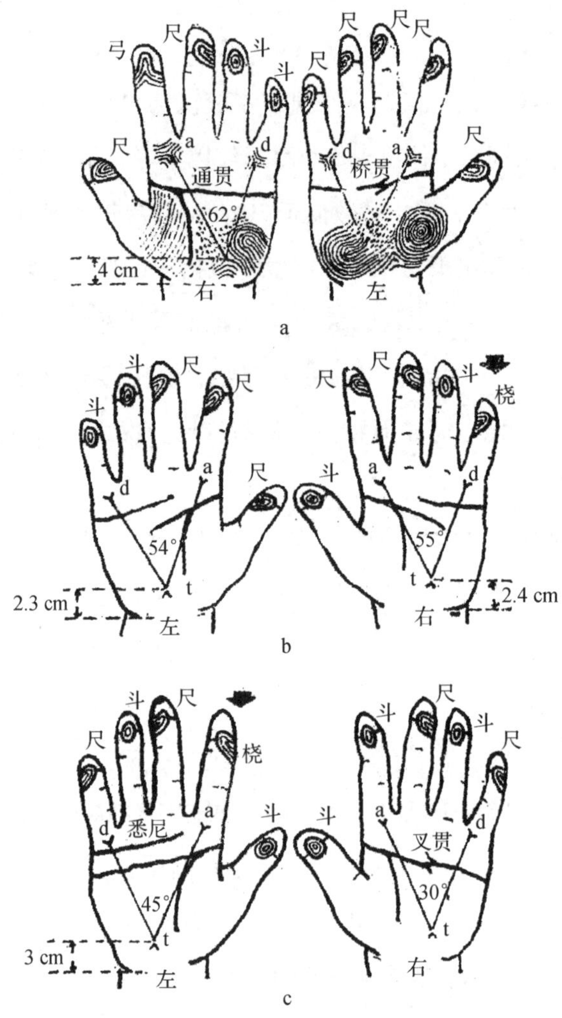

图 2　典型病例手纹分析

a. 病例 1：李 × 成，肺癌，右手；通贯手，食指弓，atd 角 62°，高位 t 三叉。左手：桥贯，atd 角为 0°，大小鱼际花纹，双手点状纹；b. 病例 2：巩 × 胶，急淋，双手高位 t 三叉，右手小指桡箕；c. 病例 3：马 × 英，肺癌，左食指桡箕，左悉尼手，右叉贯手

还有一部分患者是具有肿瘤的易感性者，就是说这种易感性者的细胞可能在生殖细胞时期（受精前）就已经产生了某种突变细胞株，成为易感性者，等第二次体细胞突变后，细胞则转为恶性细胞株，此所谓二次突变模型[7]。

皮纹形式则是生殖细胞时期就决定了的，我们曾在双生的皮纹学中和先天愚型患儿母子间皮纹学及某些特殊通贯手的母子间发现有明显的遗传现象。这些均说明皮纹学的异常形式是来自亲代异常基因的携带或基因突变遗留下来的。

染色体疾病是可以遗传的，而癌症患者不仅有可能是亲代的遗传因素外，而且有可能为遗传的易感性者。因此，皮纹学检查能成为探求癌症易感性的体征，的确是具有一定参考价值的。

Knudson 指出，医师和咨询者会在无症状的遗传患者身上感到束手无策，希望寄托予于有病家庭成员予以分类[7]。Mille 和 Todaro 报道[7]遗传上易感的个体之体细胞在体外对病毒转化的易感性增加，曾建议将此试验应用于鉴别易感性者。而皮纹学检查比上述方法却简便易行。

我们考虑皮纹学异常，可否作为癌症的一种易感性信号，从而对这类患者加强预防措施，尽量减少各种致突变、致畸变和致癌因子的第二次诱发突变。当然这一观察仅是初步的，但为加强癌症预防措施而提高警觉，可提供一种简便易行的方法。

参考文献

[1] BURGUET W, et al. Dermatoglyphics in congenital heart-disease [J]. Lancet, 1967 (2): 106.

[2] BERKA L, MCCLURE P D, SONLEY M J, et al. Dermatoglyphics in childhood leukemia [J]. Canadian Medical Association Journal, 1971, 105 (5): 476－478.

[3] COMINGS D E. Cancer and dermatoglyphics [J]. Lancet, 1968 (1): 1428.

[4] 梁光，等. 59 例双生子皮纹学的观察 [J]. 兰医学术资料，1979.

[5] 李崇高，王京美. 630 例正常学龄儿童手的皮纹学观察 [J]. 遗传，1979，1 (4): 136.

[6] 李崇高，王京美，周善锐. 正常成年人 560 例皮纹学的观察报告 [J]. 兰州大学学报（医学版），1980 (1): 29－32.

[7] 高锦声. 人类的突变与癌症 [J]. 国际遗传学杂志，1979 (1): 39.

（原刊于《兰州医学院学报》，1980 年第 1 期）

59对双生子的皮纹学观察

李崇高[1]，王京美[1]，梁光[2]，艾叶[2]

（1. 兰州医学院医学遗传组；2. 西北民族学院医疗系）

对双生子各种性状的观察，是人类遗传学研究的重要对象。人类皮纹性状受染色体基因控制，在胚胎早期第13～第19周形成[1]，形成以后，其纹型基本上不随年龄或环境而变化，因而反映着胚胎的遗传性与早期的环境差异。研究双生子的皮纹学对遗传学和临床医学的研究与实践有重要意义。近年来，国内外对皮纹学有过不少研究和应用的报道。为此，笔者对双生子的皮纹学做了一些观察，现将结果报告如下。

一、对象和方法

笔者收集兰州市城关区内一些中学校、幼儿园和部分家庭中的双生儿共59对，其中有1对是成年人，其余年龄在2～16岁。

根据儿童的父母、老师和亲友的口述，将双生子同性别、同体征、自幼相貌很相似，难以区别的46对列为同卵双生组（monozygotic twins）；又将自幼性别不同，相貌不大相似，或性别同而体征相貌明显不同，宛如非双生，相当于两兄弟或两姐妹的，或父母诉说出生时为两个胎盘的，列为二卵双生（dizygotic twins）组，共13对。另外，从正常人中随意抽样配成50对作对照组[2]。皮纹观察用名词与方法与作者等前次一致[2]。

二、结　果

59对双生子中，属同卵双生组的46对，其中男性18对，女性28对。属二卵双生组的13对中，同为女性的1对，异性（一男一女）的12对。

（一）指尖纹型（fingertip pattern）检查

结果见表1和表2。

表 1　59 对双生子手指纹型男女性别统计和比较

	46 对同卵数量双生				13 对二卵双生		李崇高等正常值（儿童）		
	男（18 对）		女（28 对）		数	比例（%）	男（%）	女（%）	平均（%）
	数	比例（%）	数	比例（%）					
尺箕（U）	209	58.06	219	39.11	155	59.62	40.13	46.24	43.02
桡箕（R）	9	2.50	9	1.61	4	1.54	1.61	1.41	1.51
斗形（W）	135	37.50	308	55.00	101	38.85	56.75	50.28	53.19
弓形（A）	7	1.94	24	4.29	0		1.51	2.07	1.71

表 2　59 对双生子各手指纹型统计和比较

类型		拇指		食指		中指		无名指		小指		总计	
		数	比例（%）	数	比例（%）	数	比例（%）	数	比例（%）	数	比例（%）	数	比例（%）
46 对同卵双生组	弓形（A）	6	3.26	12	6.52	5	2.72	2	1.09	4	2.17	29	3.15
	尺箕（U）	82	44.57	72	39.13	96	52.17	59	30.91	123	66.85	432	46.96
	桡箕（R）	1	0.54	14	7.61	3	1.63	2	1.09			20	2.17
	斗形（W）	95	51.63	86	46.74	80	43.48	121	65.76	57	30.98	439	47.73
13 对二卵双生组	弓形（A）	0		0		0		0		0		0	
	尺箕（U）	31	59.61	28	53.85	36	69.23	17	32.69	43	82.69	155	59.62
	桡箕（R）	0		3	5.77	1	1.92	0		0		4	1.54
	斗形（W）	21	40.38	21	40.38	15	28.85	35	67.31	9	17.31	101	38.85
李崇高等儿童正常值	弓形（A）		1.03		4.52		1.90		0.98		0.63		1.71
	尺箕（U）		37.22		35.87		53.73		29.44		60.40		43.02
	桡箕（R）		0.24		8.63		1.19		0.24		0.24		1.51
	斗形（W）		61.51		53.90		43.18		69.84		38.73		53.19

另按 Holt 测算方法[3]：

对此，双生子个体间指纹嵴总数（total ridge count）比率对比双生子个体间指纹嵴总数的平均值，除以该对各个体的总嵴数，得出各个人的百分数，各个体的百分数相减即显示其差异程度。比较两者的差异程度（两者相差数越少则表明相似的一致性越大），如图 1 所示。

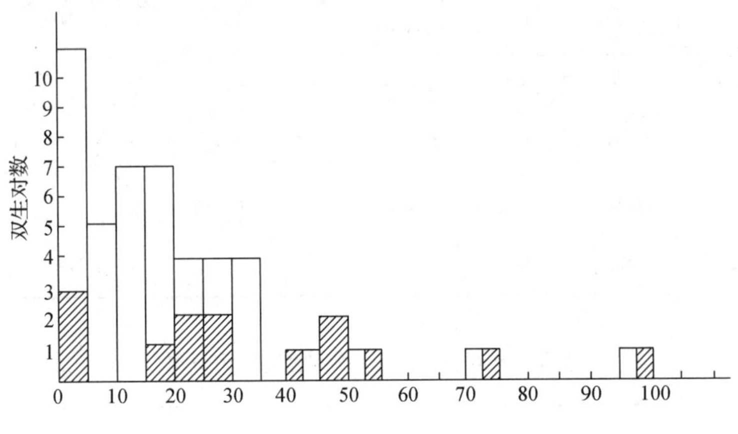

图 1　双生子个体间的差异程度

根据胚胎学，同卵双生的受精卵分化成两个胚体时，胚体左右互相处于相对位置的观点，对双生子左与右手，右与左手指箕，斗纹型分布顺序比较两者的相同程度见表 3。

表 3　双生兄（姐）弟（妹）左右相对指纹分布顺序相同程度及比较

发布顺序相同数目	10 指	9 指	8 指	7 指	6 指	5 指	4 指	3 指	2 指	1 指
同卵双生组对数	5	5	12	4	9	5	1	4	1	0
二卵双生组对数	0	2	3	3	2	2	1	0	0	0
对照组对数	2	3	6	6	12	4	7	7	2	1

另外，单独以双侧食指的箕、斗纹型和指纹嵴总数比较两者的差异程度，见表 4。

表 4　个体间双侧食指指纹嵴总数差异程度分布

相差数目	0	1	2	3	4	5	6	7	8	10	10	12	13	14	15	19	20	22	23	25	29
同卵双生组对数	4	8	3	2	8	4	5	1	1	2	1	1		1	1		1	1		1	1
二卵双生组对数		1		2	3			2	1			1	1			1			1		

（二）掌褶（palmar creases）检查

结果见表 5。

表 5　59 对双生子掌褶类型不同性别统计比较

	46 对同卵双生（%）	13 对二卵双生（%）	兰州正常值（%）
正常型	96. 74	88. 46	90. 40
通贯手	0	0	4. 20
中贯手	0	5. 76	0. 15
桥贯手	2. 72	3. 84	5. 50
叉贯手	0. 54	1. 92	0. 15

（三）“t”三叉点的位置和 atd 角

结果见表 6。

表 6　不同双生子手掌皮纹学调查统计和比较

		46 对同卵双生	13 对二卵双生	李崇高等正常值
46 对同（男 18 卵双生对，女 28 者对）	掌长（cm）	7. 97	7. 58	7. 39
	腕－大线（cm）	1. 41	1. 40	1. 15
	atd 角（°）	17. 74	18. 47	15. 5
	a－b 间嵴数（个）	43. 97	44. 37	41. 35
	指总嵴数（个）	35. 71	40. 08	—

（四）手掌各区皮纹图型

根据 59 对双生子手掌各区皮纹图型嵴线的情况做了对比统计：两侧手掌花纹都相同的，在同卵双生子组中有 24 对，占全组的 52. 17%，二卵双生子组中有 5 对，占 38. 46%。只有一侧相同的，同卵双生子组有 10 对，占 21. 74%，二卵双生子组有 3 对，占 23. 08%。

三、讨　论

（一）手指纹型表现

同卵双生组斗形占 47. 72%，尺箕 46. 96%，弓形 3. 15%，桡箕 2. 17%，与兰州 630 例的正常值相似。二卵双生儿尺箕 59. 62%，斗形 38. 85%，桡箕 1. 54%，弓形为 0，该组以尺箕最高。但由于调查数量较少，尚须进一步观察。

（二）双生子指端纹型及指纹嵴数的比较

同卵双生组指端箕、斗纹型在顺序上完全一致的有 5 对，5 个指头以上的纹型完全相同的有 40 对，占同卵双生组的 86. 96%，二卵双生子组中，完全一致的没有一对。抽样对照组中，完全一致的有 2 对，5 个指头以上完全一致的有 33 对，占 66.00%。可见同卵双生子有较大的一致性。

（三）按 HOLT 方法进行指纹嵴总数的比率比较

在同卵双生子组中，其比率相差范围在 0～35% 的占 42 对，占该组总数的 91.30%，而二卵双生子组有 8 对，占 61.54%，此项也可证明同卵双生者比其他有较大的一致性。

（四）单用两侧食指进行比较

同卵双生组中，两侧纹型完全相同的有 21 对，只有一侧纹型相同的有 10 对，两者共有 31 对，占该组的 67.39%。食指总嵴数完全相等的 4 对，个体间的嵴数相差，在 0～10 以内的有 38 对，占该组的 82.61%。由此看来，用食指进行鉴别双生偶性是个好指标。在二卵双生子中，两侧食指纹型完全相同的有 5 对，一侧食指相同的有 5 对，食指嵴数完全相等的一对也没有。

用上述诸项作鉴别双生遗传属性的指标，综合起来可说明同卵双生子有更多的相似性，是否有绝对相同的呢？至少在我们调查的 59 对中，是没有的，表 7 是两对同卵双生儿的情况。

表 7　两对同卵两生儿的指纹和掌纹情况

		左手指					右手指					嵴数	等褶		拇指球部		手掌	
		1	2	3	4	5	1	2	3	4	5		左	右	左	右	左	右
李	李大×	斗	斗	斗	斗	尺箕	斗	斗	斗	斗	斗	137	正常	正常	远箕	远箕	缺 C 三叉	缺 C 三叉
	李小×	斗	斗	斗	斗	斗	斗	斗	斗	斗	斗	137	正常	正常	远箕	远箕	等 I_3 区皮纹模型	缺 C 三叉
孙	孙　×	斗	斗	斗	斗	斗	斗	斗	斗	斗	斗	290	正常	正常	远箕	远箕	I，I_3，I_4 区皮纹模型	I，I_4 区皮纹模型
	孙　×	斗	斗	斗	斗	斗	斗	斗	斗	斗	斗	162	正常	正常	远箕	远箕	I_4 区皮纹模型	I，I_4 区皮纹模型

这两对双生子中，如李姓双生儿的嵴数完全相等，这是皮纹学调查中绝无仅有的。在皮纹纹型上也有相同和不相同之处。又如孙姓双生儿的嵴数是明显的不相等，但指尖纹型顺序分布上则完全相同，这说明还有一定的差异性。这也符合皮纹学遗传与环境的相互关系。

四、小　结

据以上 46 对同卵双生子与 13 对二卵双生子及与正常值的比较来看，同卵双生子的群体，从指端纹型，指总嵴数，双侧食指及基嵴数等方面有明显的遗传特征。皮纹是受基因控制影响的，但在同卵双生子中也有一定的变异，说明环境因素也不起作用。

参考文献

[1] NORA J J, et al. Medical genetics: principles and practice [M]. LEA & FEBIGER, 1974.

[2] 李崇高，王京美.630 例正常学龄儿童手的皮纹学观察 [J]. 遗传，1979，1 (4)：136.

[3] HOLT S B. Quantitative genetics of finger print pattern [J]. British Medical Bulletin, 1961 (17): 247 - 250.

正常成人与地方性克汀病和精神分裂症皮纹学 A+D 主线指数的比较观察

李崇高[1]，王京美[1]，王允中[2]，伍莲生[2]，黄鸿亮[3]

（1. 兰州医学院遗传研究室；2. 兰州医学院二附院精神科；
3. 兰州市七里河区防疫站）

关于地方性克汀病和精神分裂症的皮纹学观察在 1980 年笔者等曾做过调查和报道[1-2]，1982 年，我们对这两种疾病的皮纹学进行了进一步的观察，发现指三叉（digital triradius）主线指数（main-line index）[3]与正常人有比较明显的变化。为了探讨这两种病与先天发育或遗传学的关系，我们对此做了调查与统计。

一、病例选择与检查方法

1. 病例与正常人对照

（1）正常成人对照组：兰州医学院二年级学生，共 90 人（男 57 人，女 33 人）。

（2）地方性克汀病组：兰州市七里河区铁冶公社典型地方性克汀病患者，40 人（男 27 人，女 13 人），患者均系该区地方病办公室确诊经治的病例。

（3）精神分裂症组：兰州医学院第二附属医院精神科住院确诊的患者，共 40 人（男 15 人，女 25 人）。

2. 检查方法

（1）不管患者或对照组，对每例均进行了黑色油墨手掌按印。着重对掌心几条指三叉主线纹按印清楚，并进行了必要的复查。

（2）皮纹中指三叉 A+D 主线指数的观察方法：按照 Schaumann 和 Alter[3]介绍的方法，将手掌依大鱼际→小鱼际→小指→食指方向沿手掌的边缘划为 14 个区。大鱼际的近腕部为 1 区，大、小鱼际之间的近腕部为 2 区，小鱼际的近腕部至小指三叉附近均分为 3、4、5、6 四个区，然后从小指三叉直到食指三叉（D、C、B、A 四个指三叉），加上四个指间区，这样可划分为八个区，连同大、小鱼际的六个区，共 14 个区。

按照 Schaumann 和 Alter 的方法，从 a 三叉开始，沿皮纹行走方向，可以终止在不同区部位，正常人多数终止于 3～5 区域，d 三叉主线行走方向，多数人止于 4～6 区域，如果 A 主线止于 4 区，D 主线止于 6 区，即可计算 A+D（4+6）：10，此即为 A+D 主线指数。A 主线终止区的数值越小，说明 A 主线越垂直，反之，A 主线越呈水平状态。

二、观察结果

现将地方性克汀病 40 例，精神分裂症 40 例和正常成人对照组 90 例 A+D 主线指数观察结果列表如下（表 1）。

表 1　地克病、精神分裂症与正常人 A+D 主线指数之均值

分组	性别	左右	A+D 主线指数			合计均数 SD
			平均数	标准差 SD	标准误 SE	
(40 例) 地方性克汀病	男	左	4.76	1.18	0.22	4.87±1.27
		右	4.89	1.35	0.25	
	女	左	4.88	1.12	0.31	
		右	4.96	1.44	0.39	
(40 例) 精神分裂症	男	左	5.60	1.33	0.29	5.54±1.71
		右	6.02	1.43	0.36	
	女	左	5.47	1.35	0.27	
		右	5.10	2.75	0.55	
(90 例) 正常成人	男	左	6.79	1.66	0.22	7.68±1.54
		右	8.41	1.49	0.19	
	女	左	7.00	1.42	0.24	
		右	8.55	1.59	0.27	

根据表 1 结果，笔者对各组的 A+D 主线指数分别进行了比较。并对其均数进行了显著性检验 t 检验。检验结果如图 1～图 4 所示。

（1）地方性克汀病组与正常成人组两组 A+D 主线指数平均数的差别检验结果：$t=15.56$，$P<0.001$，有非常显著意义。

（2）精神分裂症组与正常成人组两组 A+D 主线指数平均数的差别检验结果：$t=10.38$，$P<0.001$，也有非常显著意义。

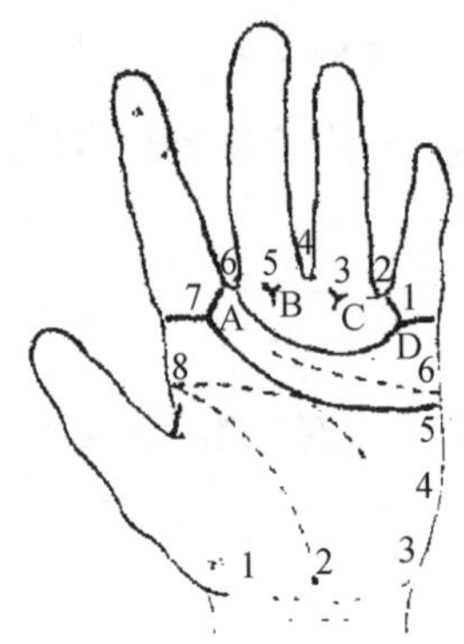

图 1 Schaumann 和 Alter 的指三叉 A + D 主线行走分布

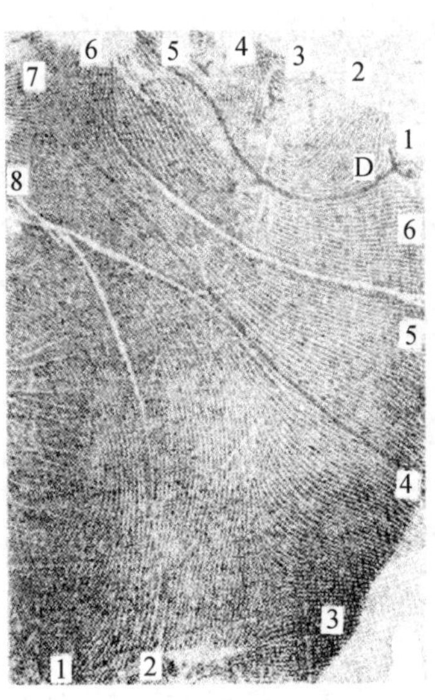

图 2 正常人手掌分区（A + D 主线指数为 4 + 6 = 10）

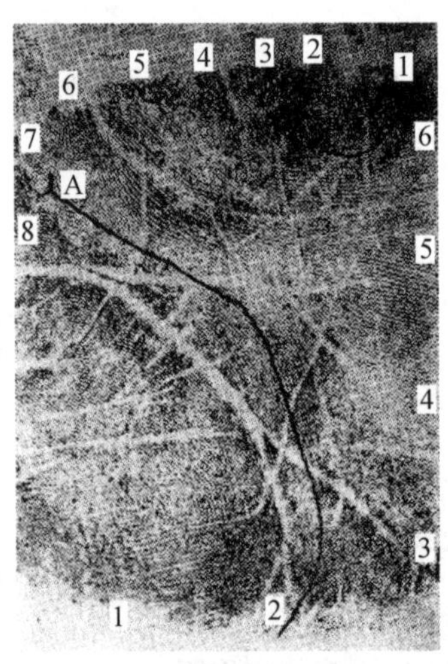

图 3 地方性克汀病（患者狄 × ×，男，50 岁，主线指数为 2 + 2 = 4）

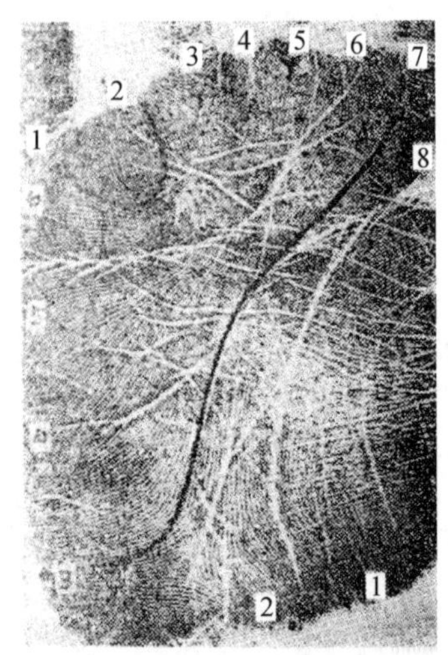

图 4 精神分裂症（患者王 × ×，女，19 岁，主线指数为 3 + 2 = 5）

（3）正常人的左手与克汀病的左手主线指数比较，$t = 7.5$，而同图 2 的人手相比，$t = 12.68$，二者中右手的差异更大。

（4）正常人与精神分裂症的左、右手主线指数相比，左手 $t = 4.84$、右手 $t = 8.6$，同样右手比左手的差别更加显著。

（5）正常人，包括男女在内，其左手与右手相比、二者 $t = 6.9$、$P < 0.001$，左手均值大于右手，而且有非常显著意义。

（6）然而，正常人，男、女之间主线指数相比较，经检验 $t = 0.074$、$P > 0.05$，无显著意义。

图 5 为三大组各成员 A + D 主线指数的分布情况，该图中，地克病 40 例，精神分裂症 40 例，而正常成年人对照组也随机抽取男、女各 20 例，共 40 例，以求得三组例数相等，便于对比观察。

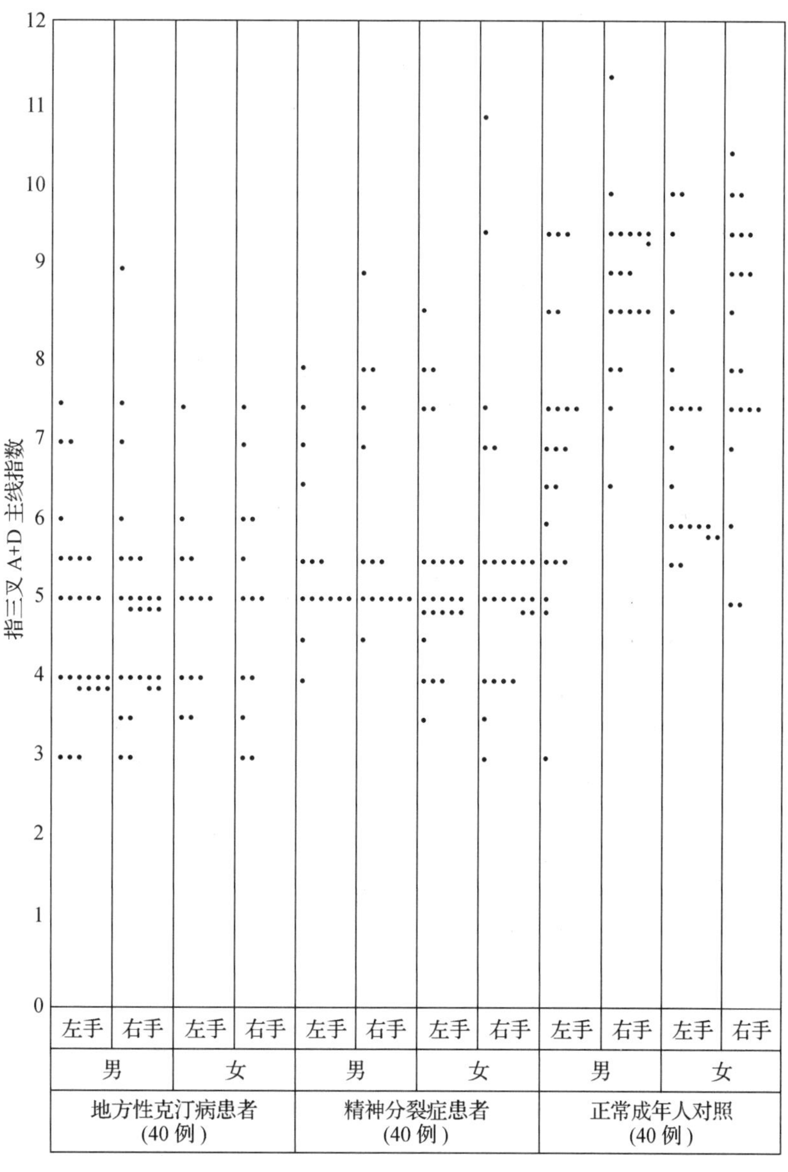

图 5　地克病、精神分裂症与正常成人各 40 例的 A + D 主线指数分布

三、讨论与结论

1. 关于正常人 A 主线与 D 主线的走向

在正常人的皮纹学观察项目中，由 a、b、c、d 四个指三叉各发出 A、B、C、D 四条主线，各主线均有一定的行走方向。其中观察使用较多的是 A 主线，它的行走方向和终止的地区，不同民族有时是有差异的。Miller（1966）[4]曾提出中国人正常主线式与欧美人和日本人都不同。Preus 曾统计欧美人 A 主线终止于大鱼际内者可占 11%，而国内余浣珍[5]（长沙）与马慰国[6]（西安）均调查为 0.5%，即 95% 的 A 主线均终止于小鱼际的不同地区。根据本文正常人 90 例（男 57，女 33）观察结果见表 2，A 主线止于 1 ~2 区（大鱼际）者占 4.4%，止于 3 ~6 区（小鱼际）者为 95.6%；女未发现止于大鱼际者。至于其他几条主线，正常人的终止区多比较分散，按出现率最高者统计[6]，A 主线止于小鱼际者占 99.5%，B 主线止于小指根区外侧（6 区）者占 83.5%，C 主线止于 6 区者占 33.3%，而 D 主线止于第 4 指间区（或 2 区）者占 40.1%。本文 57 例男性调查，A 主线止于 2 区者只占 25.4%，女性 33 例，D 主线止于 2 区者占 30.3%，此两数均低于上述西安的 40.1%，特别是男性。

2. 地方性克汀病与精神分裂症患者的 A + D 主线指数

据表 1 统计，地克病 40 例患者其 A + D 主线指数平均为 4.87 ±1.27，此值与正常人 7.68 ±1.54 和精神分裂症 5.54 ±1.71 患者相比都低。根据图 5 主线分散情况看，上述两种病的平均值均在 5 左右，而正常人（按 40 例统计）除 1 例外，其他均值均在 5 以上。因此，我们考虑可否以 A + D 主线指数 5 作为正常与异常的界限值。超过 5 以上者可视为正常、低于 5 者即异常或变异，当然也有超过 5 的异常者，但所占比例较少。当然 A + D 主线指数是由 A 主线和 D 主线两个数值相加决定的，A 主线越偏大鱼际区，D 主线越近小指间区，则两个数值就越小。据调查，各组人 A 与 D 线终止区的平均值见表 3，从表 3 中可以看出 A + D 指数：正常成人 > 精神分裂症 > 地方性克汀病。

表 2　两种疾病与正常人 A 主线、D 主线终止不同区域

主线终止区		正常人（90 人）		地克病（40 人）		精神分裂症（40 人）	
		男	女	男	女	男	女
主线 A	1 ~2 区	5	0	27	16	1	15
	（%）	4.4	0	50.0	61.5	3.3	30.0
	3 ~6 区	109	66	27	10	29	35
	（%）	95.6	100	50.0	38.4	96.6	70.0

续表

	主线终止区	正常人（90人）		地克病（40人）		精神分裂症（40人）	
		男	女	男	女	男	女
主线 D	2 区	29	20	45	18	21	37
	(%)	25.4	30.3	83.3	69.2	70.0	74.0
	3~6 区	85	46	9	8	9	13
	(%)	74.5	69.6	16.6	30.7	30.0	26.0

表3　两种疾病与正常人 A 主线、D 主线分别均值比较

主线	正常人				精神分裂症				地克病			
	男		女		男		女		男		女	
	左	右	左	右	左	右	左	右	左	右	左	右
A	3.42	3.66	3.73	3.92	3.00	3.15	2.87	2.82	2.39	2.52	2.20	2.30
D	3.37	4.75	3.27	4.63	2.60	2.84	2.60	2.68	2.37	2.40	2.80	2.70

3. 关于 A 主线与 D 主线走向的差别原因

正常人不同民族不同隔离人群可能有些差别，而正常人与某些疾病的差别，却早有注意。

Penrose（1969）[3]提到 18 三体综合征等染色体疾病时发现 A 主线偏向大鱼际方向。Lindsten（1960）曾报告××男性患者 A 主线止于大鱼际者。本文两种疾病不是染色体异常疾病，但也出现 A+D 主线指数偏低的情况。考虑可能这两种疾病都具有先天发育障碍，不仅表现于神经精神活动方面，也影响到手的皮纹发育。至于皮纹发育异常的机制，尽管有各种说法，但多数是推论而已。

参考文献

[1] 王允中，李崇高，等．精神分裂症 32 例的皮纹学观察［J］．兰州医学院学报，1980，6（2）：57.
[2] 梁光，李崇高，等．甘肃省康乐县地方性克汀病的皮纹学观察报告［C］．1980 年全国地方病学术会议论文集（辉县），1981.
[3] YUNIS J J. Human Chromosome Methodology［M］. London：Academic Press，1974.
[4] MILLER J R，CIROUY J. Dermatoglyphics in pediatric practice［J］. J. Pediatrics，1966，69（2）：302.
[5] 余浣珍，等．我国妇女皮肤沟纹图型 400 例分析［J］．遗传，1980，2（3）：14－16.
[6] 马慰国．西安地区 750 例人手皮纹图型调查分析［J］．遗传，1980，3（1）：1－5.

（原刊于《优生与遗传》，1982 年第 1 期）

手纹在中国古代诉讼中的应用

赵向欣[1]，张秉伦[2]

（1. 中国刑事科学技术学会指纹专业委员会，
中国公安部物证鉴定中心；2. 中国科技大学）

手纹包括指纹、掌纹和指节纹，人皆有之。其纹理结构具有人各不同、终生不变的特点。指纹鉴定是个人识别的重要手段，一向被誉为“物证之首”。

在西安半坡遗址出土的距今6000多年前的陶器上，曾发现一些清晰可辨的指印。这些指印明显下凹，可能是制作者有意按下去作为图案或标记的；当然也不能完全排除是无意留下的指痕的可能性。

美国芝加哥菲尔特博物馆，珍藏着一枚中国古代的泥印。印的正面有主人的名字，背面印有一拇指印痕。条条脊纹明晰可辨。世界著名考古学者确认，这枚泥印属于中国周朝或前汉的稀物，比传说中的基督降生还早。由于希腊、罗马、巴比伦和埃及等古国至今尚未发现这么远古的指印痕迹，因此，这枚泥印被认为是指印最古老的凭证。

秦汉时代公私简牍大多写在竹简或木扎上，封发时用绳捆缚，在绳结或交叉处加以检木，封以黏泥，上盖印章，作为信验，以防私拆。我们在秦简或汉简的封泥上常常可以看到印章周围留有不完整的指纹。封泥主要流行于秦汉，魏晋以后，纸帛盛行，封泥之制渐废。从以上简略概述中，可以看出我们的祖先对指纹的认识和应用是相当久远的了。

指掌纹在中国古代最广泛的应用，主要是在文书契约签押时作为信验。《周礼》卷十五中有“以质剂结纹而止讼”一语，汉代郑玄注云：“质剂谓两书一扎而别之也，若今下手书。”唐高宗永徽年间（公元650—656年）太常博士贾公彦在为《周礼》注疏时，又将“下手书”释为“画指券”。海因德尔据此认为贾公彦是世界上第一个提出用指纹来识别个人的。其实贾公彦只不过是根据我国人民长期应用指掌纹的实践经验，对“质剂”和“下手书”做了进一步的解释而已。

1964年，我国新疆维吾尔自治区吐鲁番阿斯塔那左憧熹墓（编号：64TAM$_4$）出土了几件唐代文书契约，每张契约上都明文写道："两和立契，画指为信"，或"两和立契，按指为信"，或"官有政法，人从私契，两和立契，画指为信"等，而且在每张契约落款处，当事人、保人、知见人还在自己名下画上指印。这些指印都是将手指平放纸上，画下手指三个指节间的距离作为信验的。

左憧熹生于隋炀帝大业十三年（公元617年），死于唐高宗咸亨四年（公元673年）。可见公元七世纪，这种"画指为信"或"按指为信"，在新疆一带已广泛流行。贾公彦所说的"画指券"很可能就是这种以"画指为信"或"按指为信"的画指文书。

另外，唐朝还留下了以指印为信的物证，如1959年在新疆米兰古城出土的一份唐代藏文文书（借物契约）。这份契约是用长27.5 cm，宽20.5 cm，比较粗糙的棕色纸张写成的，文字为黑色，落款处按有四个红色指印。其中三个指印已看不清指纹线，但有一个指纹纹线比较清晰，可以肯定为指纹。除用指印外，唐代也有以整个手印代表个人的，如1964年新疆出土的、残缺不全的延寿四年（公元627年）遗言文书两件：甲件（64TAM10.41）和乙件（64TAM10.42）均有朱红色的手印。甲件文书上的手掌印全长16.9cm，除小指部位残缺外，其余部清晰可见；乙件文书上剩下半个手掌印，只有拇指和食指及部分手掌印纹，均为正规按印。经鉴定甲乙两件文书上的手印均为右手手印，但不是同一个人的右手手印。

海因德尔《指纹鉴定》一书中也曾提到中国唐代建中三年（公元782年）以指纹为信的借据，一张为何新越向护国寺和尚建英（译音）借粮；另一张为马灵芝向建英借钱，借据最后便有"……恐后无凭，立字为证。双方立约人认为公平合理，并以手印为信。"之语。

从以上出土文物可以看出，我国汉代曾有"下手书"的记载；到了唐代，在文书契约上已经相当广泛地应用指纹、指节纹和全掌纹作为个人的凭证了。这反映了我国人民至少在1300多年前已经从经验中认识指掌纹可以代表个人了。

此后，指掌纹又应用于田宅契、卖身契等方面。例如，宋代黄庭坚在《山谷诗外集》中说道："江南田宅契亦用手模也。""手模"即手印。元代姚燧在《牧庵集》中记载："凡今鬻人皆画男女左右食指横理于卷为信。"明代《万书萃宝》和《万书渊海》所载卖身契均说："今欲有凭，故立文契，并本男（或本女）手印，一并付银主为照。"明以后画指节纹很少应用，主要是按指纹或打手模（手印）。至今历史博物馆和明清档案馆等单位还珍藏有明清时代印有指纹的借据、卖身契和狱词诉状等大量原件。西方发现的最早一张印有指纹的单据是 1882 年一个美国人的订货单。著名的人类学家弗朗西斯 · 高尔顿将它收入他于 1892 年出版的《指纹》一书中。在高尔顿著作发表之前，赫什尔曾于 1858 年和印度人签订合同时，加印了右手全手印。可是这些手、指印比我国唐代契约上的手、指印已经晚了 1000 多年了。

目前关于指纹最广泛的应用，是司法部门应用它作为识别罪犯的证据。在侦破案件中发挥着巨大的作用。我国早在 2000 多年前的战国末到秦始皇时期，就曾把“手迹”作为侦破盗窃案件的物证了。例如，1975 年 12 月在湖北云梦县睡虎地出土的一批秦简中，《封诊式 · 穴盗》简载有房中和洞内外土上有膝部和手迹六处，表明当时已把手迹作为现场勘察的证据之一了。到了宋代，手印已正式作为刑事诉讼的物证了。据宋史元绛传记载：“安抚史范仲淹表其材，知永新县。豪子龙聿诱少年周整饮博，以计胜之，计此赀折取上腴田，立卷。久而整母始知之，讼于县，县索卷为证，则母手印存，弗受。又讼于州，于使者，击登闻鼓，皆不得直。绛至，母又来诉，绛视券，呼谓聿曰‘券年月居印上，是必得周母他牍尾印，而撰伪券续之耳。’聿骇谢，即日归整田。”（《宋史 · 列传第一百二》，元绛传）

这段记载表明龙聿设计利用带有周整母亲手印的牍尾，伪造证据，霸占了周家良田。州县官吏因见有周母手印为证，未加细察，皆未识破龙聿弄假。但是经验丰富的元绛，终于识破年月写在手印之上，实属龙聿利用周母按有手印的其他契约后面的空白纸伪造而成，从而冤假得雪，田归原主。这段记载不仅反映了元绛判案审慎，经验丰富，而且也表明当时处理刑事纠纷时，以手印作为证据已是普遍现象了。

元代姚燧《牧庵集》载：“转金山北辽东道，提刑按察使事治有田民杀其主者，狱已结矣……又有讼其豪室奴其一家十七人，有司观顾数十年不能正。公以凡今鬻人皆画男女左右食指横理于卷为信，以其疏密判人短长壮少，与狱词同，某索券视，中有年十三儿指理如成人。曰：‘伪败者此’。为召郡儿年十三者人，以符其指，皆密不合。豪室遂屈，毁券。”（元，姚燧：《牧席集》，四部丛刊本，卷二十二，《浙西廉访付使潘公神建碑》）这段记载表明，潘泽在审理案件时曾根据食指横理疏密来判人的体态和年龄，并加以验证，终于排除了一起冤案。

唐宋以来，在离婚法中以手模为信的记载就更多了。宋代黄庭坚在《涪翁杂说》中说：“……今婢券不能书者，画指节。”即不能签名花押者，就以画指节为信。文学作品往往是现实生活的反映。宋明时期的话本小说中叙述民间离婚时，常有“两边搭了手印”“打了手模”的记载，也可作为旁证。不过，这种没有休书文字只打手模或按手印便当离婚的做法，元代国家正式法律条文是禁止使用的。例如，《元史·刑法》记载："诸出妻妾约以书契，听其改嫁；以手模为证者，禁之。"这也说明当时以手模作为离婚凭证是相当普遍的，否则正式刑法条文中是不会明文规定禁止使用的。

又，"至元十年（公元1273年）闰六月，枢密院照得各处军户召到养老出舍女婿争讼到官，多无婚书，深为未便。议得今后若有军民招召女婿，须管令同户主婚亲人写立婚书于上，该写养老出舍年限语句，主婚媒证人书押画字。"（元，《通制条格》卷四）说明元代招亲也要立约、书押画字。为什么国家法律要强调写婚约或休书，而禁止没有休书或婚约、只有手模为信的做法呢？这主要是由于没有休书或婚约明文规定，恐后无凭，一旦反悔，单凭指印或手模可作各种解释。因为手模或指印，从唐代以来已在多方面应用，在借贷契约、买卖子女、订婚离婚等方面都已广泛应用。这可从《通制条格》另一条记载窥见一斑："大德七年（公元1303年）四月，中书省部呈东昌路王钦，因家私不和，画到（道?）手模，将妾孙玉儿休弃归亲。伊父母主婚，将本妇改家殷林为妻。王钦却行争悔。本部议得王钦虽画手模将妾休弃，别无明白休书，于理来应。"但是，中书省部考虑到"缘本妇嫁殷林为妻，与前夫已是义绝，再难同处，合准已婚为定"，成全了殷孙的婚姻。但随即指出："今后凡出妻妾须用明立休书，即听归宗，似此手模拟合禁止，都省准拟。"（《通制条格》卷四）不过在我国民间应用指掌纹蔚然成风，是根本禁止不了的。明清两代，手模和指印不仅继续在借据、卖契、婚约和休书等方面广泛应用，而且在审讯案件时也要被审人在招供词上"点指画字"了。

综上所述，我国应用指纹和手纹的历史十分悠久。至迟在唐代指纹已在文书契约上广泛地应用了；到了宋代，民间和部分官吏已把指纹或手纹作为审理案件或处理民事纠纷的证据了。国外利用指纹破案的记载有：1880年10月英国皇家内外科医师学会会员亨利·福尔兹在英国《自然》杂志发表文章，列举了他协助日本警察机关鉴定指纹的两个实例；1892年阿根廷发生的一起杀害亲子案件，警察根据门框上血手印鉴定破案。后者是目前国外一般公认的世界警察机关利用指纹侦破的第一个案件。可是这些比起我国唐宋以来关于指纹的应用以及元绛、潘泽等人应用指纹或手纹审理案件，使冤者得雪、坏人暴露的记载已经晚了好多个世纪了！

（原刊于《现代法学》，1982年第4期）

指纹鉴定法在指纹学中的地位

赵向欣

（中国刑事科学技术学会指纹专业委员会，中国公安部物证鉴定中心）

为了有效地打击各种犯罪活动，刑事警察系统必须占有能够识别罪犯身份的刑事资料体系。为了使这些资料能够充分地发挥作用，还必须有一套科学的分类、查找、比对方法，即各种人身鉴定法，如指纹鉴定法、人像照片鉴定法、笔迹鉴定法，等等。指纹鉴定法受法律完全承认，是人身鉴定法的核心，在世界各国刑事警察技术中，指纹鉴定法的威力是首屈一指的。

指纹鉴定亦可谓指纹识别，是以指、掌乳突线花纹特征为依据识别个人。指纹学是研究指、掌乳突线花纹的规律特点及其用以识别个人的手段和方法的科学。所以说，研究指纹鉴定法是指纹学的根本目的。各国指纹学家总是把研究指纹鉴定法作为自己的首要任务。本文也是围绕指纹的个人识别这一根本问题展开讨论的。

指纹鉴定法包括以手纹识别个人的各种手段和方法，如十指指纹鉴定法、单指指纹鉴定法、掌纹鉴定法。十指指纹鉴定在刑事警察工作中主要用于证明现行犯罪、前科犯罪和嫌疑人的身份，在其他事务中还可为无名尸体及冒名人、精神病人等提供身份证明。例如，1979 年 2 月 7 日，在兰州东岗镇晏儿清黄河南岸兰州化工厂污水排出口发现一具无名尸体，兰州市公安局正在查找死者身份及死因时，忽有一妇女名叫方某某，带着女儿来到现场，声泪俱下，分别确认死者就是自己的丈夫和爸爸刘某。当公安人员向她们询问死者特征时，她们除指出在现场见到的死者局部特征外，再也提不出充分证据，甚至有明显不符之处。虽然当时有人认为，哪有妇女冒认无名尸体为自己丈夫的呢？可以就此结案。但是，兰州市公安局本着认真负责、实事求是的精神，捺印了死者十指指印，做了进一步调查。根据方某某提供的线索，前往刘某原工作单位，查到刘某退休申请书上捺有的刘某指印，又查到刘某与方某某结婚申请书上两人名下均有指印。

经过指纹鉴定发现刘某退休申请书为一斗形纹，右上方有伤疤，与结婚申请书上刘某名下指印特征相同，是同一人捺印；而无名尸体十指指纹中没有斗形纹，亦无伤疤，与退休申请书、结婚申请书上刘某名下指印不相同（图1）。据此认定无名尸体不是刘某。

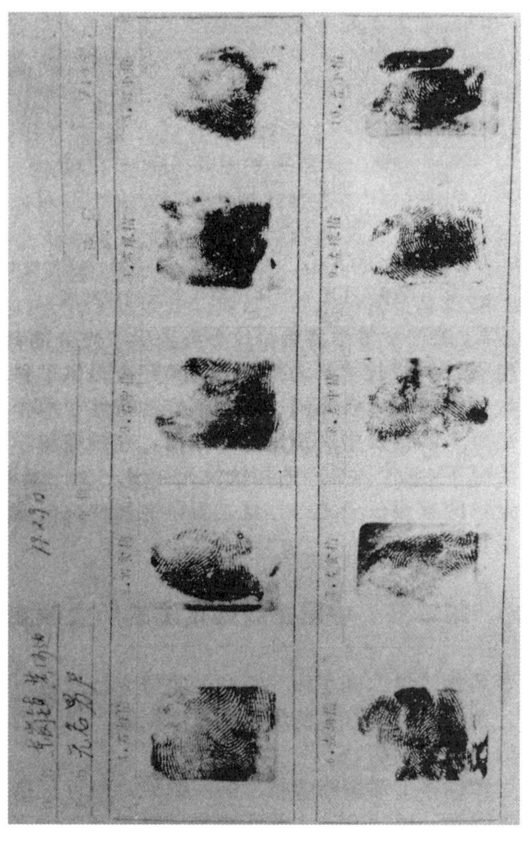

a 无名尸体指印

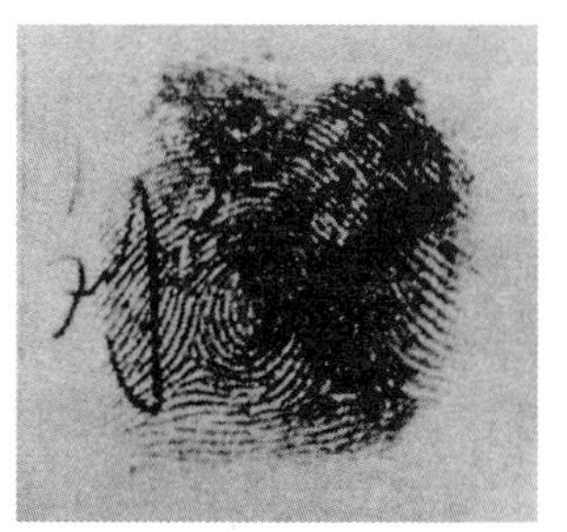

b 刘某退休申请书上指印

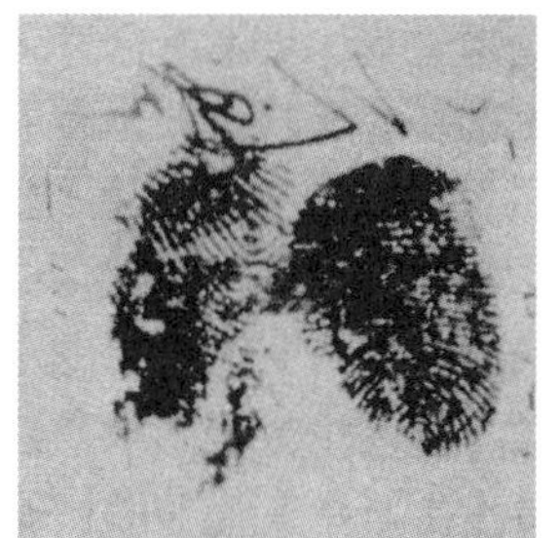

c 刘某结婚申请书上指印

图1 无名尸体指印与刘某指印对照

那么，方某某为什么冒认无名尸就是自己丈夫呢？经查，原来刘某已经失踪，刘某父亲生前在兰州有一笔存款，方某某正在兰州以丈夫刘某已经失踪为由，申请继承刘某父亲这笔遗产。根据法律规定，刘某虽已失踪，并不等于死亡。因此，方某某申请继承遗产权未获批准，如果找到刘某尸体，方某某则为遗产的当然继承人，在公安人员严肃认真的工作态度面前，方某某冒认无名尸为自己丈夫以谋求遗产继承权的行为完全败露了。

单指指纹和掌纹鉴定，主要用于各类犯罪现场提取的指印和掌印鉴定。

刑事警察部门对于收集的各种罪犯指（掌）纹卡片，要按照指掌乳突线花纹形态和特征进行分类储存，以保证在收到一张新的指纹卡片或现场手印卡片时，以最快的速度查找识别。为此必须制定指、掌纹分类法（规定各类型花纹的标准、代号）、分析程序、卡片储存排列次序和查找比对的方法，指纹分类方法要求严密、精确，并在保证查对准确快速的前提下手续尽量简便。生理学、组织学、遗传学等学科为指纹分类提供了充分的科学依据，而数学和电子计算机技术又为指纹分类和存查提供了科学方法。前已述及，指纹具有人各不同、终身不变的特性，每个人的指纹都可以从亿万人的指纹中区别出来。然而，在没有科学分类和储存方法的情况下，查找一个人的指纹就无异于一个一个地比对了。所以，指纹学的重要任务之一，就是要研究和建立一套科学的指纹分类体系。

肤纹学在体育界的应用

邵紫菀

（河南省体育科学研究所）

近年来，肤纹学受到了体育科研界的重视。他们在向医学肤纹学学习的同时，不断创新进取，已取得了一些可喜的成果，为肤纹学开拓了一个新的应用领域。

一、我国体育界肤纹研究现状

我国体育界的肤纹研究始于20世纪80年代中期，起步虽较晚，但发展迅速，而且都是对指纹、掌纹的综合研究，反映的信息面较广，推广应用的实用价值也较大。其现状可以以10个第一次来概括。

第一次出现在全国体育科学大会上。1987年12月在石家庄举行的第二届全国体育科学学术报告会上，邵紫菀等的《体操运动员的皮纹研究》，赖荣兴等的《手纹形态与柔韧素质选材初探》，苏洛生等的《广东高级运动员指纹分布初探》3篇肤纹学论文同时入选。

第一次出版皮纹专著。1989年6月，人民体育出版社出版了邵紫菀等著的《皮纹与选材》。

第一次参加全国肤纹学学术会议。1989年8月，在佳木斯举行的第三届全国皮肤学学术报告会上，有5篇体育界的肤纹研究论文入选，其中，邵紫菀等的《田径运动员皮纹特征的研究》，谢燕群的《指纹嵴数与运动能力关系的研究》，李红的《体院学生皮纹的tPD和atd角的初步研究》均被评为优秀论文。

第一次走向世界。1989年11月，邵紫菀随中国体育科学代表团赴美国科罗拉多州斯普林斯，参加第一届世界奥林匹克体育科学大会，以墙报交流论文《运动员皮纹选材模式的研究》引起了国外学者的广泛兴趣和关注。

第一次在国际会议上做分会发言。1990年9月，在北京亚运会科学大会上，共有4

篇皮纹研究论文入选，其中，邵紫菀在运动医学分会上做《体操运动员皮纹选材的研究》发言，谢燕群在体质研究分会上做《柔韧素质与皮纹特征关系探讨》发言。

第一次获省部级科技进步奖。1991 年，邵紫菀等的《运动员皮纹选材模式的研究》获国家体委科技进步三等奖。（谢燕群等的《柔韧素质与皮纹特征关系探讨》在 1992 年也获国家体委科技进步三等奖）

第一次在国外发表肤纹学论文。邵紫菀应邀以中、英文对照撰写的《皮纹与运动员选材》一文，被刊于香港体院《精英》杂志 1991－10 号，作为运动医学的新学科介绍。

第一篇体育界肤纹学硕士论文。1992 年 4 月，上海体育学院程勇民在导师徐本力和陈安槐教授的指导下，完成了题为《射击运动员肤纹特征及计算机选材模型的研究》的硕士论文。

第一次承办全国肤纹学会议。1992 年 5 月，河南省体育科学研究所承办了中国遗传学会肤纹学研究协作组第四届学术交流会，筹备期间先后收到全国各地送审论文 118 篇，录取了 113 篇。其中，体育界人士撰写的肤纹研究论文共 15 篇。

第一个国外硕士研究生选题。1997 年，上海体育学院徐本力教授所带的澳门研究生，其硕士论文仍以肤纹研究为题。

二、体育界肤纹研究的主要内容

体育界肤纹研究主要集中在竞技体育科研的三大任务之一——运动员选材上。1992 年 8 月出版的国家体委科学技术成果专辑《运动员科学选材》一书中，皮纹已被作为指导运动员选材的遗传理论与方法之一而受到肯定，它已成为运动员选材时的一项新的遗传参考指标。

近年来，在运动员选材方面的肤纹学研究主要有以下几个内容：

以优秀运动员为代表，建立相对稳定的皮纹选材模式。国内邵紫菀、赖荣兴、李静波、沈邦华、董树英、程勇民、陈祖芬等曾先后采集了田径、体操、排球、游泳、举重、足球、篮球、乒乓球、羽毛球、船艇、摔跤、柔道、棋类等项目，近 6000 名运动员的皮纹样本，将他们按成绩分组，进行相互之间及与普通人群间的分析对比，可喜地发现：优秀运动员在肤纹条件上的优势，不仅一个项目有，而且各项都有，成为优秀运动员所共有的人群优势。而各项之间，不同年代的优秀运动员之间的肤纹特征，总体来讲变化不大。肤纹能对运动员在体质强弱和机敏程度上做出一定的评价。邵紫菀等建立的以八项肤纹指标（atd 角、双箕斗、屈肌线、大鱼际、弓形纹、通贯手、小鱼际、指三叉）构成的百分制肤纹综合评价量表，在运动员选材时已得到较普遍的应用和认可。

探讨肤纹与身体素质之间的关系。苏联的谢尔基因科等通过对 50 对（年龄在 12～17 岁的单一合子和双合子）同性孪生子的髋关节、肩关节、脊柱等柔韧性的比较和研究后认为：人体关节柔韧性的发展主要受遗传因素制约；柔韧性的增长速度受遗传和环境因素的同等影响；指纹能预测柔韧性及柔韧性潜能。肤纹已作为挑选具有良好运动素质的优秀后备人才的方法之一，在体操和举重中被广泛应用。我国的谢燕群、赖荣兴等也在业余体校、体育院校的学生中进行肤纹与柔韧性、爆发力、速度等素质之间的关系研究。

探讨肤纹与智力之间的关系。我国的邵紫菀、张艳、沈邦华等还进行关于 atd 角、双箕斗与智力关系、田径运动员简单反应速度、神经类型的综合分析的研究，认为 atd 角、双箕斗肤纹得分≥20 分的儿童，在思维能力和操作能力上有敏捷的趋势；atd 角小的运动员中，其神经类型较好，以灵活型和稳定型居多。

对优秀运动员的双箕斗特征进行细分析研究。邵紫菀等经研究发现优秀运动员与一般运动员的双箕斗之间，还存在着极细微的特征差别。主要表现在：优秀运动员双箕斗的两个箕头均较完整，不易与近似的叶形纹相混；反向双箕、长双箕的出现率比一般运动员明显多；特大型双箕的出现率比一般运动员明显少；双箕斗的对称性较好。

三、肤纹研究前瞻

体育科研的大方向主要是“奥运争光科技工程”和“全民健身科技工程”。如果说体育界肤纹研究过去主要侧重在服务于“奥运争光科技工程”的运动员选材方面，那么今后应让肤纹研究同时服务于两个科技工程。医学界大量肤纹研究资料早已表明：异常肤纹可作为某些遗传性疾病的辅助诊断手段和发现易感人群，是进行疾病防治的重要措施之一。因此，我们完全可以在开展全民健身活动的同时，开展肤纹遗传咨询工作，以发现一些规律，从而以运动处方形式来告诫人们，选择更适合自己的运动项目、运动强度和运动量，真正达到增强人民体质的目的。

（原刊于《山西医科大学学报》，1998 年第 s1 期）

指纹科学层次分析

刘持平

（中国刑科协指纹检验专业委员会）

指纹人人都有，它隐藏着许多遗传奥秘。从远古时代起，人类就开始关注自己神奇的双手，崇拜它，描绘它，并探索它。100 多年来，以指纹为研究对象，诞生了一些相关的专业学科。

1. 契约指纹学

指纹作为人身的可识别生物密码，我国隋唐时，破天荒地开创了“官有政法、人从私契，两和立契、按指为信”的契约诚信署名模式。在保障经济活动健康进行的同时，揭开了利用指纹进行人身识别的序幕，中华指纹技术由此发明。

这一学科以中国传统指纹技术千年应用为基础，已成为较成熟的应用性学科。现以电子数码方式，广泛地应用于各种经济、行政活动之中。2000 年时，“一指走天下”的专家预言，现在已成为普通的行为方式。

2. 文化指纹学

这一学科包括艺术指纹学和以远古人类对手的崇拜为起源点，初显于新石器时代岩画、石刻之中。我国唐代画家张璪的指画是艺术指纹学较早的创作高峰之一。现在指纹艺术百花齐放，成为艺术园林中的一朵奇葩，更成为幼教的一种新型智力开发教育方式。艺术指纹学需创建自身的学科理论体系。

文化指纹学则以总结研究指纹学的产生、发展、传播为己任。

3. 刑事指纹学

这一学科也称犯罪指纹学、司法指纹学，实际上是指纹个体识别高难度的应用学科（相对于契约指纹学的身份识别而言），包括民事诉讼方面的应用。自我国春秋时秦国应用刑事指纹技术起，历经唐代刑事诉讼办案实践的发展，以 1892 年英国 Galton 出版 *Fingerprints*（《指纹学》）为标志，宣告了这一学科基础理论体系的建成。又经 100 多年各国上千万案例的实践总结，刑事指纹学日臻完善，现正在向自动化、共享化、大平台、大数据、高速度、高效率运行的方向发展。

4. 人类指纹学

19 世纪下半叶，英国、法国、德国等欧洲工业革命国家率先开展了这方面的研究，其中包括了人种指纹学、民族指纹学等亚学科方面的研究。我国在 20 世纪五六十年代开始有学者涉足这一领域，小有成果。20 世纪 80 年代，在中国肤纹学研究协作组的积极倡导和有力组织下，于 2000 年到来之际，终于完成了我国 56 个民族的肤纹学调查，成果集中于《中国民族肤纹学》一书中。

人类指纹学是人类学的一个分支，属于该领域的小宗基础性学科。100 多年来，虽有一定的发展，但仍需极大地努力。目前的学科状况，一是缺少一个国际级的学术交流平台，数据共享与对比研究难以正常开展；二是缺少样本数据的采集、评估；三是群体样本缺乏，特别是各人种群体研究的样本量太小，做对比研究时，评估结果难以令人信服。例如，我国目前所能看到的不同人种指纹数据中，白色人种、黑色人种的指纹样本，数量不足千人，有的仅统计数十人。拿这样的数据做人种间比较，显然无法说明同源分流的人类发展状况。

人类指纹学的一个新的研究方向，应向家族、家系指纹学发展，这在崇尚血脉关系传统的我国，尤其有着十分诱人的前景，相信会产生许多建设性应用成果。

5. 遗传指纹学

这是与人类指纹学密切相关的基础性学科。虽然大家都知道指纹是一种遗传性状特征，是指纹基因的外在表现形式，并从 21 三体综合征等病例的研究中，找到了染色体、基因的变异，将直接影响指纹的胚胎发育及其表达的依据。但直至今日，指纹学界对基因是如何决定指纹发育，其遗传机制是什么，指纹是单基因遗传还是多基因遗传、还是主效基因遗传等的认识，仍处于猜想阶段，有关的研究成果是点滴、少量的。

因此，遗传指纹学是一座待开发的科学富矿，随着人类基因组计划、功能基因组计划的实现与不断推进，指纹学与分子基因学相结合、内外结合，探索指纹遗传机理、机制是可期待的目标，这方面的任何进步都将极大地推动指纹相关学科的大突破。

6. 医学指纹学

该学科在 19 世纪与人类指纹学一起起步，开始两者并没有形成明显的学科区分。随着医学指纹学成果逐步增多，医学指纹学独立了起来。目前已在数十种遗传病种中开展了指纹研究，并形成了一批有说服力的喜人成果。并从医学的角度，为遗传指纹学提供了许多不可多得的实际病例。

我国一些学者已初步形成了自己的医学指纹学理论框架，开设学科专业，并尝试将指纹列入临床诊断的指标体系之中。

指纹易识、可无损反复检验，且先天形成、终生不变等特点，特别适合我国“上医治未病”的医学思路，特别适合大众化的普及。因此，医学指纹学是值得大力发展的学科，在我国有着很好的群众接受基础和丰富的独特群体资源，是认知中国、认知华夏民族的题中应有之义。

当前医学指纹学处于良好的历史大发展机遇期，生命科学的进步将极大地推动医学指纹学转化为现实的为民服务力。因此，对于该学科应大力宣传、大力推动、大力落实。第一步，争取将指纹列为临床诊断常规的必采数据，并与各病症相关联，作为临床诊断的辅助指标；第二步，建立起全国性医学指纹学共享平台，将特殊的、典型的遗传病指纹研究成果进一步归类研究，以争取形成大数据效应；第三步，大力鼓励开设医学指纹学专业，加快专业人才的培养，形成学术团队群。

7. 体育指纹学

如果说医学指纹学是寻找人类不良指纹遗传规律，体育指纹学则是研究发现人类优良指纹遗传规律，两者都是遗传指纹学的实际应用。该学科起于20世纪中叶，苏联体育学院开展的“寻找具有奥林匹克运动金牌选手的遗传标记”项目。传入我国后，引起了广大体育科研人员的极大兴趣，现已在各主要体育竞赛项目中开展了专题研究，为科学选择体育优秀人才拓开了一种新的途径与方法。已产生数百篇科研论文，其中“中国优秀体育运动员指纹指标”研究成果，享誉1989年世界奥林匹克体育科学大会，代表了我国体育指纹学一枝独秀的情景。

但从整体看，体育指纹学尚未到收获的季节，其学科发展仍属于播种时节，学科基本框架尚未形成。其学科研究尚属有志于开展此类研究者个人奋斗的状况，在体育界这方面的专业知识不够普及，没有形成学术规模，亦没有形成普遍的工作考核机制。但该学科有着很大的后发优势，期待着迎头赶上。

8. 灵长指纹学

人类是灵长类动物中的晚辈，若想知晓我们人类从何而来，不研究灵长类动物是无法解开这一千古进化之谜的。

指纹是灵长类动物所共有，而为其他动物所没有的遗传学特征。这一独特现象不仅揭示了灵长类动物的共祖特点，还揭示了指纹是远古时代就有的祖征特质（plesiomorphic trait)，它从指纹细节上反映了灵长类动物进化树的历史过程。

灵长类动物研究同样始于19世纪欧洲的生物学兴起之时。现存灵长类动物有大类200多种，由于灵长类动物指纹样本获取十分困难，因此至今对它们开展的指纹学研究，仅限于猕猴、叶猴、猩猩等有限的几种，且样本数量很少，难以支撑整个学科建设。但相关数据足以证明灵长类动物与人类的亲缘关系，并在一定程度上揭示了人类智慧跨越式进化的历史线索。因此，灵长指纹学可称之为“三金”学科：有着金子般的学科价值，需花费大量金钱，还要花费大量精力。

9. 认知指纹学

2006年我国颁布的《国家中长期科学和技术发展规划纲要（2006—2020年）》，将“脑科学和认知科学”列为八大科学前沿问题之一。2008年胡锦涛总书记两次指出，认知科学等新兴交叉学科发展迅速，认知神经科学研究在我国心理学界、神经科学界、医学界、计算机学界及其他领域渐成燎原之势，认知科学与其他学科的交叉融合正在孕育新的重大科学突破。

正是在这样的背景下，我们首次提出建立认知指纹学，并认为它无疑是指纹科学皇冠上的明珠。认知是人类智慧的重要功能之一，集合了知觉、注意、记忆、动作、语言、思维、决策、意识、动机、情感等诸过程及生理结构。

指纹与认知的关系，相当于传统的指纹与大脑、指纹与智慧的关系，但前者表述更为妥帖、准确，是人类认识自我最为关心的关系之一。在我国宋代，人们从经验出发，总结出了“一螺巧、二螺笨”的俚语，虽缺少科学性，但反映了当时的人们已开始关注指纹与大脑的关系了。

现代胚胎学、医学分别从胚胎发育和精神行为病理的角度，揭示了指纹与大脑、指纹与认知障碍之间存在的内在的、直接或间接的关系。大量的特教儿童矫正案例，从另一个角度探索着指纹与认知的关系。

在指纹各学科教学相长的趋势下，尤其是系统神经科学、认知神经心理学最新成果和脑电图、脑磁图、核磁共振成像技术的支持下，深入地探索认知指纹学成为可能。

它将从以下几个方面初步揭开指纹与认知能力之间的神秘面纱：

①从胚胎发生，揭示指纹与神经系统共同发育于桑葚期的外胚层细胞团，阐明其生理学结构联系；

②从指、脑镜相对称、功能分区、刺激投射关系，揭示指与脑之间的神经系统关联；

③从触觉发生到知觉、觉知及反馈行为的产生，揭示知觉、思维、决策到语言、行

动、意识、动机、情感之系统发生与表达过程。

认知指纹学的成果作为认知科学的一个新的组成部分，不仅可以填补学术空白，更可为智力的早期开发、特教儿童的正确矫正、神经系统疾病的治疗和康复提供帮助，亦可为筛查极端非正常行为者，防范突发不测事件服务。

因此，认知指纹学是一门利国利民的基础性学科，是一门大跨度、多学科交叉、融合的新型学科。它涉及的主要学科：指纹学、胚胎学、人类学、语言学、运动学、心理学、神经学、神经认知学、基因学等。

目前认知指纹学已开展或可预见进行的研究方面如下：

①认知胚胎发育状况；

②认知个体生物密码；

③认知体质潜在能力；

④认知左右半脑优势；

⑤认知天生行为习惯；

⑥认知遗传隐性缺陷；

⑦认知如何习得进步；

⑧认知个性治疗效应；

⑨认知各色人种差别；

⑩认知不同民族特色；

⑪认知非人灵长动物；

⑫认知男女大脑差异；

⑬认知性趣先天倾向；

⑭认知家系遗传特点；

⑮认知特教儿童秘诀。

其中，①~⑧为认知个性自我，⑨~⑮为认知各种群体。至此，我们可以大体梳理一下指纹技术学科发展的趋向和层次性。按指纹科学历史的进程和学科研究的难易度，以及对人类社会的贡献度，笔者认为，对这一学科层次的认识是：第①~第②项为底层，第③~第⑧项为中间层，第⑨项为顶层，构成以下的拓扑图形（图 1）。

10. 大数据应用

对各指纹学科而言，大数据分析与应用是最好的发展途径和方向。因此，数据是王，没有数据，研究就成为无源之水。目前的状况，一是已采集的各类指纹样本数据散存在

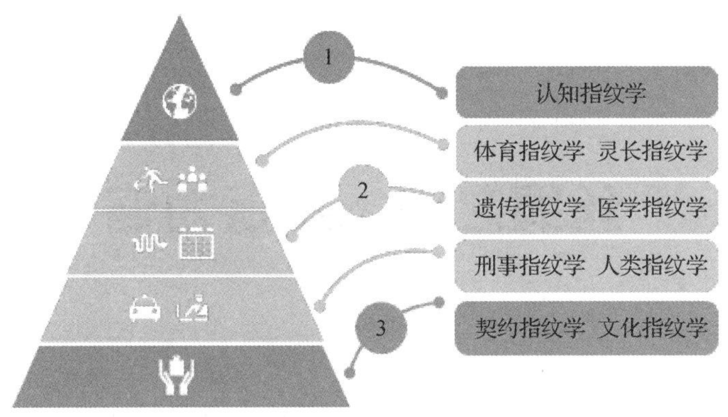

图1 指纹科学层次分析

各位专家学者个人或研究小组之中，没有形成共享和深度挖掘；二是需要开发有针对性的专业数据平台，使之向精细化方向发展；三是解放思想，有条件地开放刑事指纹数据库，供各学科研究之用。各国警察部门储存有数百万、数千万乃至上亿的高质量指纹样本，如能应用于人类学、遗传学方面的研究，此类大数据必能发现许多学科建设所需要的新规律、新特点，进而推动其他学科的建设。我们应该充分利用人民公安系统指纹资源丰富、分析标准统一、数据高度共享、专业人才雄厚、组织攻坚力强的优势，更多地为指纹科学创新研究、为社会服务做出不可替代的贡献！

丝绸之路　按指为信

刘持平

（中国刑科协指纹检验专业委员会）

兴盛于我国汉唐时期，跨越欧亚大陆数十个国家的万里古老商道，曾以“香料之路、玉石之路、茶叶之路、丝绸之路”等不同的名称命名，突出反映了其中古时期商业文明的特色。

历史告诉我们，当时我国的长安与洛阳是这条古老商道的东方起点和最重要经济贸易、商品交流中心。在此不仅仅交易大宗香料、玉石、茶叶、丝绸等时尚的物资与商品，同时通过商业活动促进了不同文明之间的交流和融合，并产生了人类社会早期的跨国、跨语言文字、跨宗教制度的贸易商业规则。

在古老商道的东方起点，由中国智慧孕育出的中国诚信贸易观念与实行方式——“官有政法、人从私契，两和立契，按指为信”模式，得到了各国商人的充分认可，并在交易活动中亲身得到了体验。

我国自周代起，就有了法定的商品自由交易的市场，京师中建的市称为“国市”，都城外的乡、遂、分邑及诸侯国建的市称为“常市”。交易市场一律为官办机构，私人不得立市。《周礼·天官·内宰》曰：内宰“凡建国，佐后立市，设其次，置其叙，正其肆，陈其货贿，出其度量淳制，祭之以阴礼。”明确规定由天官属下名为“内宰”的官员，协助王后筹建市场，设官分职，实施统一管理。

官方治理市场的制度与手段共有 9 种，分别是：“以次叙分地而经市，以陈肆辨物而平市，以政令禁物靡而均市，以商贾阜货而行市，以量度成贾而征儥，以质剂结信而止讼，以贾民禁伪而除诈，以刑罚禁虣而去盗，以泉府同货而敛赊。”（《周礼·地官·司市》）政府负责税务、掌控度量标准、平抑物价和管理市场秩序、打击不法行为；并为私人间的大宗商品交易办理官方证明。

其中“以质剂结信而止讼”的制度是指：“凡卖儥者质剂焉，大市以质，小市以剂。”

（《周礼·地官·质人》）所谓“大市以质”之“大”者，指包括了乳齿没脱去、恒齿没长出的幼年奴婢，和已长出牙齿的马牛以上的买卖。马牛未出牙之前进行交易，列入“小市”范围，与兵器、珍异一类买卖相同，用短券，称为“剂”。大小的不同，以示交易物之贵重有别。通过订立质剂，表达结信的态度，并防止纠纷的产生从而减少诉讼的发生。质剂一经产生，即对当事人具有很强的约束力，具有法律效力。一旦争讼发生，质剂是诉讼之必需依据。同一时期，借贷合同称为“傅别”、赠予合同称为“书契”，与质剂一样，均是契约的具体名称。

到了汉代，“质剂”等改称为“下手书”，郑玄指出：“质剂，谓两书一札而别之也。若今下手书，言保物要还矣。”（《周礼注疏·司市》）意指所订契约、合同，当事人需亲笔签名认同。及至魏晋，民间契约上普遍的表示词句：“民有私要，要行二主，各自署名为信。”例如，《高昌义和三年（616年）汜马儿夏田券》云：

义和三年丙子岁润（闰）五月十九日，汜马儿从无艮跋子
边夏旧业部田叁拾亩，亩与夏价禾伍□……
内上（偿）禾使毕，依官斛斗中取。禾使毕干净好，若不干净□，
听向风常取。祖（租）殊（输）伯（百）役，仰田主了；渠破水谪，仰
耕田人了。风虫贼破，随大匕列（例）。二主和同立卷（券），卷成□□
各不得返悔，悔者一罚二入不悔者。民有私要，要行□□，
各自署名为信。

倩书张相熹

时见冯众德①

作为历史的传承，下手书到了唐代，名称又有了变化。大学士贾公彦在《周礼注疏·司市》中，针对“下手书”明确指出：“郑云‘若今下手书’者，汉时下手书，即今之画指券，与古质剂同也。”

名称的变化反映了形式与方法的变革。唐时的“画指券”是在前代“各自署名为信”的契约合同签署方式上，增加了当事人的指纹捺印，此方法即被概括为“两和立契，按指为信”。

按指为信的方法产生于隋末唐初，大概是我国先民已认识到了指纹的个体识别功能，并将它广泛地应用于各种私契（包括买卖、租赁、借贷、抵押、雇工）的订立上，以及

---

① 国家文物局古文献研究室，等．吐鲁番出土文书（第四册）［M］．北京：文物出版社，1983：177.

遗嘱、婚姻、结社、领物等文书上。最早的实物是出土于吐鲁番《高昌延寿四年（627）参军汜显祐遗言文书》和《高昌延寿九年（公元六三二年）曹质汉、海富合夏麦田券》。

《高昌延寿四年（627）参军汜显祐遗言文书》内容：

（一）

延寿四年丁亥岁，闰四月八日，参军显祐身平生在

时作夷（遗）言文书。石宕渠蒲桃（葡萄）壹园与夷（姨）母。东北放（坊）中城里舍壹□

区与俗人女欢资。作人致得与口（师）□……

婆受壹，合子壹，与女孙□（阿）□……

壹具，阿夷（姨）出官（棺）中依常（衣裳）壹□（具）。□……

阿夷（姨）得蒲桃（葡萄）壹园，生死尽自得用。□……

师女，阿夷（姨）尽身命，得舍用柱（住）。若不舍中柱（住），不得赁舍与余。舍要得壹

坚（间）。阿夷（姨）身不出，养生用具是阿夷（姨）勿（物）。若阿夷（姨）出趣余人去，养生用具□（尽）

□□□（夷、遗）言文书同有贰本，壹本在夷（姨）母边，壹本在俗人女、师女贰人边。

□（作）□（夷、遗）□（言）□（文）□（书）□……

（后缺）

（二）

（前缺）

（注：一～三行上方空白处有朱色右手掌印纹）

民部

是汜显祐存在时守（于）口

卷（券）

（三）

（前缺）

（注：一、二行上方有朱色右手掌印纹的左半部）

临坐　□□（祠主）

左亲侍左右员延伯[①]

汜显祐在文书末尾押署处力郑重地押有两枚红色右手掌印，表明此券得到其本人的认可，具有法律效力。

《高昌延寿九年（公元六三二年）曹质汉、海富合夏麦田券》内容：

□□□年壬辰岁十一月廿二日，曹质汉、張参军作人海富贰人从□□

□边夏石无南奇部麦田拾叁亩，要迳（经）伍孰（熟）年。年到七月□□

□□麦贰斛使毕，淨好，若不淨好，听自常取。夏价依官斛中取。□

□□手下宕取田中伍亩□……張奋武。田中租殊（输）伯（佰）役，□□□

□；渠破水讁，仰耕田□……不得脱取，田中要否□□

□若脱田取時，罚□……立卷（券），卷成之后，各不得返

□□者一罚二入不悔者。□……□名为信。

□……指节为明（指节纹押）

□……指节为明（指节纹押）

海□（富）

□……指节为明（指节纹押）

□……指节为明（指节纹押）[②]

按指为信的方法很好地适应了不会文字者、不同文字与语言者订立契约时，表示诚信形式如何得到共同认可的难题，既便捷又形象，有效地解决了防止署名伪造和方便辨别的问题。

如回鹘文《窝格伦赤·海牙归还葡萄园契》：

马年腊月初十，我窝格伦赤·

海牙要给依赫狄赫一件返还文书。

由于该葡萄园已满满四年，

我收得三十七个棉布后，

就把葡萄园归还（依赫狄赫），该棉布是两

捆棉布。证人：塔普迷失；证人：柯孜根。这个手印

是我窝格伦赤·海牙的。我雅达哈书写了（该文书）。[③]

---

① 国家文物局古文献研究室，等．吐鲁番出土文书（第五册）［M］．北京：文物出版社，1983：70－71.

② 国家文物局古文献研究室，等．吐鲁番出土文书（第五册）［M］．北京：文物出版社，1983：240－241.

③ 李经纬．吐鲁番回鹘文社会经济文书研究［M］．乌鲁木齐：新疆人民出版社，1996.

外籍当事人郑重地在自己的手印下做了注明“这个手印是我窝格伦赤·海牙的”。

又如《唐西州高昌县赵怀愿买舍券》：

□……日，赵怀愿从田刘通息阿丰边买东西

□……舍贰区，即交与买价银钱拾文。钱即毕，舍即付。舍容

□……天，下至黄泉，舍中伏藏、役使，即日尽随舍行。舍东共

□举寺分垣，南共赵怀满分垣，西诣道，北诣道。舍肆在之内，长不

还，短不促（足）；车行人道依旧。□……

了。贰主和同立券，券成之后，各□□□，悔者壹罚贰入

□悔者。民有私要，要行□□署名为信。（指节纹押）

以息阿丰手不解书

以至（指）节为明

倩书 张武□

时见 刘德□

临坐 □□□

（下残）[①]

上述契约订立者，当事人以息阿丰（胡人）不识汉文，不会写字（手不解书），因此只得在契约上画上自己的指节，并请倩书人作补记，说明手不解书是导致用手印代替签名的客观原因之一。

按指为信将指纹与契约、与个体识别紧密地联系在了一起，成为我国隋唐时代诚信制度的经典形式。中华指纹技术的发明与应用，正是从此开始，迈出了实质性的关键一步。使之成为早于火药、指南针的伟大发明，同时为丝绸之路的商业保障制度增添了新奇的生物学手段，当年就受到来华外商的高度赞赏，并大力向世界传播。

阿拉伯商人索拉曼（Solaiman）在公元 851 年（唐大中年间）写的《大唐风情》一书中写道：“此地，无论谁向人借钱，都要立借票，借债人须用中指和食指在借票上并排捺印。如果是双方签订契约，那么指纹就印在两纸骑缝处，恰如符木相偶。”

唐代的画指券于 20 世纪出土于丝绸之路上的重要绎站——我国的吐鲁番、敦煌等地。目前仅《吐鲁番出土文书》《敦煌出土文书》中确定的唐代画指券多达近百件。它以实物证明，“两和立契，按指为信”这一古老的中华商业智慧，体现的是参与双方乃至多方的

① 国家文物局古文献研究室，等．吐鲁番出土文书（第四册）［M］．北京：文物出版社，1983：145.

共商与共享。当年曾深刻地影响着丝绸之路的各国客商，这种财经秘诀曾维护着丝绸之路上的跨国贸易正常健康地进行，今天则仍是指导妥善处理国与国、民族与民族之间矛盾的好方法。事实上，当我们今天回顾这段历史可以发现，丝绸之路起始于商品交换，而商品交换的背后是文化交融，它始终是一条物质与文明相结合的交流之路、共赢之路。

1000 年过后，按指为信这一方法古树长青，东学西传到了欧洲，与近现代遗传学、生物学和统计学、档案学相结合，引起了世界警察的一场技术革命，指纹技术被誉为物证之首，万国通用。

21 世纪，指纹技术更与计算机、互联网和云技术珠联璧合，按指为信几乎成为所有凡需个体识别的事项最为经典之法，一带一路、合作共赢还要依靠它，中华的智慧永恒地闪耀着！

人类指纹学的应用研究现状及未来

周琴，刘晶，罗桐秀

（湘南学院）

摘　要：人类指纹的应用研究发展很快，从经典的公安刑侦领域、医学领域、体育人才选拔等的应用，发展到指纹识别技术和应用，取得了可喜的成就。但目前指纹学的研究和应用并不是终点，还有巨大的拓展和开发空间。

关键词：人类指纹学；指纹识别技术

我国皮纹学研究从唐代的指纹图案和指纹画押，到今天的皮纹系统研究应用和指纹识别技术的发展和应用，经过了1000多年的发展历程。最近几年皮纹学研究与应用发展迅速，尤其是指纹识别技术的开发和应用发展之快，令人欣慰。但目前指纹学的研究和应用并不是终点，还有巨大的拓展和开发空间，尤其是指纹识别技术的开发和应用。本文简述人类指纹的应用研究现状和未来，供大家参考。

一、人类指纹学的应用现状

人类指纹学是人类皮纹学的一部分（一个分枝），在应用研究方面取得了显著成就，尤其是指纹识别技术的应用效果和应用范围取得突破性进展。

（一）主要应用领域及现状

1. 公安刑侦领域

公安刑警运用指纹取证历史悠久。指纹识别技术在公安刑侦领域应用也较早，目前，国内很多基层派出所都已经安装了滚动式指纹识别仪作为破案的有效科技工具。在枪支管理上，常州市警方在全国率先开始运作指纹比对、快速开启枪柜取用枪弹系统。而且把相关领导指纹采集核定为A类，持有《公务用枪持枪证》民警核定为B类，采用AA、AB的组合方式才能开启指纹枪柜。

2. 医学领域

临床医学常见不少疾病有皮肤纹理异常，这些疾病的病因之一是遗传因素。遗传物质改变引起的遗传病特别是染色病伴随皮纹（包括指纹）改变，皮纹检测作为疾病辅助诊断，已得到广泛应用。

3. 教育领域

以翟桂鋆教授为核心的北京市东方科奥人类智力潜能研究所通过生理多元智力测量，精确推测估量孩子潜质和优选发展方向，有利于指导孩子的成长。在这方面做了大量卓越的工作，影响越来越广，成果显著。此项目研究和应用通过国家科技成果鉴定和国家级认证。翟教授获教育创新杰出贡献奖。这是值得庆贺的。

指纹学还在体育人才选拔等行业得到广泛的应用。

（二）指纹识别技术及应用的不断扩展

1. 指纹识别技术的发展

由于指纹具有终身不变性、唯一性和方便性，可谓是生物特征识别的代名词。主要体现在指纹的细节特征点。指纹的细节特征点是指纹线的起点、终点、结合点和分叉点等微小特征。

指纹识别研究者研究出指纹识别系统。指纹识别是通过指纹识别系统直接比较不同指纹的细节特征点，用指纹识别系统获取、处理，并提取指纹图像和比较，展现可观察的个体指纹特征。

指纹识别技术经历三大发展阶段：

第一代指纹识别系统——光学指纹识别系统。光学指纹采集器是最早的指纹采集器，利用光学照相和反射工作原理的指纹传感器，可采集到指纹不同明暗程度的图片信息。由于光不能穿透皮肤表层（死性皮肤层），所以只能够扫描手指皮肤的表面，但不能深入真皮层。识别的效果受到手指表面干净程度（如灰尘、戴指纹手模）的影响。

第二代指纹识别系统——电容式传感器。通过指纹的凹凸来形成指纹图像的，所以也受脏手指、湿手指等因素的影响，使手指纹识别率低。

第三代指纹识别系统——生物射频指纹识别技术。射频传感器技术是通过传感器本身发射出微量射频信号，穿透手指的表皮层去控测里层真皮层的纹路，来获得最佳的指纹图像。因此避免对干手指、汗手指、脏手指等的困扰，防伪指纹能力强，是目前最好的指纹识别技术。

主要技术路线：指纹图像获取—指纹分类（三大类)—指纹特征提取（指纹的细节特

征点)—指纹匹配—指纹结果的判断。

2. 指纹识别技术的应用

指纹识别技术的应用发展之快，应用不断扩大，是令老一辈皮纹研究者想象不到的。现在指纹识别技术应用已经扩大到很多行业。公安刑警应用指纹识别技术判案；工厂、机关单位办公用指纹识别考勤；防盗指纹智能锁；通信指纹智能手机；笔记本电脑、汽车、银行支付；在数字图书馆，在校园安全保障中等都在一定程度上应用指纹识别的技术。

二、人类指纹学应用研究的未来——拓展和开发

（一）指纹学应用的拓展

生物皮纹学基础研究成果给其他行业带来福音，指纹基础研究为指纹识别技术奠定坚实基础，指纹识别技术又给多行业带来不可估量的发展机遇和前景，也取得了不可否认的成果。好的成果、好的技术和方法就应该推广。但目前指纹识别技术的应用范围还是不够广，都有很大的拓展空间。例如：

①防盗门生产商生产每扇门都装指纹智能锁，家家户户使用，各工厂单位使用，小偷还能上哪家。

②汽车制造商给每辆汽车都装指纹智能锁，盗车贼也就没有了。

③电脑开机密码改成指纹密码。

④指纹识别技术在公安刑侦领域将会得到更广泛的应用，不单是解决犯罪分子身份确认的问题，同时也可将这项技术拓展到公安、武警、军队内部保密等管理系统中。

（二）未来指纹识别技术的进一步开发

指纹识别技术除了在上述提到相关领域的应用拓展外，还可在各领域开发新的应用技术，而且有非常大的开发空间和不可估量的开发前景。笔者认为未来在以下几方面进行指纹识别技术的开发和应用，很有价值。

1. 开发指纹识别身份证取代现有身份证

使用现有身份证常出现下列问题：①现实生活中有人用假身份证，借用身份证（兄弟姐妹相像的），用于代考、注册公司、交易等非法行为。②有人网上买了高铁火车票，到了高铁站发现忘记带身份证，取不了火车票，进不了站，急得像热锅上的蚂蚁。③银行开户、许多交易、住宿宾馆、乘坐飞机、外出办事，等等，处处要身份证，可能有不少人曾有过忘记带身份证的尴尬和不快吧，如果身份证遗失就更麻烦了。

如换成指纹识别身份证只要手指就行了，上述问题都解决了，还有什么愁的呢。

2. 开发指纹识别银行卡取代现有银行卡

大家知道银行卡比存折方便多了，但也存在许多问题。例如：①有人在取款机上方安装摄像头盗取密码取走你的钱。②也有熟人记住你的密码，偷走你的银行卡取走钱的。③常有报道银行账户的钱不翼而飞的现象。④还有去银行取钱忘记密码，特别老年人常有发生。忘记密码连输 3 次密码，提示“你的密码不对”，取不了钱，急得满头大汗，还生怕人家误认为是捡的或盗取别人的银行卡，像做贼一样。⑤还有取款机吞掉银行卡的现象。据报道有一酒醉男子，因取款机吞掉他的银行卡取不了钱，一气之下把取款机屏幕砸了，被拘留 15 天。

如果开发出指纹识别银行卡，那就与上述种种烦恼说声“拜拜”。

3. 开发用指纹信息识别进行网上追捕通缉犯

公安战线用指纹和指纹识别技术办案已有很久的历史，但还有广阔的开发空间。例如，现在网上追捕通缉犯，主要是罪犯使用身份证乘坐火车、飞机、去银行取钱、住宿宾馆时被抓捕，如果罪犯总不出来或用假身份证就抓不到了。如果同时采用指纹识别技术抓捕，抓捕率就大为提高，因为罪犯总要用手干很多事。

4. 指纹信息与 DNA 信息相互融合

开发一种疾病预测系统，提早诊断、预防和治疗疾病。

5. 军事目标打击方面

开发应用指纹识别技术有更广泛的空间。将来的机枪、导弹可以对准有相应指纹目标的人打，提高射中率。

将来广泛应用指纹识别技术也许会出现：盗贼无入手处，侵我者必死，一手走天下，四海乃我家。

总之，皮纹学研究在一代一代专家学者的努力下研究一步步走向深入，不断完善，取得了丰硕成果，其研究成果已被广泛应用。如果有人还用算命先生那套封建迷信来说事，那只是井底之蛙，没见识。未来皮纹学（特别是指纹识别技术）的研究重点是技术开发和应用，其研究还有巨大拓展和开发空间。中青年皮纹研究者思维灵敏、想象丰富、知识基础雄厚、实干能力强，坚信通过大家的努力，皮纹学研究领域一定会迎来更加灿烂辉煌的明天。

参考文献

[1] 顾陈磊，刘宇航，聂泽东，等．指纹识别技术发展现状［J］．中国生物医学工程学报，2017，4：

471 – 480.
[2] 李华. 指纹识别技术在数字图书馆中的应用 [J]. 图书馆论坛, 2005, 25 (3): 92 – 93.
[3] 陈德裕, 朱学芳. 指纹图像识别技术在校园安全保障系统中的应用 [J]. 情报杂志, 2004, 12: 73 – 75.

皮纹与气质类型的相关研究

花兆合，刘再群，李晋，周燕，肖玲，张悦文，潘阳

（安徽师范大学生命科学学院）

摘　要：目的：探讨手纹与气质类型的关系，拓宽皮纹学的研究范围。方法：在知情同意原则的基础上，采集596例汉族大学生手纹样本，体视显微镜下鉴定和计数，EPQ测量表测定神经类型。结果：在气质类型分布中，混合型及各亚型在人群中分布最广。气质类型与指纹类型、指纹组合、TFRC、指纹指数、atd角、tPD、a-b RC等关系密切。结论：气质类型与手纹特征存在某种相关性，这些皮纹特征为气质分类提供参考指标。

关键词：皮纹学；手纹；气质类型；EPQ

皮纹学是研究皮纹结构、发育、遗传、群体分布及其应用的科学[1]。皮纹的形成是由遗传物质决定的[2]，同时也受环境因素的影响[3]，例如，胚胎期间睾丸激素水平[4]、掌趾垫形状[5]和出生前母体环境[6]等诸多因素都影响皮纹的发育。气质是心理活动的动态特征，在一个人身上的表现是相对稳定的[7]。作为体质特征的皮纹和心理特征的气质之间的相互关系仅见零星报道[8]。为此，我们分析了各气质类型的皮纹特征，为皮纹学的深入研究提供参考指标。

一、材料与方法

1. 测试对象

为安徽师范大学在校理科生596名，其中男生362名，女生234名，年龄在18~24岁，均为表型正常的汉族健康个体。由于个别气质类型人数较少，指纹类型和指嵴纹计数未分性别统计。

2. 皮纹采集、鉴定方法和数据处理

茚三酮－味精法采集手纹，体视显微镜下鉴定计数[9]。调查数据使用SPSS 15.0软件

进行统计分析。

3. 气质类型测定

根据龚耀先主持制定的《EPQ 气质量表》[10] 测量被试者的气质类型。

二、结　果

1. 气质类型分类

在 596 例中，混合型（为多种气质类型的混合型）186 人，多血 – 胆汁质（以下简称“多 – 胆质”）72 人，多血 – 黏液质（以下简称“多 – 黏质”）66 人，胆汁 – 抑郁质（以下简称“胆 – 抑质”）110 人，黏液 – 抑郁质（以下简称“黏 – 抑质”）30 人，抑郁质 48 人，胆汁质 30 人，多血质 30 人，黏液质 24 人。与大连测定的气质类型和各气质人数比例[11] 基本一致。

2. 指纹

（1）不同气质类型的指纹频率（表 1）

指纹类型按斗（W）、尺箕（Lu）、桡箕（Lr）和弓（A）四类统计。

表 1　各气质类型的指纹类型频率及 TFRC

气质类型	指纹类型频率（%）				指嵴纹总数
（人数）	W	Lu	Lr	A	（TFRC）
混合型（186）	47.53（884）	47.26（879）	1.18（22）	4.03（75）	133.41 ± 59.19
多 – 胆质（72）	49.31（355）	38.06（274）	1.25（9）	11.39（82）	140.92 ± 44.03
多 – 黏质（66）	40.91（270）	52.58（347）	1.97（13）	4.55（30）	136.85 ± 23.64
胆 – 抑质（110）	49.27（542）	45.27（498）	0.91（10）	4.55（50）	138.85 ± 48.95
黏 – 抑质（30）	50.67（152）	43.33（130）	2.33（7）	3.67（11）	137.36 ± 37.74
抑郁质（48）	37.50（180）	48.96（235）	1.04（5）	12.50（60）	115.75 ± 67.75
胆汁质（30）	31.00（93）	58.67（176）	2.67（8）	7.67（23）	94.72 ± 60.27
多血质（30）	48.33（145）	47.67（143）	2.33（7）	1.67（5）	137.20 ± 37.73
黏液质（24）	45.83（110）	50.83（122）	1.67（4）	1.67（4）	143.58 ± 42.33
合计（596）	45.82（2731）	47.05（2804）	1.43（85）	5.70（340）	133.13 ± 45.01

注：指纹类型括号内为手指数。

表 1 显示，W 以黏 – 抑质、多 – 胆质和胆 – 抑质较高，胆汁质最少；Lu 以胆汁质最高，多 – 黏质次之，多 – 胆质最少；A 以抑郁症和多 – 胆质最多；本样本 Lr 频率仅为 1.43%，以胆汁质、黏 – 抑质和多血质稍多。

（2）指嵴线计数（表1）

按常规，起止点不计数，箕斗（Ws）取大舍小，双箕斗（Wd）按中国皮纹协作组商定的方法，取三条连线上嵴线之和除以2[12]。各气质类型的总指纹计数（TFRC）亦见表1。TFRC以黏液质较高，胆汁质最少，其间差异显著（$P<0.01$），多－胆质、胆－抑质、多血质TFRC皆高于胆汁质的TFRC（$P<0.05$）。TFRC的多少与W和A有一定相关性，凡指纹类型中W多者，TFRC相对较多；A较多者，TFRC较少。各气质类型中，黏液质TFRC最高，胆汁质TFRC最低。从心理学方面分析，黏液质是内向型，胆汁质是外向型，这是否预示着内向型气质的人TFRC较高，而外向型气质的人TFRC较低？这也与胆汁质的W最少，L最多相一致，说明气质类型与TFRC间的关系值得进一步研究。

（3）左右对应手指的指纹组合（表2）

各类型合计观察频率的同型组合（A/A、L/L、W/W）比期望频率明显偏多；异型组合相对减少，仅A/L组合无明显差异。从左右对应手指指纹组合格局比较发现，在A/W组合，胆－抑质与其他类型有明显不同。从气质角度分析，胆－抑质的气质比较矛盾，胆－抑质即胆汁质与抑郁质的混合型。胆汁质在神经过程中属强而不平衡型，而抑郁质属弱型，这必然引起矛盾性格。胆－抑质在指纹组合格局上有其独特之处，A/W组合在胆－抑质中达3.27%，除黏－抑质仅1例外，其他气质类型均无。这说明指纹组合格局与指纹类型有密切关系。

表2　各气质类型的左右对应手指的指纹组合格局

气质类型	左右对应手指指纹组合格局（%）					
（对应手指数）	A/A	L/L	W/W	A/L	A/W	L/W
混合型（930）	1.29（12）	28.71（267）	30.54（284）	5.48（51）	0	33.98（316）
多－胆质（360）	8.05（29）	22.50（81）	35.83（129）	6.67（24）	0	6.94（97）
多－黏质（330）	3.64（12）	39.70（131）	26.97（89）	1.82（6）	0	27.88（92）
胆－抑质（550）	2.36（13）	22.91（126）	24.91（137）	1.09（6）	3.27（18）	45.45（250）
黏－抑质（150）	1.33（2）	27.33（41）	34.00（51）	4.00（6）	0.67（1）	32.67（49）
抑郁质（240）	10.00（24）	29.58（71）	19.58（47）	5.00（12）	0	35.83（86）
胆汁质（150）	0	38.67（58）	16.00（24）	15.33（23）	0	30.00（45）
多血质（150）	0	34.00（51）	34.00（51）	3.33（5）	0	28.67（43）
黏液质（120）	0	40.00（48）	35.00（42）	3.33（4）	0	21.67（26）
合计观察频率	3.09（92）	29.33（874）	28.67（854）	4.60（137）	0.64（19）	33.69（1004）
期望频率*	0.33	23.49	21.00	5.53	5.22	44.43

续表

气质类型（对应手指数）	左右对应手指指纹组合格局（%）					
	A/A	L/L	W/W	A/L	A/W	L/W
X^2 值	67.95	25.84	88.05	2.54	108.89	71.73
P 值	$P<0.01$	$P<0.01$	$P<0.01$	$P>0.05$	$P<0.01$	$P<0.01$

注：气质类型括号内为对应手指数。

*：按公式 $(f_A+f_L+f_W)^2$ 得期望频率，式中 f_A、f_L、f_W 分别是 A、L、W 的百分频率。

（4）指纹指数（表 3）

计数了斗箕指数（Furuhata's index，FI），弓斗指数（Dankmeije's index，DI）和花纹强度指数（Pattern intensity index，PII）。

表 3　各气质类型的指纹指数

指纹指数	指纹指数公式	混合型	多－胆质	多－黏质	胆－抑质	黏－抑质	抑郁质	胆汁质	多血质	黏液质
FI	W ÷ L × 100	98.12	125.44	75.00	106.69	110.97	75.00	50.54	96.66	87.30
DI	A ÷ W × 100	8.48	23.10	11.11	9.23	7.24	33.33	24.73	3.45	3.64
PII	（2W + L）÷ 100	14.35	13.79	13.64	14.47	14.70	12.50	12.34	14.67	14.42

在 FI 上，胆汁质最低，多－胆质最高；在 DI，多血质、黏液质较低，抑郁质最高；在 PII，胆汁质和抑郁质较低，而黏－抑质、多血质等类型稍高。说明不同气质类型的指纹指数有特定差异。

3. 掌纹测量值

测量了掌部 atd 角、t 距比（tPD）、指根三叉 a、b 间的计数（a-b RC）。

（1）atd 角和 tPD（表 4）

各气质类型中抑郁质的 atd 角最大，混合型较小，二者之间差异显著（$P<0.01$），抑郁质与黏－抑质之间 $P<0.05$；tPD 以胆汁质最小，多－胆质和胆－抑质较大，二者差异显著（$P<0.01$）；其他各型之间无统计学差异。

（2）a-b RC（表 5）

a-b RC 中以黏－抑质最大，以多血质和抑郁症较小。黏－抑质和多血质差异显著（$P<0.01$），其他各类型间无统计学差异。

表4　各气质类型的 atd 角和 tPD 均值

气质类型	atd 角			tPD		
	男 M（手数）	女 F（手数）	合计 M + F（手数）	男 M（手数）	女 F（手数）	合计 M + F（手数）
混合型	36.41 ±8.98 (264)	39.28 ±3.34 (108)	37.24 ±7.88 (372)	15.43 ±5.37 (264)	15.61 ±4.47 (108)	15.48 ±5.12 (372)
多－胆质	41.92 ±4.40 (72)	38.92 ±12.69 (72)	40.39 ±9.54 (144)	19.31 ±9.28 (72)	16.43 ±5.42 (72)	17.87 ±7.68 (144)
多－黏质	38.75 ±5.54 (72)	42.60 ±2.85 (60)	40.50 ±4.89 (132)	16.42 ±4.15 (72)	16.00 ±2.53 (60)	16.23 ±3.49 (132)
胆－抑质	39.79 ±2.90 (140)	41.63 ±4.64 (80)	40.46 ±3.72 (220)	16.73 ±3.49 (140)	17.83 ±4.97 (80)	17.13 ±4.11 (220)
黏－抑质	37.67 ±3.93 (36)	39.25 ±3.93 (24)	38.30 ±3.94 (60)	15.62 ±5.15 (36)	17.28 ±5.74 (24)	16.28 ±5.36 (60)
抑郁质	42.63 ±2.93 (48)	44.50 ±7.24 (48)	43.56 ±5.55 (96)	15.46 ±3.90 (48)	17.73 ±3.31 (48)	16.59 ±3.75 (96)
胆汁质	41.33 ±4.33 (32)	38.33 ±1.29 (28)	39.70 ±3.57 (60)	14.00 ±3.86 (32)	12.64 ±2.31 (28)	13.37 ±3.25 (60)
多血质	40.33 ±4.63 (36)	40.00 ±4.75 (24)	40.20 ±4.60 (60)	12.00 ±5.82 (36)	16.67 ±6.46 (24)	15.87 ±6.41 (60)
黏液质	41.00 ±1.71 (24)	40.67 ±1.78 (24)	40.83 ±1.71 (48)	15.50 ±2.39 (24)	15.75 ±2.26 (24)	15.63 ±2.28 (48)

表5　各气质类型 a-b RC 均值

气质类型	男 M（手数）	女 F（手数）	合计 M + F（手数）
混合型	36.95 ±6.06 (264)	33.61 ±3.58 (108)	35.98 ±5.66 (372)
多－胆质	35.00 ±5.45 (72)	37.08 ±5.29 (72)	36.04 ±5.43 (144)
多－黏质	38.00 ±9.52 (72)	36.60 ±3.59 (60)	37.21 ±7.41 (132)
胆－抑质	39.64 ±4.89 (140)	35.03 ±4.27 (80)	37.96 ±5.16 (220)
黏－抑质	39.17 ±3.73 (36)	37.08 ±3.93 (24)	38.33 ±3.89 (60)
抑郁症	35.88 ±5.22 (48)	32.00 ±3.75 (48)	33.94 ±4.91 (96)
胆汁质	37.31 ±3.37 (32)	24.36 ±2.39 (28)	35.93 ±2.91 (60)
多血质	34.33 ±3.39 (36)	31.75 ±3.42 (24)	33.33 ±3.40 (60)
黏液质	36.67 ±3.42 (24)	37.00 ±3.92 (24)	36.83 ±3.67 (48)

三、讨　论

经卡方检验，不同气质类型间的指纹频率各不相同（表6）。

表6　指纹斗、箕、弓在9周气质类型36种的卡方检验结果

纹型	斗、箕、弓三型指纹在各气质类型间的两两比较								
斗	混合－多胆	混合－多黏**	混合－胆抑	混合－黏抑	混合－抑郁**	混合－胆汁**	混合－多血	混合－黏液	多胆－多黏**
	多胆－胆抑	多胆－黏抑	多胆－抑郁**	多胆－胆汁**	多胆－多血	多胆－黏液	多黏－胆抑**	多黏－黏抑**	多黏－抑郁
	多黏－胆汁**	多黏－多血*	多黏－黏液	胆抑－黏抑	胆抑－抑郁**	胆抑－胆汁**	胆抑－多血	胆抑－黏液	黏抑－抑郁**
	黏抑－胆汁**	黏抑－多血	黏抑－黏液	抑郁－胆汁*	抑郁－多血**	抑郁－黏液*	胆汁－多血**	胆汁－黏液**	多血－黏液
箕	混合－多胆**	混合－多黏**	混合－胆抑	混合－黏抑*	混合－抑郁	混合－胆汁**	混合－多血	混合－黏液	多胆－多黏**
	多胆－胆抑**	多胆－黏抑*	多胆－抑郁**	多胆－胆汁**	多胆－多血**	多胆－黏液**	多黏－胆抑**	多黏－黏抑**	多黏－抑郁**
	多黏－胆汁*	多黏－多血**	多黏－黏液	胆抑－黏抑	胆抑－抑郁	胆抑－胆汁**	胆抑－多血	胆抑－黏液*	黏抑－抑郁
	黏抑－胆汁**	黏抑－多血	黏抑－黏液	抑郁－胆汁**	抑郁－多血	抑郁－黏液	胆汁－多血**	胆汁－黏液*	多血－黏液
弓	混合－多胆**	混合－多黏	混合－胆抑	混合－黏抑	混合－抑郁**	混合－胆汁	混合－多血*	混合－黏液*	多胆－多黏**
	多胆－胆抑**	多胆－黏抑**	多胆－抑郁	多胆－胆汁*	多胆－多血**	多胆－黏液**	多黏－胆抑	多黏－黏抑	多黏－抑郁**
	多黏－胆汁*	多黏－多血*	多黏－黏液*	胆抑－黏抑	胆抑－抑郁**	胆抑－胆汁*	胆抑－多血*	胆抑－黏液*	黏抑－抑郁**
	黏抑－胆汁*	黏抑－多血	黏抑－黏液	抑郁－胆汁*	抑郁－多血**	抑郁－黏液**	胆汁－多血**	胆汁－黏液**	多血－黏液

注：**：$P<0.01$，*：$P<0.05$，无标号者：$P>0.05$。

在9种气质类型的36项两两比较中，斗形纹差异极显著（$P<0.01$）的有16项，显著（$P<0.05$）有3项；箕形纹中，$P<0.01$ 的17项，$P<0.05$ 的5项；弓形纹中，$P<0.01$ 有14项，$P<0.05$ 为11项。可见，各气质类型间的指纹类型是有较大差异的。

从左右对应手指指纹组合比较发现，在A/W组合，胆－抑质与其他类型有明显差异。从气质角度分析，胆－抑质即胆汁质与抑郁质的混合型。胆汁质在神经过程中属强而不平衡型，而抑郁质属弱型，这必然引起矛盾性格。胆－抑质在指纹组合格局上有其独特之处，A/W 组合达 3.27%，除黏－抑质 1 例外，其他气质类型均无。这说明指纹组合格局与指纹类型有密切关系。

胆汁质的 TFRC 最低，黏液质最高。从心理学角度分析，胆汁质是外向型气质，而黏液质是内向型气质。因此可以认为，内向型气质的人 TFRC 较高，而外向型气质的 TFRC 较低。这与指纹类型中外向型箕纹多，内向型斗纹多是相符的。

各气质的掌纹中计数资料（atd 角、tPD、a-b RC）之间的差异较指纹资料小。具体原因有待进一步研究。

四、结　论

气质类型与手纹特征存在某种相关性，这些皮纹特征为气质分类提供了参考指标。

致　谢

本样本的气质类型由安徽师范大学教育科学学院心理学系张履祥教授测定，在采样过程中，得到有关学院的大力支持，安徽师范大学的潘小茵、袁青、姜智彬等同学协助取样，一并致谢。

参考文献

[1] 花兆合，陈祖芬．皮纹探秘［M］．银川：宁夏人民出版社，2010.

[2] 李辉，卢大儒，金力．指间区纹的遗传学研究Ⅱ．指间区纹的镶嵌显性遗传［J］．人类学学报，2001，20（2）：144－150.

[3] ROSA P. Association between dermatoglyphics variation，topography and climate in Kenya［J］. Am J Phys Anthrop，1985，68（3）：395－408.

[4] PECHENKINA E A，BENFER JR R A，VERSHOUBSKAYA G G，et al. Genetics and environmental influence on the asymmetry of dermatoglyphic traits［J］. Am J phys Anthrop，2000，111（4）：531－543.

[5] SCHAUMANN B，ALTER M. Dermatoglyphics in medical disorders［M］. New York：Springer-Veris，1976.

[6] SORENSON－JAMISON C，MEIER R J，CAMPBELL B C. Dermatoglyphic asymmetry and testosterone levels in normal males［J］. Am J phys Anthrop，1993，90（2）：185－198.

[7] 张小乔．普通心理学应用教程［M］．北京：中国人民大学出版社，1988.

[8] 曹世民．手指纹与气质的关系研究［J］．中国优生与遗传杂志，2007，15（2）：122.

[9] 花兆合，彭玉文．皮纹采集和鉴定方法的改进［J］．生物系杂志，1987，（6）：17－19.

[10] 龚耀先．修订艾森克个性问卷手册［M］．长沙：湖南地图出版社，1992.

[11] 贾玉梅．大学生气质类型的调查与研究［J］．大连大学学报，2000，21（3）：72－74.

[12] 郭汉壁．人类皮纹学研究观察的标准项目［J］．遗传，1991，13（1）：38.

智力低下患者的手纹分析

花光合[1]，周伍[1]，杨超[1]，张贺京[1]，王媛[1]，李志红[2]，孙凯[3]

（1. 安徽师范大学生命科学学院；2. 安徽省立医院；3. 合肥市福利院）

摘　要： 本文对安徽合肥和芜湖地区284例（男145人，女139人）2～59岁智力低下患者的手纹进行了分析。结果表明，患者的皮纹参数与正常对照组有明显的统计学差异，其中尺箕、箕/箕组合、帐弓，皮纹密度、atd角、t距比、掌褶通贯型、悉尼型、过渡Ⅰ型和小指短小类型等项参数均高于对照组（$P<0.01$），而简斗、斗/斗组合、a-d RC、t-d RC低于对照组（$P<0.01$），a-b RC亦低于对照组（$P<0.05$）。这些皮纹参数可以作为智力低下患者的辅助诊断指标。

关键词： 皮纹学；智力；智力低下患者；汉族

皮纹和智力都是多基因遗传性状。Cummins和Holt等[1]早就注意到皮纹和智力的关系。以后Penrose[2]和Reed等[3]对先天愚型的皮纹进行过详细分析，黎屏周等[4]观察到低能儿的皮纹特征与正常人在整体上有所不同，但很多参数尚无统计资料。为此，我们分析了安徽合肥和芜湖地区智力低下患者的皮纹特征，旨在进一步探讨皮纹和智力水平之间的关系，为体质人类学研究和临床诊断提供基础参数。

一、材料和方法

（1）测试对象：被试者为合肥和芜湖地区智力低下患者284例（男145例，女139例），其中在5所特教学校接受特殊教育的弱智学生（feeble-minded pupil）175例（男93人，女82人），福利院丧失生活自理能力的智残者（intelligence deformity）109例（男52人，女57人）。本文将弱智学生和智残者合称智力低下患者（sufferer from hypophrenia）。全部受试者均为汉族，年龄为2～59岁，正常对照组皮纹资料引自安徽正常人群[5-7]。

（2）皮纹采集和鉴定方法：印泥法采集10指滚印指纹，酒瓶液印法采集掌纹，体视显微镜下鉴定计数[8]。

二、结果及分析

（1）各型指纹百分频率：指纹以3型6类统计。表1显示，智力低下患者的Lu、At频率高于正常对照组，均有极显著差异（$P<0.01$），而Ws则明显低于对照组[5]（$P<0.01$）。患者食指Lu明显增多，而无名指和小指则Lr明显上升。其中弱智学生除女性At明显高于对照组（$P<0.01$）外，其余均无明显差异；而智残者Ws、Lu和At均与对照组有明显差别（$P<0.01$）。

患者L/L组合比对照组[5]明显增高（$P<0.01$），而W/W组合则显著减少（$P<0.01$）。

（2）指嵴纹计数：指嵴纹计数（FRC）是计数指纹三叉点和中心点连线上的嵴纹数。按常规，起止点不计数。Ws取大值舍小值；Wd按中国皮纹协作组法[9]，取三线上嵴线之和除以2。10指相加即为指嵴纹总数（TFRC）。表2显示，智力低下患者TFRC与对照组[6]间无明显差（$P>0.05$），但男性智残者TFPC明显少于男性对照组（$P<0.01$）。

（3）atd角：患者atd角均值（表2）明显大于对照组[5]（$P<0.01$）。智残者均值大于弱智组。

（4）t距比：t距比（tPD）= t腕长/掌长×100。患者tPD均值（表2）高于对照组[5]（$P<0.01$）。

（5）掌嵴纹计数：掌嵴纹计数（PRC）是计数手掌各三叉点间的嵴线数，亦遵循起止点不计数的原则，表3显示，患者的a-d RC和t-d RC均小于对照组[6]（$P<0.01$），a-b RC亦小于对照组（$P<0.05$），b-c RC、c-d RC无明显差异（$P>0.05$）。其中弱智学生的a-b RC和a-d RC稍接近对照组。

（6）皮纹密度：皮纹密度是指单位长度上的掌嵴纹计数，用皮嵴纹数/长度（cm）表示[10]，智力低下患者的皮纹密度（表4）在a-b、a-d、t-d间均显著高于正常对照组（安师大科研资料）（$P<0.01$）。

（7）掌部真实花纹：表5显示，智力低下患者I_4区真实花纹频率明显低于正常人（$P<0.01$），而$I_{3\sim4}$区则明显高于正常对照组[5]（$P<0.01$）。

（8）掌褶类型：患者普通型（表6）明显小于对照组[5]（$P<0.01$），而通贯型、过渡Ⅰ型和悉尼型都明显高于对照组（$P<0.01$），仅过渡Ⅱ型无明显差异（$P>0.05$）。

（9）小指长度：正常人小指远端多数都到无名指远侧褶纹。患者小指长度正常者（表7）不到总数的1/4，多数患者小指短小。按盐野宽[11]的标准，其中1°（不到无名指远褶纹）和1.5°（不到无名指中节一半）者比例甚高。2°（只达无名指近侧褶纹）者还有2.39% 。小指内弯比例亦增多。

（10）先天愚型患者的皮纹特点：观察了5例先天愚型（Down's syndrome）患者的皮纹特征（表8），除1例左手中指为At外，皆为Lu，atd角大，小指短小，通贯手和拇趾球区为胫侧帐弓是其共同特征。

表1 各型指纹百分频率

性别	智力状况	人数	指纹类型					
			Ws	Wd	Lu	Lr	As	At
男	弱智学生	93	46.77	6.13	43.23	2.37	0.54	0.97
	智残者	52	40.00**	6.35	49.42**	2.12	1.54	0.58
	对照组[5]	796	49.26	6.19	40.23	2.69	1.11	0.53
女	弱智学生	82	41.46	4.27	46.34	3.05	1.71	3.17
	智残者	57	38.42**	4.74	52.81**	1.40	0.88	1.75**
	对照组[5]	604	44.69	4.90	45.99	2.28	1.67	0.48
	男女合计	284	42.32**	5.35	47.18**	2.32	1.13	1.69**
	对照组[5]	1400	47.29	5.64	42.71	2.51	1.36	0.50

注：与对照组比较，* $P<0.05$；** $P<0.01$。下同。

表2 不同智力状况皮纹特征

性别	智力状况	指嵴纹总数（TFRC）	atd角	t距比
男	弱智学生	140.35±39.19（93）	41.71±10.88（93）**	20.01±10.01（93）**
	智残者	123.67±47.04（52）**	45.47±9.86（52）**	21.04±10.03（52）**
	对照组	139.17±38.74（216）[6]	39.59±6.70（305）[7]	16.80±6.35（305）[7]
女	弱智学生	129.95±38.00（82）	43.68±6.24（82）**	20.02±8.07（82）**
	智残者	127.07±32.02（57）	48.28±7.67（57）**	20.09±8.05（57）**
	对照组	129.91±41.39（222）[6]	40.56±5.37（205）[7]	16.90±5.60（205）[7]

注：括号内为人数。

表3 掌嵴纹计数均值（$\bar{X} \pm SD$）

性别	智力状况	人数	掌嵴纹计数				
			a-b RC	b-c RC	c-d RC	a-d RC	t-d RC
男	弱智学生	93	37.27±5.74	25.79±6.56**	34.86±7.68	82.15±17.55	84.52±15.69**
	智残者	52	33.71±6.18**	27.00±5.55	31.04±7.07**	77.50±15.33**	83.80±13.78**
	对照组[6]	216	38.10±5.38	27.19±5.03	35.15±7.45	84.91±15.85	92.61±14.01
女	弱智学生	82	37.90±5.38	26.76±5.66	35.80±7.13*	82.31±18.74	83.61±18.34**
	智残者	57	37.85±5.03	26.39±4.81	35.05±7.09	78.54±16.47**	85.66±12.05**
	对照组[6]	222	37.03±5.86	26.28±5.24	34.42±6.77	82.73±14.93	90.01±12.85
男女合计		284	36.68±5.67*	26.48±5.86	34.19±7.47	80.13±17.38**	84.40±15.68**
对照组[6]		438	37.56±5.66	26.73±5.46	34.78±7.55	83.81±15.52	91.29±13.94

表4 皮纹密度均值（$\bar{X} \pm SD$）

性别	智力状况	人数	皮纹密度		
			a-b	a-d	t-d
男	弱智学生	93	18.87±3.12**	18.97±3.62**	15.43±2.61**
	智残者	52	17.85±3.25**	18.02±2.99**	16.21±3.40**
	对照组*	100	12.88±1.46	10.60±1.77	9.92±1.37
女	弱智学生	82	19.58±2.27**	18.46±3.65**	15.80±2.26**
	智残者	57	20.66±3.34**	18.33±4.44**	16.96±3.61**
	对照组*	100	14.15±2.07	11.44±2.01	10.12±1.37
男女合计		284	19.25±1.13**	18.54±4.01**	15.99±1.20**
对照组*		200	13.51±1.86	11.02±1.95	10.02±1.41

注：对照组取自安徽正常人群（安徽师范大学科研资料）。

表5 掌部真实花纹百分频率

性别	智力状况	人数	掌部分区					
			Th/I_1	I_2	I_3	I_4	$I_{3\sim4}$	Hy
男	弱智学生	93	4.80	0.54	18.28	56.99	11.83**	16.67
	智残者	52	9.62	0.96	10.58	56.73	11.54**	13.46
	对照组[7]	305	9.02	1.97	12.12	64.45	3.44	12.95

续表

性别	智力状况	人数	掌部分区					
			Th/I_1	I_2	I_3	I_4	$I_{3\sim4}$	Hy
女	弱智学生	82	2.44**	1.83	14.63	48.78**	9.76**	9.76
	智残者	57	7.02	0.88	14.04	44.74**	7.89*	12.28
	对照组[7]	205	9.76	0.49	14.15	68.09	2.68	12.20
男女合计		284	6.69	1.06	14.96	52.11**	10.39**	13.20
对照组[7]		510	9.31	1.37	13.53	65.88	3.14	12.61

表 6　各型掌褶百分频率

性别	智力状况	人数	普通型	过渡 I 型	过渡 II 型	通贯型	悉尼型
男	弱智学生	93	50.54**	12.37**	0.54	17.74**	18.82**
	智残者	52	33.65**	23.08**	0.96	27.88**	14.40**
	对照组[7]	305	87.21	4.10	0.49	6.72	1.48
女	弱智学生	82	60.98**	10.37**	0	15.24**	13.41**
	智残者	57	41.23**	19.30	0.88	28.95**	9.65
	对照组[7]	205	87.80	3.42	0.24	3.42	5.12
男女合计		284	48.59**	15.14**	0.53	21.13**	14.61**
对照组[7]		510	87.54	3.83	0.39	5.39	2.49

表 7　小指短小类型百分频率

性别	智力状况	人数	小指短小类型			
			正常	1°	1.5°	2°
男	弱智学生	93	23.12	47.31	28.49	1.08
	智残者	52	21.15	41.35	35.58	1.92
	合计	145	22.41	45.17	31.03	1.38
女	弱智学生	82	13.41	36.59	46.34	3.66
	智残者	57	29.82	26.32	36.60	5.26
	合计	139	20.14	32.37	43.17	4.32
男女合计		284	21.30	38.91	36.97	2.82

表 8 唐氏综合征的皮纹特征

样本		910203	910506	910510	93509	93516
性别		M	F	F	F	F
侧别		L/R	L/R	L/R	L/R	L/R
指纹类型	Ⅰ	Lu/Lu	Lu/Lu	Lu/Lu	Lu/Lu	Lu/Lu
	Ⅱ	Lu/Lu	Lu/Lu	Lu/Lu	Lu/Lu	Lu/Lu
	Ⅲ	Lu/Lu	Lu/Lu	At/Lu	Lu/Lu	Lu/Lu
	Ⅳ	Lu/Lu	Lu/Lu	Lu/Lu	Lu/Lu	Lu/Lu
	Ⅴ	Lu/Lu	Lu/Lu	Lu/Lu	Lu/Lu	Lu/Lu
atd 角		70°/84°	68°/40°	41°/49°	51°/51°	42°/60°
掌褶		通贯型/过渡Ⅰ型	过渡Ⅰ型/通贯型	通贯型/通贯型	通贯型/过渡Ⅰ型	过渡Ⅰ型/通贯型
小指短小类型		1.5°/1.5°	1.5°/1.5°	2.0°/2.0°	1.5°/1.5°	1.0°/1.0°
拇趾球区		胫弓/胫弓	胫弓/胫弓	胫弓/胫弓	未取	未取
备注		母高龄妊娠	小指单褶			小鱼际 Lu

三、讨　论

①患者指纹 L 和 L/L 组合频率明显增多，而 W 和 W/W 组合明显减少。与黎屏周[4]的结果（低能儿的指纹类型和指纹组合与正常对照组无明显差异）明显不同，值得进一步研究。

②掌纹中 atd 角、tPD、皮纹密度、掌褶通贯型、过渡Ⅰ型与悉尼型和小指短小率等参数明显增高，而 a-b RC、a-d RC 和 t-d RC 则明显减少。在多项皮纹指标中，对照组与弱智学生较接近，而与智残患者相差甚远。这与他们的智力发育水平有关，可见皮纹可作为智力低下患者的诊断指标之一。

③本样本智力低下患者皮纹各参数中，除掌褶各型和 t-d RC 与黎屏周等观察的一致外，指纹类型、指纹组合、FRC 和 atd 角等指标均与黎氏资料有显著差异。还有多数参数是本文首次报道。

④很多疾病都能引起智力发育障碍，导致智力低下，Southard 用脑力低弱病（hypophrenosis）统称这些智力薄弱者，包括白痴（idiocy）、痴愚（imbecility）、愚钝（moronity）和智力逊常（subnormality），但目前在我国尚无对这些疾病严格的诊断标准。仅从染色体水平，已知常染色体数目异常如 21 三体、18 三体、13 三体、8 三体嵌合体及染

色体结构异常如 4p-、18p-、19p-、18r 等都出现不同程度的智力低下。我们曾对一福利院 14 例患者作染色体分析，发现 21 三体 6 例（其中 5 例手纹较完整的皮纹特征见表 8），18 三体 1 例，4p- 1 例，还有 6 例无染色体异常，但已知有 1 例有产伤（比例统计时已删除），其他 5 例分娩过程不明。故为给临床诊断提供确切的皮纹学指标，尚需引入染色体分析和基因技术，并扩大样本量，深入探讨皮纹与智力发育之间的关系，总结出内在规律。

致　谢

本文取样时，承蒙合肥市红星小学、乐农小学、梅山路小学、芜湖市宁渊小学、弋矶山小学及合肥市福利院、芜湖市第一、第二福利院的大力支持。谢东、陈永根、吴秋云、王泽、武志华、王康国等老师协助取样，特此致谢。

参考文献

[1] SCHAUMANN B, ALTER M. Dermatoglyphics in medial disorders [M]. New York: Springer-Verlag, 1976: 146 - 172.

[2] PENROSE L S, LOESCH D. Comparative study of sole patterns in chromosomal abnormalities [J]. J Ment Defic Res, 1970, 14: 129.

[3] REED T E, BORGAONKAR J C, CONNEALLY P M, et al. Derma to glyphic nomogram for the diagnosis of Down's syndrome [J]. J Pediatr, 1970, 77: 1024.

[4] 黎屏周，宋永春，涂腊根，等. 低能儿童的皮纹学研究 [J]. 解剖学杂志，1990 (2): 154 - 158.

[5] 花兆合，张旭辉，马土华，等. 安徽汉族的手纹分析 [J]. 解剖学杂志，1988，11（增刊）: 12 - 13.

[6] 花兆合，周鹏，施立奎，等. 手嵴纹计数 [J]. 解剖学杂志，1988，11（增刊）: 14.

[7] 花兆合，夏殊蔓，胡惠玲，等. 安徽汉族手纹的调查分析 [J]. 安徽师范大学学报，1986 (2): 52 - 57.

[8] 花兆合，彭玉文，王丽萍. 皮纹采集和鉴定方法的改进 [J]. 生物学杂志，1987 (6): 17 - 19.

[9] 郭汉璧. 人类皮纹研究观察的标准项目 [J]. 遗传，1991，13 (1): 38.

[10] 吴乐斌. 皮纹密度的初步研究 [J]. 人类学学报，1909，9 (2): 130 - 138.

[11] 盐野宽. 皮肤纹理と临床应用 [M]. 东京：南山室，1983: 75 - 111.

皮纹与生理智力测量之三十一年研究

翟桂鋆[1]，梅建[2]，马缃锟[1]

（1. 北京市东方科奥人类智力潜能研究所；2. 中国儿童中心科研处）

摘　要：皮纹和基因、脑结构有着精确的对应关系，且为多基因遗传，在多基因中有一主导基因在起决定作用。对皮纹与智力的关系进行了30多年研究，测量取样60 000多人。只要识译皮纹智力遗传密码，代入皮纹智力参数公式就可计算出智力高低、智力类型、艺术及体育天赋、性格特长和最佳学习方式等。智力的密码已在皮纹生物识别层面被破译。物理和生理性测量智力的方法已研究成功。并且已可初步进行智力遗传规律的分析。

关键词：皮纹与智力；生理智力测量；智力的遗传分析

如何测量人的智力，在国际上仍然是一个尚未彻底解决的课题。虽然传统的心理学智商测试可以测试智力，但由于其浓厚的文化背景，故信度和效度一直被科学界所质疑。

1988 年起我们开始研究皮纹与智力的关系，经 30 多年探索，初步研究成功了智力的皮纹生物识别多元测量。

一、资料与方法

1. 研究思路

遗传学揭示：人的疾病与智力等生命诸现象都是由基因决定的。DNA 测序已完成，待功能基因全部破译之后，测定智力将会十分容易。能否提前破译人类智力密码？我们认为皮纹是人类基因和人脑结构的外部显现。研究皮纹就等于研究基因和脑结构，也就等于是研究智力。只要深入研究之，就能提前破译人类智力的密码。在“有诸内必形诸外”传统中医理论和现代全息理论及现代遗传学、心理学和教育学的指导下，研究出了生物识别多元智力测量的皮纹参数公式。

2. 技术说明

（1）智力皮纹参数公式

$ZL = (n° - X) + (An + Bn + SBn + Qn + fm + \cdots) + (HFn + Fn + F^2n) + Jn - 2 + Wn - 2 + (-Mn) + Zjn + Zjbn + Zjqn + Tzjbn + \cdots$　公式中：ZL：智力指数，表示智力高低；$n° - X$：atd 角，表示思维反应的快慢；X：表示不足 10 岁者要减去相应的修正值；$(An + Bn + SBn + Qn + \cdots)$：从指纹提取的智力类型参数；$(HFn + Fn + F^2n)$：从掌纹提取的智力类型参数；$Jn$：记忆力参数；$Wn$：悟性及创造力参数；$-Mn$：指末节褶处提取的参数；$Zjn$：指尖纹嵴数参数；$Zjbn$：指基部区纹参数；$Zjqn$：指间区纹参数；$Tzjbn$：3、4、7、8 号指基部区纹参数。

（2）智力皮纹参数值

A：抽象思维值。若 A 值占主导，数学优秀，语文良好。

B：形象思维值。若 B 值占主导，语文优秀或良好，数学中等或中等以下。

F：抽象思维值。一般为第二等的数学成绩。

f：智力障碍值。又称为智力优秀值，也可称抽象思维限定值。这是一个矛盾辩证统一的典型现象。不论其值大小，对智力的影响都非常严重，其具体表现：一是抽象思维即数学成绩受到严重影响，数学成绩一般都在中等以下。而语文成绩一般在优秀。二是抽象思维和形象思维即数学、语文成绩皆受到严重影响，两门成绩一般都在中等以下。大部分有 f 值者，小学至初中一年级数学、语文成绩皆为优秀。但初中二年级后，数学成绩将受到影响，一般成绩在中等以下。有 f 值者数学成绩受到影响的可能性在 95% 以上。小学阶段就受影响的约占 10%，80% 将在初中二年级后受到影响，还有 5% 在高中二年级时才受到影响。

Z、SB、f'、α、λ、Q' 皆为 f 值的一种。

Q：综合思维值，也可叫智力最高值。Q 值占主导者，数学、语文成绩可达非常优秀。但其后代易变异，往往呈 Q'、fQ 或 f 值，这就解答了为什么有的父母智力特高，子女智力却一般的问题。

fm：f 值的一种。一般在初中三年级甚至高中二年级后数学才受影响。因 fm 值影响数学较晚，故易造成部分 fm 值者的错觉，误认为自己数学好，往往选择理工科而影响学业。即本应考取本科或重点大学，但因选择失误往往只能考取大专或三、四流大学。有的则高考失败。fm 值遗传原因是其父母双方有一方为数学特好，而另一方则是数学不好、语文优秀。也有隔代遗传的可能。

（3）智力高低分类标准

141 以上，非常优秀；137 至 140，优秀上；130 至 136，优秀中；120 至 129，优秀下；110 至 119，中上（聪明）；90 至 109，中等（比较聪明）；90 以下，迟钝。为区分个体不同的智力类型，对语言形象思维占优势而数学抽象思维为劣势者，用 $N^{+B(文)}_{-A(理)}$ 或 $N^{+B(文)}$ 来表示。例如，以 $132^{+15B(文)}_{-15A(理)}$ 或 $122^{+15B(文)}$ 的数学式来表示被测者智力类型之优劣势。

智力高低指数和智商高低指数绝对值相似，但含义完全不同。

智力是衡量个体聪明的程度，是认识、适应、改造外部客观环境的潜能，即学习的潜能。用 ZL（“智力”汉语拼音缩写）来表示。

（4）智力（思维）型分类

数学抽象思维型，适合于向理工科发展。据初步研究统计，此型约占人群总数的 25%。语言形象思维型者文科成绩优异，数学成绩一般，适合于向人文学科发展，此型约占人群总数的 50%。综合思维型者数学、语文成绩平衡发展，此型约占人群总数的 25%。在智力（思维）类型上，没有优劣之分。只是语言形象思维占优势者适于学习人文学科并从事相应的工作，数学抽象思维占优势者适于学习理工科并从事相应的工作。智力类型的皮纹参数的定位比较复杂，主要由指尖纹与掌纹相结合而判断，智力类型参数对智力的影响比较大。

（5）反应力

反应力就是思维反应的快慢，其主要是由 atd 角决定。以前有研究者认为 atd 角就决定智力的高低，这不甚全面。本研究认为 atd 角仅仅是智力的一个重要因素即思维的反应灵敏度。我们把标准定在小于 41°给智力加分，大于 41°减分。atd 角 10 岁左右趋于稳定，小于 10 岁的，要与年龄相减。例如，被测者 5 岁，现测 atd 角为 42°，实为：atd 角 = 42° -（10° -5°）=37°。个别人则可能会稍大于或小于这个数值。

（6）悟性与创造力

悟性和创造力对智力高低的影响很大。悟性与创造力的参数定位，主要由指间区纹的对称性和其真实性花纹决定。

（7）记忆力

记忆力参数主要从掌纹提取，能测出记忆力是偏长期或是偏短期占优势。

3. 研究样本、抽取样本和数据处理

（1）研究样本

1988—1990 年，在武汉开始第一阶段研究。以武汉大学中文系和数学系为代表的人文学科和理工科学生群体为第一研究对象。以空军部队飞行员和一般军官、士兵为第二研究对象。

1990—1992 年，在郑州开始第二阶段研究。到郑州市各高中、初中、小学研究皮纹与智力及与学习成绩的关系。初期的 5 年时间，共测量研究 5000 多人，初步定位智力各种参数，建立了智力测量的参数公式。

1993—2001 年，先后在武汉、郑州、厦门、石家庄、广州、长沙、上海、天津、北京等 17 个地区研究测量取样 25 000 多人，取得了我国不同地区各民族的皮纹与智力关系的第一手资料，也使皮纹生物识别多元智力测量在全国范围内得到了严格的检验，同时也使各皮纹智力参数得到修正，得到更为准确的定位。

2001 年 5 月至 2006 年 6 月，在北京、香港、长春、锦州、大连、呼和浩特、淄博、张家界、忻州 9 个地区共研究取样 10 000 多人。

30 多年总共研究取样 60 000 多人，大部分为中小学生和幼儿，约 1/5 为成年人。

（2）抽取样本

2005 年 8 月至 12 月底，从测量过的 60 000 多份档案中随机抽取了 20 000 多份档案进行跟踪电话回访。邀请来京进行跟踪复测 57 人（幼儿、小学生跟踪复测组）；电话跟踪回访 448 人（幼儿、小学生跟踪电话回访组）；抽取 1391 个成年人的测量档案（成人现场测查组）。总样本为 1936 人。

（3）处理数据的统计学方法

采用 SPSS 10. 0 软件进行统计分析。

二、结　果

1. 复测信度

皮纹生物识别多元智力测量的结果重复性比较高，首测和复测的一致性与稳定性比较高，信度比较可靠。幼儿、小学生跟踪复测组的第一次智力高低测查、第一次智力类型、第一次遗传值等与复测的皮尔森相关系数比较高，分别为 0. 798、0. 725、0. 840 和 0. 381，有统计学意义。详见表 1。

表 1　幼儿、小学生跟踪复测组样本测试指标配对相关性检验

	样本数	相关系数	*P* 值
第一次智力测查和复查	57	0. 798	0. 000

续表

	样本数	相关系数	P 值
首测数学测查和复查	57	0.725	0.000
首测语文测查和复查	57	—	—
首测遗传值和复测	57	0.840	0.000
首测和复查符合程度	57	0.381	0.003

另对初测和复测情况有大样本的智力高低、智力类型、遗传值等做统计学检验，两次无统计学差异，详见表2。

表2　幼儿、小学生跟踪复测组初测与复测情况比较

人数	智力高低（ZL）Means ± SD	智力类型（数学）Means ± SD	智力类型（语文）Means ± SD	遗传值 Means ± SD	回访符合程度（高低、类型）Means ± SD
初测57人	138.26 ± 7.24	2.02 ± 0.52	2.04 ± 0.26	7.06 ± 7.72	1.89 ± 1.01
复测57人	137.40 ± 7.46	1.95 ± 0.48	2.00 ± 0.00	7.54 ± 7.77	2.09 ± 1.09
t 值	1.389	1.427	1.000	−0.818	−1.244
P 值	>0.05	>0.05	>0.05	>0.05	>0.05

2. 效度

皮纹生物识别多元智力测量对被测者所测定的智力高低、智力（思维）类型及所适合学习的最佳方向等指标都比较符合被测试者的真实情况，表明本测量有效性和准确性较高，即测量的效度比较高。

幼儿、小学生跟踪复测组智力高低与本人实际情况的符合程度相关系数为 −0.317，$P<0.016$；首测遗传值与首测智力，相关系数为 −0.349，$P<0.008$；复测遗传值与复测智力的相关系数为 −0.484，$P<0.01$；智力高低与智力类型与本人实际符合程度相关系数皆为 0.381，$P<0.003$。

幼儿、小学生电话回访组测定的智力高低与本人实际情况符合程度相关系数为 0.089，$P<0.024$；测试遗传值与智力相关系数为 −0.326，$P<0.01$；测量的智力类型（数学）与实际符合的相关系数为 0.293，$P<0.01$；测量的智力类型（语文）与实际符合相关系数为 0.108，$P<0.009$；测定的智力类型与本人实际情况符合程度相关系数为 0.995，$P<0.01$。

成人现场测查组测量智力高低与本人实际情况符合程度相关系数为 0.139，$P<0.01$；

测量智力类型与本人实际学习情况符合程度相关系数为 0.996，$P<0.01$；遗传值与智力高低相关系数为 0.108，$P<0.01$；智力与智力类型（数学）相关系数为 -0.294，$P<0.01$；智力与智力类型（语文）的相关系数为 0.083，$P<0.02$；测量遗传值与智力类型相关系数为 0.113，$P<0.01$。

三、讨 论

皮纹生物识别多元智力测量，完全消除了心理学智商测试过程中的文化因素和年龄限制，使人类智力的生理和物理性测量成为可能。有可能是在基因分子级层面能精确测定人的智力之前，较为简便、较为准确的一种智力测量。很有可能成为继“量表编制法”测试智力之后的新一代智力测量新方法。

本研究验证了智力的本质是生理学意义上的东西，是由遗传基因决定的。智力是个体的聪明程度，是学习的潜在能力，是认识、适应、改造外部客观环境的潜在能力。是由思维力、记忆力、反应力、悟性、创造力等智力诸因素组成的。先天遗传是智力的内因，是决定的因素；后天环境是外因，是开发智力潜能的重要条件；二者交互作用，缺一不可，但先天遗传是基础是前提，是先决条件。

智力 + 知识 = 智慧，智慧 + 努力 + 机遇 = 成功。

皮纹生物识别多元智力测量从人的手纹、指纹识译提取智力遗传数据，代入皮纹智力参数公式，可比较准确地计算出智力高低、智力类型、艺术体育天赋、性格特长和学习风格等多元智力潜能，对少年儿童选学艺术和体育提出参考建议，帮助指导中小学生充分发挥自己的学习优势，指导高中生正确选择文理科，帮助指导大学生和研究生选择自己最佳的攻读方向，有一定的指导意义和实用价值。

皮纹生物识别多元智力测量能较准确地鉴别出个体的智力差异及性格特质差异，可为学校和各企事业单位选择不同的人才提供较准确的鉴别方法。

本研究已初步建立了智力遗传分析模型，可准确地鉴别双胞胎是同卵或异卵。测出子女的智力，可大致计算出其父母的智力；测出父母的智力，亦可大致计算出其子女的智力。这点说明，作为 20 世纪焦点之一的智力遗传及其测量的问题，已被我们基本解决。这对于提高世界各国的“精子库”与“卵子库”的质量，做到真正地优生优育，提高人口的素质，有着一定的意义。

若和有兴趣的基因研究所合作，将有可能定位智力的诸基因：悟性创造力基因、数学基因、音乐基因、体育基因等。其学术价值和科学价值都将会比较大。

参考文献

[1] 爱德华·斯皮尔曼. 人的能力：它们的性质与度量［M］. 袁军，译. 杭州：浙江教育出版社，1999.
[2] 霍华德 加德纳. 多元智能［M］. 沈致隆，译. 北京：新华出版社，1999.
[3] 斯腾伯格. 成功智力［M］. 吴国宏，等译. 上海：华东师范大学出版社，1999.
[4] 张春兴. 现代心理学［M］. 上海：上海人民出版社，1994.
[5] 杜比宁. 人究竟是什么［M］. 李雅卿，等译. 北京：东方出版社，2000.
[6] 张厚灿. 心理学与教育统计学［M］. 北京：北京师范大学出版社，1993.
[7] 林崇德. 发展心理学［M］. 北京：人民教育出版社，1995.
[8] 林崇德，等. 智力研究的实验方法［M］. 杭州：浙江人民出版社，1996.
[9] 赵向欣. 中华指纹学［M］. 北京：群众出版社，1997.
[10] 李崇高，玉陇德，冶福云，等. 皮纹与疾病［M］. 北京：人民卫生出版社，1994.
[11] 张海国. 中国民族肤纹学［M］. 福州：福建科学技术出版社，2002.
[12] 吴越，等. 人类智力的奥秘［M］. 上海：上海文化出版社，1987.
[13] 杨焕明，等. 生命大解密［M］. 北京：中国青年出版社，2000.
[14] 姜晓辉，等. 智力全书［M］. 北京：中国城市出版社，1997.
[15] 张海国，等. 1040 例总指纹嵴纹数和 a-b 嵴线数正常值的测定［J］. 遗传学报，1982，9（3）：220－227.
[16] 李崇高，王京美. 630 例正常学龄儿童手的皮纹学观察［J］. 遗传，1979，1（4）：136.
[17] 张海国，等. 中国人肤纹研究Ⅰ. 汉族 102 项肤纹参数正常值的测定［J］. 遗传学报，1981，8（1）：27－35.
[18] 邵紫菀. 皮纹与运动员选材［J］. 人类学学报，1992（4）：369－374.
[19] 邵紫菀，董小卫，刁红，等. 优秀体操运动员双箕斗特征的分析研究［J］. 云南大学学报（自然科学版），1999，19（s3）：313－317.
[20] 陈兰英，等. 人类指掌纹皮纹嵴纹与智力发育的相关性研究［J］. 遗传，1999，21（3）.
[21] 郭平仲. 遗传学［M］. 北京：北京师范大学出版社，1988.
[22] 陈祖芬，等. 智力低下者掌、指（趾）皮纹的形态学研究［J］. 苏州医学院学报，1985（1）：29.
[23] 汤大钊. 智力与指纹检测模型［J］. 中国学校卫生，1990（4）：15－18.
[24] 全跃龙，刘忠华. 智力超常儿童的皮纹学分析［J］. 人类学学报，1995（1）：48－50.
[25] 邓紫云，赵其昆，田云芬. 藏猴（Macaca thibetana）皮纹研究［J］. 人类学学报，1993，12（3）：273－282.
[26] 郭汉壁. 人类皮纹学研究观察标准项目的要求［J］. 遗传，1991，13（1）：38.
[27] 颜文伟. 皮纹纹理与遗传. 国外医学（遗传分册）［J］. 1981，4（5）：267－274.
[28] 李辉，卢大儒，金力. 指间区纹的遗传学研究Ⅱ. 指间区纹的镶嵌显性遗传［J］. 人类学学报，2001，20（2）：144－150.

注释：

（1）本论文曾在《中国优生与遗传杂志》2006 年第 8 期、《生命科学》2009 年第 3 卷第 7 期发表。在中国第五届、第九届遗传学大会和中国遗传学会全国肤纹学研究协作组第八次论文研讨会上做学术报告，在中国首届皮纹学与认知能力相关研究研讨会与第一届、第二届中国皮纹科学大会做大会主题报告。

（2）本研究于 1992 年 10 月 4 日通过科技成果鉴定（豫科院成字 9212）。

（3）2006 年 4 月 15 日通过中国遗传学会、中国心理学会、中国医促会妇儿医疗保健专业委员会共同主持的国家级认证。

（4）2013 年 7 月 7 日，科技部科技促进会组织中国科技界专家领导对本研究进行了论证：

①对因材施教生涯规划与教育改革意义重大；

②呼吁纳入国家自然科学基金资助项目；

③认为此研究具有获诺贝尔奖的潜力。

（5）全国有 11 所中小学校为本测量提供使用测试准确率证明：

①中国人民大学附属中学（1999 年 9 月）；

②广州市培正中学（1995 年 3 月）；

③厦门市第一中学（1993 年 10 月）；

④河南省实验中学（1992 年 9 月）；

⑤河南省实验小学（1992 年 9 月）；

⑥郑州市第一中学（1992 年 9 月）；

⑦郑州市第八中学（1992 年 9 月）；

⑧郑州市第九中学（1992 年 9 月）；

⑨郑州市纬五路第一小学（1992 年 9 月）；

⑩郑州市纬五路第二小学（1992 年 9 月）；

⑪郑州市黄河路第一小学（1992 年 9 月）。

同卵双胞胎之皮纹遗传学研究

翟桂鋆[1,2]，马可晴[2]，万玧志[2]

（1. 武汉大学东方智力研究测试中心；2. 北京市东方科奥人类智力潜能研究所）

近代，人们把人类的指纹、手掌纹及趾纹、脚掌纹称为皮纹。把研究皮纹的学科称为皮纹学。

皮纹学有三大定律：一是因人而异的定律，全世界的人没有两个人的皮纹是一模一样的；二是终身不变的定律，一个人从出生到百岁时的皮纹、各种花纹模样终身不会改变；三是遗传的定律，家族与亲子之间的遗传性状非常明确。

对于皮纹的第一与第二条定律，作为常识已普遍为科学界与普通大众所认可。对于皮纹的第三条定律，虽然科学界已基本认同，但尚有最后的争议，对决定皮纹形态的遗传学机制之解释亦还不尽科学。特别是对同卵双胞胎的皮纹学与遗传学研究，更是引发了皮纹是不是遗传基因相对应之争议，皮纹学遇到了能否归属于遗传学范畴最后一道难关：遗传学研究已证明，同卵双胞胎的基因是一样的，但是同卵双胞胎的皮纹则不一样，如果说皮纹是由基因决定的，按理说同卵双胞胎的皮纹也是应该一样的。虽然遗传学家与皮纹学家给出了种种解释，但是一直没有一种令人信服的结论，皮纹学归属于遗传学的这道最后的难关一直没有被攻克。

北京市东方科奥人类智力潜能研究所从皮纹研究人类的认知能力已 31 年，调查研究取样已有 60 000 多例。从指纹、手掌纹、趾纹、脚掌纹识别皮纹遗传智力密码，加以不同权重代入皮纹遗传智力公式，即可计算出一个人的智力高低、思维类型、艺术体育天赋、潜能特长及性格特质等。我们在长期的研究测量中发现两个同卵双胞胎兄弟（姐妹）的智力是一模一样的。1994 年春在长沙调查取样研究时，在一个月内连续测量了十几对双胞胎。有的父母称自己的孩子经医学检查是“同卵双胞胎”，经我们检测后，皮纹遗传信息不一样，智力高低与思维类型不一样，我们下的结论：此非同卵双胞胎，而是异卵双胞胎。其父母再去医院染色体检查后，经再次确认其双生子真是“异卵双胞胎”。

当时我们对已测试的150多对双胞胎的资料进行系统分析研究后，有了一个惊喜的发现：同卵双胞胎的皮纹参数总值一样，只是同卵双胞胎的两个个体左右手（脚）互换了位置，即一个同卵双胞胎个体之左手（脚）皮纹参数形态与另一个同卵双胞胎之右手（脚）的皮纹参数与形态完全一样。

为什么会如此？这是因为同卵双胞胎共同来自于一个受精卵之分裂为二，即同卵双胞胎都是面对面的两个个体由同一个胎盘发育而成。

我们可以用任意一圆球状物体（意为一个受精卵），在两个相对应位置做标明记号示意为手，然后在标明的记号处用刀切开，两个半球面对我们而视，标明为手的标记即一个半球的左“手”正好是另一个半球的右“手”。

至此，阻碍皮纹学归属于遗传学的最后一道难题被破解了：同卵双胞胎的基因一样，同卵双胞胎的皮纹形态与各参数总值也完全一样，只是同卵双胞胎的两个体左右手（脚）互换了位置。

结论：

皮纹学的第三定律即遗传的定律，已确证无疑。

①认为皮纹是在母体子宫孕育期受到细菌感染而致皮纹形态不一样的，如西班牙巴塞罗那大学的研究结论，这个观点显然是不对的。

②有皮纹研究者认为是子宫孕育的环境及母亲在孕期的情绪等影响了皮纹的形态形成，这个观点也是不对的。

③应该说，精子与卵子结合的瞬间，基因排列组合已完成，皮纹的形态与各种参数值也就瞬间决定了，只待发育完成而呈现。

④皮纹（指纹、手掌纹、趾纹、脚纹）是基因的外部显现。皮纹是真正的人类DNA指纹图。基因决定人的皮纹。皮纹与基因有着精确的对应关系。研究皮纹就是研究基因。皮纹学完全可以归属于遗传学范畴。

⑤当前的遗传学家绝大都是在主攻DNA分子级的研究，这当然应该是现代遗传的主旋律与主攻方向。但是，现代遗传学家若能用十分之一或百分之一的人力物力来研究呈现在人类体表外的皮纹遗传密码——人类真正的DNA指纹图的话，我们认为很有可能短时间内就能极大地推进人类疾病、智力潜能、艺术体育天赋、性格特质、基因定位等。

几点推论与假设：

①应该同理可证：同卵三胞胎的基因一样，在三胞胎中应该有两个个体的左右手（脚）的皮纹形态与参数是完全一样的。

若有同卵四胞胎的话，同卵四胞胎基因是一样的，同卵四胞胎应该有两个一组的个体的左右手（脚）的皮纹形态与参数完全相同。

所以，理论上可以说：世界上应该有两个人的皮纹是一模一样的群体，这就是同卵三胞胎与同卵四胞胎群体，纵然这个群体很少，但在理论上是完全成立的。

②同理也可证：同卵双胞胎的两个个体左右脑也是互换位置的。同卵双胞胎的智力高低基本一样，性格特质等应该有些许差异，因为脑科学现阶段研究认为，左右脑的功能是有些不同的。根据我们的研究观察，研究现实生活当中，同卵双胞胎的性格特质等的确是有些差异。

③既然同卵双胞胎的两个个体皮纹形态与总参数完全一样，只是左右手（脚）互换了位置。那么这就提出了一个问题：同卵双胞胎的基因一样，也只是基因总量一样，也只是基因遗传密码信息总量一样，但很有可能是同卵双胞胎基因排序上会有一个左右方向不同，也就是基因 DNA 排序很可能是有方向性的，这是给遗传学家提出的一个有待解决和证明的问题。

参考文献

[1] 赵向欣. 中华指纹学［M］. 北京：群众出版社，1997.
[2] 刘持平. 指纹的奥秘［M］. 北京：群众出版社，2001.
[3] 刘持平. 指纹无谎言［M］. 南京：江苏人民出版社，2003.
[4] 李崇高，王京美. 630 例正常学龄儿童手的皮纹学观察［J］. 遗传，1979，1（4）：136.
[5] 李崇高. 对人类皮纹学的研究［J］. 中国当代皮纹学研究，2017：264－267.
[6] 王遇康，李崇高. 人类皮纹学的进展和应用［J］. 自然杂志，1991，14（4）：261－267.
[7] 邵紫菀，刘健生，等. 皮纹与选材［M］. 北京：人民体育出版社，1989.
[8] 张海国. 中国民族肤纹学［M］. 福州：福建科技出版社，2002.
[9] 花兆合，陈祖芬. 皮纹探秘［M］. 银川：宁夏人民出版社，2010.
[10] 刘少聪. 新指纹学［M］. 合肥：安徽人民出版社，1984.
[11] 罗桐秀，许名宗，周祥，等. 猴与人掌（趾）纹的比较研究［J］. 遗传，2001，23（3）：220－222.
[12] 李辉，唐仕敏，姚建壮，等. 指间区纹在灵长类动物中的进化［J］. 人类学学报，2001，20（1）：308－313.
[13] 汤大钊. 智力与指纹检测模型［J］. 中国学校卫生，1990，11（4）：15－18.
[14] 冶福云. 皮纹与疾病［M］. 北京：人民卫生出版社，1994.
[15] 马慰国. 中国的皮纹学简史［J］. 中国医学杂志，1986，16（3）：155－158.

湖南瓦乡人肤纹学参数分析

皮建辉，刘涛，熊海霞，廖芳芳

（怀化学院生命科学系）

摘　要：目的：研究湖南瓦乡人的肤纹参数。方法：在知情同意的原则下，捺印瓦乡人134名男性和147名女性的手纹，在捺印的手纹图上观察分析指纹频率和指纹总嵴数，以及掌纹的指间纹、手大鱼际纹与小鱼际纹、猿线频率和指三叉a-b间嵴线数、轴三角atd角与t百分距。并用Mega 2软件绘制聚类图，分析瓦乡人与其他群体肤纹特征的相似性。结果：湖南瓦乡人指纹的观察频率弓形纹为2.63%，尺形纹为49.04%，斗形纹为48.33%，且3种指纹频率均无明显性别差异（$P>0.05$）；指纹总嵴数均值为123.61±32.40，且右手明显高于左手（$P<0.05$）；指三叉a-b间嵴线数、轴三角atd角度与t百分距均值分别为35.92°±4.93°、42.84°±5.40°和18.88%±6.93%，均无明显的性别与手侧差异（$P>0.05$）；手掌大鱼际及指间纹频率较低。湖南瓦乡人肤纹特征与四川土家族最相似。结论：左、右手同名指花纹对应组合多于期望值，表明同类花纹有亲和性或相容性。本研究丰富了湖南瓦乡人生物学研究资料，为其人类学、遗传学和医学研究提供了较完整的肤纹学数据。

关键词：肤纹；体质人类学；湖南瓦乡人

湖南瓦乡人主要居住于湖南省沅江流域的沅陵县麻溪铺区、太常区、乌宿区及其周边湘西的泸溪县、古丈县等，总人口近30万，具有自己的语言（称之为“乡话”），而且在风俗、宗教、服饰等方面都与周边的汉族、苗族、土家族有许多明显区别。瓦乡人的族群认同自新中国成立以来，先后认定为汉族、苗族，直至20世纪80年代，最后主要根据其地域分布、婚姻状况和自己的愿望分别认同为苗族或土家族，但至今学术界对此还存在颇大的争议。目前关于瓦乡人的研究主要集中于语言学与民俗学方面，生物学方面的研究报道很少[1-4]。我们此次的瓦乡人肤纹学研究既可丰富我国关于人的肤纹学研究资料，为人类学、民族学、群体遗传学、医学等领域的研究提供参考，又可增添湖南瓦乡人生物学研究的资料，为瓦乡人族群认同的进一步研究提供生物学依据。

一、材料和方法

选择湖南省沅陵县为主测区进行实地采样。研究对象为经走访筛选后，祖父母和父母均为瓦乡人，并3代均生活在当地、身体健康，彼此无直接亲缘关系的瓦乡人中学生。按照知情同意的原则，捺印研究对象的指掌纹。选留符合分析要求的肤纹图281份，其中男性134份、女性147份。平均年龄为（15.32±1.46）岁，年龄全距12～19岁。

肤纹图像的分类依据美国肤纹学研究的原则[5]，研究内容依据中国遗传学会全国肤纹学研究协助组的项目参数标准[6]。指掌纹图像数量化后，使用Excel软件进行统计处理。遗传距离（D）根据 $D=\sqrt{(x_1-y_1)^2+(x_2-y_2)^2+\dots+(x_n-y_n)^2/m}$（其中$x$和$y$分别为两个群体间相同肤纹参数值，$m$则是所取性状的个数）计算所得[7]，系统聚类图用Mega 2软件绘制。

二、结 果

1. 指纹

指纹一般分为6种类型，即简弓（Simple arch，As）、帐弓（Tented arch，At）；尺箕（Ulnar loop，Lu）、桡箕（Radial loop，Lr）；简斗（Simple whorl，Ws）、双箕斗（Double loop whorl，Wd）。男性各手指花纹频率见表1，女性各手指花纹频率见表2。结果显示，无论男性还是女性，Lr形指纹在食指的出现率均多于同侧其他手指（$P<0.05$）。男、女合计指纹频率见表3，显示本样本指纹的观察频率A为2.63%，L为49.04%，W为48.33%，且A、L、W 3种指纹频率均没有性别差异（$P>0.05$）。

表1 男性各手指花纹频率 单位:%

指纹类型	左手					右手				
	拇指	食指	中指	无名指	小指	拇指	食指	中指	无名指	小指
A：As	2.24	2.24	0.75	0.00	0.00	1.49	1.49	0.00	0.00	0.75
At	0.00	5.22	2.24	0.00	0.00	0.75	2.24	2.24	0.75	0.75
L：Lu	44.78	37.31	55.22	41.79	70.90	30.60	37.31	61.19	35.07	60.45
Lr	0.75	9.70	0.75	0.00	0.00	0.75	11.94	3.73	0.75	0.75

续表

指纹类型	左手					右手				
	拇指	食指	中指	无名指	小指	拇指	食指	中指	无名指	小指
W：Ws	32. 84	38. 81	35. 82	52. 99	26. 12	52. 24	41. 79	31. 34	62. 69	36. 57
Wd	19. 40	6. 72	5. 22	5. 22	2. 99	14. 18	5. 22	1. 49	0. 75	0. 75

表 2　女性各手指花纹频率　　单位:%

指纹类型	左手					右手				
	拇指	食指	中指	无名指	小指	拇指	食指	中指	无名指	小指
A：As	0. 00	0. 68	1. 36	0. 00	0. 00	0. 00	2. 04	0. 00	0. 00	0. 00
At	2. 72	6. 80	4. 08	1. 36	2. 72	0. 68	6. 12	0. 68	0. 00	0. 00
L：Lu	31. 97	29. 93	50. 34	34. 01	65. 99	38. 78	36. 73	63. 95	34. 69	65. 31
Lr	1. 36	9. 53	4. 76	1. 36	1. 36	0. 00	6. 12	0. 68	0. 68	0. 68
W：Ws	39. 46	45. 58	35. 37	59. 86	29. 25	46. 94	44. 22	31. 29	63. 27	34. 01
Wd	24. 49	7. 48	4. 08	3. 40	0. 68	13. 61	4. 76	3. 40	1. 36	0. 00

表 3　男女合计指纹频率　　单位:%

	A	As	At	L	Lu	Lr	W	Ws	Wd
男	2. 31	0. 90	1. 42	50. 37	47. 46	2. 91	47. 31	41. 19	6. 12
女	2. 93	0. 41	2. 52	47. 82	45. 17	2. 65	49. 25	42. 93	6. 33
合计	2. 63	0. 64	1. 99	49. 04	46. 26	2. 78	48. 33	42. 10	6. 23

左、右手同名指花纹对应组合格局以同类花纹对应组合为主，其组合格局的期望频率应服从公式：$(f_A + f_L + f_W)^2 = 1$。实际上，A/A（0. 78%）、L/L（35. 52%）、W/W（36. 58%）的组合格局在左、右同名指对应观察频率分别多于它们各自的理论频率 0. 07%、24. 05% 和 23. 36%（$P<0.05$ 或 $P<0.01$），表现为同类花纹组合具有亲和性。A/W 组合格局的观察频率（0. 00%）少于理论频率（2. 54%），表现为 A/W 组合的不相容性。

一手 5 指或一人 10 指为同类花纹的样本，在 281 人的 562 只手中，有 134 只手 5 指为同类花纹，其中 5 指同为 L 的有 62 只手，同为 W 的有 72 只手；在 281 人中，有 29 人双手 10 指为同类花纹，其中双手 10 指同为 L 的有 13 人，同为 W 的有 16 人。

指纹嵴线数（ridge count，RC）在各手指的均数见表 4。结果表明：男女右手各指 RC 的均值都高于其左手对应手指，但仅拇指 RC 存在极显著的左右手差异（$P<0.01$）。各性别 TFRC 的均数见表 5，显示同性别左右手存在显著差异（$P<0.05$）。

表 4　各手指指纹嵴线数均值（$\bar{x} \pm s$）

	男			女			合计		
	左手	右手	双手	左手	右手	双手	左手	右手	双手
拇指	16.05 ±4.59**	18.98 ±4.82	17.51 ±4.92	16.15 ±4.55**	18.35 ±5.94	17.25 ±5.40	16.08 ±4.56	18.62 ±5.16	17.26 ±5.06
食指	13.39 ±4.41	13.82 ±4.73	13.61 ±4.57	14.19 ±4.54	14.79 ±4.56	14.49 ±4.55	13.79 ±4.48	14.34 ±4.62	13.94 ±4.56
中指	13.29 ±4.37	14.34 ±4.88	13.82 ±4.66	14.02 ±4.35	14.16 ±4.45	14.09 ±4.40	13.64 ±4.36	14.26 ±4.91	13.89 ±4.54
无名指	14.61 ±4.27	15.11 ±4.80	14.86 ±4.54	15.64 ±4.53	15.92 ±4.69	15.78 ±4.61	15.11 ±4.56	15.51 ±4.76	15.21 ±4.58
小指	12.09 ±3.54	12.38 ±3.87	12.23 ±3.70	12.66 ±3.91	12.99 ±3.91	12.83 ±3.91	12.37 ±3.86	12.69 ±3.69	12.48 ±3.81

注：同性别左右手对应指手差异显著性比较，** $P<0.01$。

表 5　男女总指纹嵴线数的均值（$\bar{x} \pm s$）

	男			女			合计		
	左手	右手	双手	左手	右手	双手	左手	右手	双手
$\bar{x} \pm s$	63.09 ±16.93*	68.38 ±18.01	121.47 ±32.87	65.44 ±16.54*	70.06 ±16.99	125.50 ±31.75	123.61 ±32.40	123.61 ±32.40	123.61 ±32.40

注：同性别左右手差异显著性比较，* $P<0.05$。

本样本有 W 类指纹 1358 枚（48.33%），计算 W 的 RC 时要数出指纹尺侧边和桡侧边的 RC，比较两边 RC 的大小，取大数舍小数。W 类指纹依偏向分型分为尺偏斗（ulnar-oriented whorl，Wu）、平衡斗（balanced whorl，Wb）、桡偏斗（radius-whorl，Wr）。3 种斗两边 RC 差值情况见表 6。平衡斗 2 边 RC 差值≤4 条的为 82.81%。W 类指纹依偏向取舍 RC 的情况见表 7，显示尺偏斗 RC 取自桡侧、桡偏斗 RC 取自尺侧都有显著的相关性（$P<0.01$）。

表 6　3 种斗形纹两边 RC 差值分布情况

	Wu		Wb		Wr		合计	
	数	比例（%）	数	比例（%）	数	比例（%）	数	比例（%）
RC 差值 = 0	46	5.14	29	45.31	19	4.76	94	6.92
0 < RC 差值≤4	469	52.40	24	37.50	205	51.38	698	51.40
RC 差值 > 4	380	42.46	11	17.19	175	43.86	566	41.68
合计	895	100.00	64	100.00	399	100.00	1358	100.00

表 7　3 种斗形纹取 RC 侧别的指数与频率

	Wu		Wb		Wr		合计	
	数	比例（%）	数	比例（%）	数	比例（%）	数	比例（%）
桡侧	745	83.24	19	29.69	26	6.56	790	58.17
双侧	46	5.14	29	45.31	19	4.76	94	6.92
尺侧	104	11.62	16	25.00	354	88.72	474	34.91

本样本有 567 对（共 1134 枚）手指以 W/W 对应，在这些 W 指纹中有 775 枚 Wu（占 68.34%）、32 枚 Wb（占 2.82%）、327 枚 Wr（占 28.84%）。各偏向斗在左、右同名指的组合格局的观察值与期望值见表 8。Wu/Wr 的观察值少于期望值，而同型斗组合 Wb/Wb 与 Wr/Wr 的观察值多于各自的期望值，且 Wu/Wu 的观察值也高于其期望值。

2. 掌纹

手掌指三叉 a 和 b 间的嵴线数（digital triradius a and b ridge count，a-b RC）、手掌轴

三角 t 到指三叉 a 和 d 角度（atd triangle，atd）及手掌轴三角 t 百分距（percent distance of axial triradius，tPD）的各项参数见表 9。

手掌大鱼际/Ⅰ指间纹（Thenar/I，T/Ⅰ）、指间区纹（Ⅱ、Ⅲ、Ⅳ）和手小鱼际（Hypothenar，H）区真实花纹频率，以及指三叉缺失、掌三角缺失与超常数和猿线频率见表 10。大鱼际真实花纹有近箕、斗和远箕等类型，但以近箕为主（1.78%）；小鱼际以桡箕多见（12.10%）。指间区真实花纹都是远箕，指间Ⅱ区真实花纹频率较低，未出现跨Ⅱ/Ⅲ区的指间纹。本样本共有 301 只手Ⅳ区具有真实花纹（占 53.56%），其中有 252 只手（126 对，占 44.84%）Ⅳ区真实花纹呈现左、右手对称分布，且Ⅳ区真实花纹左、右对称观察频率高于期望频率（28.69%）。

表 8　各偏向斗在左右同名指的组合格局的观察值与理论值

		Wu/Wu	Wb/Wb	Wr/Wr	Wu/Wb	Wb/Wr	Wu/Wr
观察值	数	295	3	78	20	6	165
	比例（%）	52.03	0.53	13.76	3.53	1.06	29.10
期望值	数	264.79	0.45	47.17	21.83	9.24	223.50
	比例（%）	46.70	0.08	8.32	3.85	1.63	39.42
P（χ^2）		>0.05	<0.01	<0.01	>0.05	>0.05	<0.01

瓦乡人猿线频率较高（12.28%）。缺 t（－t）仅见于一男性左手，且该样本还同时缺 d（－d）。

三、讨　论

本研究样本的左、右手指对应部位花纹对称分布都表现出观察频率高于期望频率，这与其他学者的研究结果一致[8-9]，表明同名指部位花纹有亲和性或相容性。

将湖南瓦乡人的 TFRC、a-b RC、指纹频率（A、Lu、Lr、W）、手大鱼际/Ⅰ指间纹（T/Ⅰ）、指间区纹（Ⅱ、Ⅲ、Ⅳ）和手小鱼际（Hypothenar，H）共六大类 11 项肤纹参数与中国 56 个民族共 126 个群体的资料[8]进行比较，瓦乡人的肤纹特征如下：手掌小鱼际真实花纹频率和手指弓形纹频率较高，TFRC 值、a-b RC 值及 Lu 指纹、W 指纹、手掌大鱼际及指间纹频率较低，Lr 指纹频率中等。

表 9　a-b RC、atd 角和 tPD 的均值（$\bar{x} \pm s$）

	男			女			合计	
	左手	右手	双手	左手	右手	双手	左手	右手	双手
a-b RC	34. 58 ±4. 69	34. 43 ±4. 92	34. 51 ±4. 80	36. 81 ±4. 29	37. 59 ±5. 06	37. 20 ±4. 70	35. 92 ±4. 93	35. 92 ±4. 93	35. 92 ±4. 93
atd（°）	42. 25 ±5. 01	42. 52 ±5. 02	42. 39 ±5. 01	43. 71 ±6. 11	42. 81 ±5. 28	43. 26 ±5. 72	42. 84 ±5. 40	42. 84 ±5. 40	42. 84 ±5. 40
tPD（%）	18. 09 ±6. 94	18. 01 ±7. 05	18. 05 ±6. 98	19. 95 ±6. 82	19. 33 ±6. 78	19. 64 ±6. 80	18. 88 ±6. 93	18. 88 ±6. 93	18. 88 ±6. 93

注：有多个 t 三叉时，atd 和 tPD 均按 t 测量。

表10 手掌各部花纹频率 单位:%

		大鱼际/Ⅰ	指间纹型				小鱼际	猿线	角			
			Ⅱ	Ⅲ/Ⅳ	Ⅳ	Ⅳ2Ld			-c	-d	-t	+t
男	左手	7.46	0.75	2.99	56.72	4.48	16.42	11.19	7.46	2.24	0.75	0.00
	右手	0.00	0.00	15.67	47.76	1.49	14.93	9.70	2.24	0.00	0.00	0.75
	双手	3.73	0.37	9.33	52.24	2.99	15.67	10.45	4.85	1.12	0.37	0.37
女	左手	2.04	0.00	6.80	57.82	5.44	21.09	12.93	5.44	1.36	0.00	0.00
	右手	1.36	0.00	5.44	51.70	0.68	15.65	14.97	4.76	2.04	0.00	0.00
	双手	1.70	0.00	6.12	54.76	3.06	18.37	13.95	5.10	1.70	0.00	0.00
合计	左手	4.63	0.36	4.98	57.30	4.98	18.86	12.10	6.41	1.78	0.36	0.00
	右手	0.71	0.00	10.32	49.82	1.07	15.30	12.46	3.56	1.07	0.00	0.36
	双手	2.67	0.18	7.65	53.56	3.02	17.08	12.28	4.98	1.42	0.18	0.18

有人将肤纹比喻成“看得见的遗传基因”[9]，说明肤纹特征具有重要的遗传学意义。我们将湖南瓦乡人以上六大类11项肤纹参数与周边其他11个少数民族群体[9]和汉族进行聚类分析（图1）。聚类图上明显反映出13个人群聚类成4组：贵州的布依族、侗族、仡佬族、水族、苗族、汉族及广西侗族首先聚为Ⅰ类，该类中的5个少数民族有共同的渊源，均起源于南宋时期的“僚”，以后逐渐分化出来成为不同民族；云南独龙族与广西仫佬族首先聚类后再与广西壮族聚为Ⅱ类。瓦乡人直接与土家族聚类成Ⅲ类后再依次与Ⅱ、Ⅰ类相聚；云南拉祜族作为一独立群体单独聚为Ⅳ类。从遗传距离（$D=3.57$）与系统聚类图来看，湖南瓦乡人似乎与土家族有着较深的渊源。有研究表明，秦灭巴后，巴人流

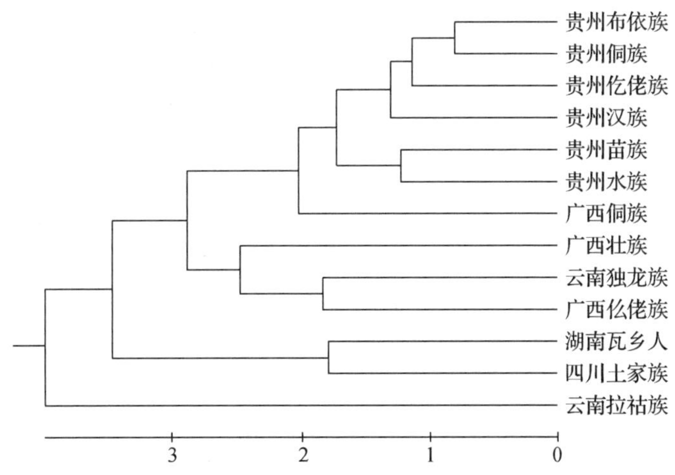

图1 湖南瓦乡人与其他12个人群的肤纹参数聚类

入五溪[10]（五溪即为瓦乡人的发源地古五溪），成为土家族祖先。然而，楚国大夫屈原放逐沅湘时，曾造访瓦乡，并在其《楚辞》中作了瓦乡人以捕鱼为业，其语不通的描述。因此，在巴人流入五溪以前，实际上瓦乡人就已经存在。也就是说，瓦乡人来自于土家族或早期的巴人有悖于历史时期。

关于瓦乡人的族源问题目前还存在极大的争议，尚未有定论。近年来，我们对瓦乡人的生物学研究结果表明，湖南瓦乡人红细胞血型表现与湘西土家族、湖南汉族和贵州侗族、布依族相似[3]；舌运动表型与湖南侗族、苗族和贵州布依族等相似[4]；体质特征与广西侗族和云南独龙族、拉祜族相似[11]。本研究较完整地描述了湖南瓦乡人的手纹特征，为探讨瓦乡人的族群关系又提供了生物学依据。

参考文献

[1] 皮建辉，李林，熊海霞，等. 湖南瓦乡人指纹白线分析 [J]. 解剖学杂志，2010，33（4）：532－534.

[2] 皮建辉，周树，廖芳芳，等. 湖南瓦乡人一侧优势行为特征研究 [J]. 生物学通报，2010，45（2）：7－8.

[3] 皮建辉，周建波，熊海霞，等. 湖南瓦乡人红细胞血型研究 [J]. 怀化学院学报，2010，29（2）：60－64.

[4] 皮建辉，李林，周建波，等. 湖南瓦乡人舌运动类型的遗传学研究 [J]. 怀化学院学报，2009，28（5）：51－54.

[5] CUMMINS H，MIDLO C. Finger Print，Palms and Soles [M]. New York：Dover Publications，1943：50－100.

[6] 郭汉璧. 人类皮纹学研究观察项目的标准项目 [J]. 遗传，1991，13（1）：38.

[7] 马斌荣，陈卉. 医学科研中的统计方法 [M]. 北京：科学出版社，2005：167－169.

[8] 王平，王菡，张海国，等. 青海撒拉族肤纹学研究 [J]. 解剖学报，2003，34（2）：208－212.

[9] 张海国. 中国民族肤纹学 [M]. 福州：福建科学技术出版社，2002：55－57.

[10] 颜勇. 土家族族源论析 [J]. 贵州民族研究，1993（4）：133－135.

[11] 皮建辉，黎杰，李林，等. 湖南瓦乡人体质特征研究 [J]. 人类学学报，2011，30（2）：218－226.

（原刊于《解剖学杂志》，2011 年第 6 期）

南阳地区汉族成人掌纹纹型调查

徐国昌[1]，崔娟[2]，杨雷[1]，范迎[1]，袁敏[1]，裴林国[2]，温有锋[3]

（1. 南阳理工学院生物人类学研究所；2. 南阳医学高等专科学校基础部；
3. 辽宁医学院生物人类学研究所）

摘　要：目的：研究河南南阳地区汉族成人掌纹模式样本的参数。方法：采用随机整群抽样的方法分析南阳地区汉族成人掌纹样本660份（男360份，女300份）。结果：南阳地区汉族成人tPD男性低于女性（$P<0.05$）。atd、a-b RC不同性别、手别间差别无统计学意义（$P>0.05$）。大鱼际真实花纹的总出现率为9.32%，男性大鱼际真实花纹的出现率高于女性（$P>0.05$）。指间区真实花纹的出现频率为83.42%，均以Ⅳ最高。二指间、三指间不同性别、不同手别差别无统计学意义（$P>0.05$）。四指间仅男左高于男右（$P<0.05$）。小鱼际真实花纹出现频率为20.68%，同性别间比较左手高于右手（$P<0.05$）。掌主线指数男、女间无差别，而同性别间比较右手高于左手。掌褶纹中普通型的出现率最高，无性别差别。结论：获得了南阳地区汉族成人的掌纹样本参数，为人类学、遗传学等研究提供了肤纹学数据。

关键词：掌纹；汉族；南阳地区

皮纹具有家族遗传性、高度稳定性、个体特异性3个特征，因此，皮纹学被广泛应用于人类学、遗传学、临床医学、法医学及国家安全等多个领域[1-5]。皮纹主要包括掌纹、指纹和足纹等。通过皮纹观察，建立各民族正常肤纹参数数据库，对于准确区分种族和民族，探求人种起源及进化和演变具有重要意义[4]。目前国内学者对汉族皮纹研究显示，汉族的皮纹特征表现了很强的民族杂合性，汉族是在与各少数民族的融合中繁衍生息，由于汉族历史成因及我国地域辽阔，需要对汉族各个主要族群均开展人类肤纹学调查，才能最终得到汉族肤纹学特征的全貌。郭跃伟[6]等曾对河南新乡地区汉族人群掌纹进行调查，但不能完全显示河南这一人口大省的肤纹全貌。本研究建立在笔者前期对河南汉族指纹调查分析[7]的基础上，对处于中原西南部的南阳地区汉族成人掌纹特征进行研究，建立该地区的掌纹模式样本。

一、对象与方法

1. 研究对象

2010 年 8 月至 2011 年 4 月，在南阳市某社区采用整群抽样的方法调查了 660 例（男 360 人，女 300 人）汉族正常成人，调查对象祖籍三代均在河南南阳地区，身体健康。获得调查对象知情同意的前提下，现场对其肤纹学特征进行调查。

2. 方法

采用油墨或印泥印迹肤纹捺印图法，捺印调查对象的整体掌纹，每人捺印两次以上，选取符合标准的肤纹图，输入电脑，进行分析。肤纹图像的分析和分类依照《CDAB 标准》和《ADA 标准——CDA 版本》[2,4]进行判断，调查项目主要有 atd 角、tPD、a-b 嵴线数、主线指数、掌区真实花纹出现率和掌褶纹类型出现率等，调查数据使用 SPSS 17.0 软件进行处理。计量资料、计数资料分别采用 u 检验或 χ^2 检验进行差异性检验。

二、结　果

1. 掌纹 t 距比（tPD）

掌纹 t 距比是指掌轴三叉（t）点到第一腕线的距离与掌中线长度的比值，南阳地区汉族成人 tPD 参数见表 1。同侧手不同性别间 tPD 差异有统计学意义，女性高于男性。相同性别左右手 tPD 值差别无统计学意义。

表 1　南阳地区汉族成人 tPD 的皮纹学参数（$\bar{x} \pm s$）　　单位:%

	男	女	合计
左手	15.87 ±6.11	17.32 ±6.44	16.53 ±6.26
右手	16.46 ±6.32	17.66 ±6.57	17.01 ±6.43
合计	16.16 ±6.22	17.49 ±6.51	16.77 ±6.35

2. atd 角

atd 角是以 t 点为顶点，分别与 a 三叉及 d 三叉连线所成夹角。南阳地区汉族成人 atd 角见表 2。不同性别间、不同手别间 atd 角差异均无统计学意义。

表2　南阳地区汉族成人 atd 角的皮纹学参数（$\bar{x} \pm s$）

	男	女	合计
左手（°）	42.33 ±9.45	42.95 ±9.78	42.61 ±9.60
右手（°）	42.96 ±8.64	43.87 ±10.26	43.37 ±9.41
合计（°）	42.65 ±9.05	43.41 ±10.02	42.99 ±9.59

3. a-b 嵴纹数（a-b RC）

a-b 嵴纹数是指三叉 a 和 b 之间的直线单位距离所通过的嵴纹数。南阳地区汉族成人 a-b 纹嵴数见表 3。不同性别、不同手别 a-b 纹嵴数差别均无统计学意义。

表3　南阳地区汉族成人 a-b 嵴纹数（$\bar{x} \pm s$）

	男	女	合计
左手	37.31 ±5.58	36.98 ±5.75	37.16 ±5.66
右手	36.88 ±4.92	36.54 ±5.04	36.73 ±4.97
双手	37.10 ±5.26	36.74 ±5.40	36.95 ±5.32

4. 大小鱼际及指间区纹

掌纹大鱼际、小鱼际、指间区都只计算真实花纹的频率，南阳地区汉族成人手掌各部花纹的频率见表 4。大鱼际真实花纹频率男性发生率高于女性，差别有统计学意义；不同手别大鱼际真实花纹发生率差别无统计学意义。小鱼际真实花纹发生率男女间差别无统计学意义，不同手别发生率左手高于右手，差别有统计学意义。二指间真实花纹发生率性别间、手别间差异均无统计学意义。三指间真实花纹发生率不同性别间、手别间差异无统计学意义。四指间真实花纹发生率不同性别间差异无统计学意义；不同手别发生率男左高于男右，有统计学意义，而女左、女右间差别无统计学意义。

表4　南阳地区汉族成人手掌各部花纹的频率　　　　单位:%

部位	男左	男右	女左	女右	男	女	合计
大鱼际	9.72	11.94	6.67	8.33	10.83	7.50	9.32
小鱼际	25.28	12.78	28.00	17.33	19.28	22.67	20.68
指间二区	2.22	1.94	2.33	0.01	1.94	1.67	1.82
指间三区	11.39	15.83	14.33	19.00	13.61	16.67	15.00
指间四区	77.22	65.28	76.33	69.67	71.25	73.00	72.05

5. 掌主线指数

南阳地区汉族成人掌主线指数见表5。掌主线指数在不用性别、不同手别差别均无统计学意义。

表5 南阳地区汉族成人掌主线指数分析（MLIT，$\bar{x} \pm s$）

掌主线	男	女	合计
左手	21.63 ±6.40	21.25 ±5.78	21.46 ±6.13
右手	23.42 ±7.10	22.72 ±6.04	23.10 ±6.64
合计	22.52 ±6.76	21.99 ±5.91	22.28 ±6.39

6. 掌褶纹

掌褶纹分为普通型和变异型两类五型，南阳地区汉族成人掌褶纹5种类型分布见表6。5种类型掌褶纹的出现率，男女均以普通型出现率为最高，悉尼手出现率最低。性别间不同掌褶纹分布无显著性差异。

表6 南阳地区汉族成人掌褶纹5种类型频率分布（$\bar{x} \pm s$） 单位:%

性别	普通型	通贯型（通贯手）	通贯变异Ⅲ型（悉尼手）	通贯变异Ⅰ型（桥贯手）	通贯变异Ⅱ型（叉贯手）
男	84.31	4.31	1.94	6.67	2.78
女	86.67	2.17	0.83	5.83	4.50
合计	85.38	3.33	1.44	6.29	3.56

三、讨 论

在本次调查中，共获得南阳地区汉族成人掌纹1320份。tPD男性16.16% ±6.22%，女性17.49% ±6.51%，与其他地区汉族人群调查结果基本一致[8-9]。不同性别间比较男性高于女性，差别有统计学意义；而同性别左右手tPD值无差别，与山西上党地区汉族的调查结果较为相近[10]，与河南省新乡地区汉族的调查结果稍有差异[6]。

atd角是一个随年龄变化的掌纹特征，在个体发育的过程中，手掌随着生长发育而变宽延长，而atd角则变窄变小。因此在计算atd角时，应考虑年龄因素。同时在按捺手掌印时，手指伸展或并拢也会影响atd角度的大小，因此按捺手印时，应采取手指自然伸展状态，不应有意并紧或伸开手指[1,9]。本次调查中，选择高校学生均已成人，atd角已经定型；结果显示，左右手间、性别间atd角差别均无统计学意义，atd角在42°左右，与我国正常人 atd 角平均值 41°相比，属正常水平。而 atd 角度的改变往往与某些遗传病有关[10-11]。

a-b RC 男性 37.10±5.26，高于女性 36.76±5.40，与苗族、瑶族[12]存在明显差异，与湖南侗族结果相近[13]。

本次调查中，男性大鱼际真实花纹发生率为 10.83%，高于女性的 7.50%，差别有统计学意义；但左右手间差别无统计学意义。小鱼际真实花纹发生率女性略高于男性，差别无统计学意义。而相同性别不同手别的发生率左手高于右手。指间区真实花纹发生率二指间、三指间差别无显著意义，而四指间男左高于男右。

掌主线指数同性别右手均高于左手，这与宁夏回族[14]报道一致，而与湖南侗族[13]报道不符；同手别男女间差别无统计学意义，与湖南侗族[13]报道一致，与宁夏回族[14]报道相悖。

掌褶纹可分为主要褶纹、次要褶纹和二级褶纹 3 种类型，褶纹是在胎儿发育早期形成的，主要褶纹有种族差异并有医学诊断意义[1]。本次调查中各类型无性别间差异。

与文献[6,10,15]中各样本皮纹特征进行比较，南阳地区汉族成人皮纹参数处于各样本的平均数左右，南阳地处平原，与山西汉族[10]皮纹参数较为接近，提示南阳汉族与山西汉族存在某些生物学渊源关系。

本文较为全面地分析了南阳地区汉族成人的掌纹特征，为补充中原地区汉族人群掌纹资料，建立肤纹的模式样本，最终得到汉族肤纹学特征的全貌积累了基线数据。

参考文献

[1] 席焕久，陈昭．人体测量方法［M］．北京：科学出版社，2010.

[2] 郭汉璧．人类皮纹学研究观察的标准项目［J］．遗传，1991，13（1）：38.

[3] NITHIN M D，MANJUNATHA B，PRETHI D S，et al. Gender differentiation by finger ridge count among South Indian Population［J］. Journal of Forensic and Legal Medicine，2011，18（2）：79－81.

[4] 张国海．人类肤纹学［M］．上海：上海交通大学出版社，2006.

[5] 杜若甫．中国人群体遗传学［M］．北京：科学出版社，2004：653－718.

[6] 郭跃伟，赵林静，黄艳梅，等．河南新乡地区在校大学生汉族群体掌纹调查［J］．河南师范大学学报（自然科学版），2013，41（3）：145－146.

[7] 范迎，徐国昌，侯俊然，等．河南汉族指纹纹型研究［J］．暨南大学学报（自然科学版），2013，34（1）：91－95.

[8] 陈晓燕，邱捷．广东汉族的指纹研究［J］．解剖学研究，2006，28（4）：288－292.

[9] 孙红．366 名护生的手纹分析［J］．卫生职业教育，2008，22（26）：111－113.

[10] 聂晨霞，张海国，车德才，等．山西上党地区汉族肤纹研究［J］．人类学学报，2011，30（1）：91－101.

[11] 杨文赞，唐洗敏，刘春雷，等. 德宏州景颇族指嵴纹数和 t 三叉的分布 [J]. 解剖学杂志，2011，34（6）：817－820.

[12] 杨贵彬. 广西瑶族肤纹分析 [J]. 右江民族医学院学报，1986（8）：21－28.

[13] 皮建辉，佘朝文，舒孝顺. 湖南侗族的手纹研究 [J]. 生命科学研究，2002，6（3）：261－266.

[14] 党洁，霍正浩，彭亮，等. 宁夏回、汉族皮纹学研究（Ⅱ）掌纹 [J]. 人类学学报，2008，27（2）：174－181.

[15] ZHANG H G，CHEN Y F，DING M，et al. Dermaloglyphics from all chinese ethnic groups reveal geographic patterning [J]. PLOS ONE，2010，5（1）：e8783.

河南汉族指纹纹型研究

范迎[1]，徐国昌[1]，侯俊然[1]，席焕久[2]，温有锋[2]

（1. 南阳理工学院生物人类学研究所；2. 辽宁医学院生物人类学研究所）

摘　要：目的：研究河南汉族人群指纹模式样本的参数。方法：采用随机整群抽样的方法分析河南汉族指纹样本400份（男女各200人）。结果：河南汉族A、L、W 3种纹型的出现频率分别为2.13%、48.78%、49.10%；各同名指组合频率由高到低排序为：W/W > L/L > L/W > A/L > A/A > A/W；男性TFRC为143.86 ±30.15，女性TFRC为135.58 ±28.74；一手五指同类花纹的占30.38%，其中多是同为W或同为L，未见五指全为A者。结论：河南汉族三型指纹的分布存在性别间差异；同名指同类花纹组合A/A、L/L、W/W的观察频率均高于期望频率，表现为同类花纹组合的亲和性，A/W具有不相容性；河南汉族TFRC跟我国部分其他地区汉族及少数民族相比处于中等水平，FRC的分布有着性别、手别、指别的显著性差异；一手五指花纹A、L、W组合，同型花纹组合观察频率增高，而异型组合观察频率降低，A与W不相容。

关键词：指纹；河南；汉族；随机整群抽样

肤纹学是人类学、遗传学重要的研究内容。肤纹是人类外在的生物学性状，被称为“暴露的遗传因子”[1]。肤纹主要包括掌纹、指纹、足纹。通过肤纹观察，建立民族正常肤纹参数（数据库），对于准确区分种族和民族，探求人种起源及进化和演变具有重要意义[2]。汉族是我国也是世界上人口最多的一个民族。目前国内学者对汉族肤纹研究显示，汉族的肤纹特征表现了很强的民族杂合性，是华夏民族的集合的后代。汉族是在与各少数民族的融合中繁衍生息，由于汉族历史成因及我国地域辽阔，需要对汉族各个主要族群均开展人类肤纹学调查，才能最终得到汉族肤纹学特征的全貌。河南汉族肤纹学资料尚未见报道，本文将报道河南汉族指纹各参数的分布特征，建立肤纹的模式样本。

一、对象与方法

1. 研究对象

2010 年 8—11 月在河南省某高校整群抽样的方法随机抽取了 400 例（男 200，女 200）汉族正常成人，在知情同意伦理原则[2]下，现场调查其肤纹特征。入选标准：被调查者祖籍河南省，身体健康，祖上三代均为汉族。

2. 调查方法

肤纹捺印图是记录人类生物性状的实物，捺印研究对象的左、右手三面指纹与整体掌纹，每人捺印两次以上，选用符合分析要求的肤纹图，经扫描仪输入电脑，使用 ACD-See 图像分析软件局部放大后观察。

肤纹图像的判断标准依照《ADA 标准——CDA 版本》和《CDAB 标准》[2-3]。

3. 资料分析

调查数据使用 Excel、SPSS 17. 0 软件进行处理。计量资料采用 u 检验、计数资料采用 χ^2 检验分别进行性别间和群体间的差异性检验。

指纹强度指数（pattern intensity index，PII）的计算公式为：$(2W+L)/N$[4]，式中 W 是斗形纹的百分率，L 是箕形纹的百分率，N 是常数（10 个手指）。

二、结　果

指纹分为 3 型 6 亚型[2,5]，3 型为弓形纹（arch，A）、箕形纹（loop，L）和斗形纹（whorl，W）；又分为简单弓形（simple arch，As）和帐幕弓（tented arch，At）；尺箕纹（ulnar loop，Lu）和桡箕纹（radial loop，Lr）；简单斗形纹（simple whorl，Ws）和双箕斗（double loop whorl，Wd）6 个亚型。

河南汉族指纹类型出现频率及强度指数、河南汉族与国内外其他族群指纹出现频率的比较、左右手同名指的组合格局频率、男女同名指同型组合分布、各指别指纹嵴线数、河南汉族与国内少数民族及其他地区汉族 TFRC 的比较、一手五指指端花样类型的分布、一手五指组合格局见表 1 ~ 表 8。

河南汉族指纹类型中斗形纹最多占 49. 10%，其次为箕形纹，弓形纹最少见，各指纹类型的出现频率男女性别间均存在显著性差异。左右手同名指各组合格局中，除 A/L 组合外，其他 5 种组合格局的观察频率与期望频率相比差别均有统计学意义。左右手同名指同型花纹组合共 1586 个，占组合格局的 79. 30%。河南男性 TFRC 为 143. 86 ± 30. 15，河南女性 TFRC 为 135.58 ± 28.74，差别有统计学意义。在 400 例调查对象的 800 只手中，一手五指同类花纹的有 243 只，占 30.38%，其中同为 W 的有 130 只，占 16.25%，同为 L 的有 113 只，占 14.13%，未见五指全为 A 者。

表 1　河南汉族指纹类型出现频率

性别	人数	A		Lu		Lr		W		指纹强度指数
		N	%	N	%	N	%	N	%	PII
男	200	21	1.05	879	43.95	82	4.10	1018	50.90	14.99
女	200	64	3.20	942	47.10	48	2.40	946	47.30	14.41
合计	400	85	2.13	1821	45.53	130	3.25	1964	49.10	14.70
χ^2		22.225**		4.001*		9.919**		5.186*		
P		0.000		0.045		0.002		0.023		

注：χ^2 值：河南汉族男女间比较的 χ^2 值；* $0.01 < P < 0.05$，有显著性差异；** $P < 0.01$，有极显著性差异。

表 2　河南汉族与国内外其他族群指纹出现频率比较的 χ^2 检验

族群	N	A	L	W	χ^2	P
马来西亚人[4]	105	2.19	53.71	44.10	7.543*	0.023
韩国人[6]	700	2.60	51.90	45.20	15.532**	0.000
吉普赛人[7]	390	4.11	65.87	29.99	307.375**	0.000
匈牙利人[7]	1608	4.37	62.17	33.38	354.629**	0.000
西班牙人[8]	2185	5.47	65.74	28.23	734.688**	0.000
美国黑人[4]	408	8.50	67.55	23.95	627.077**	0.000
俄罗斯人[4]	107	10.47	63.92	25.61	294.027**	0.000
宁夏回族[9]	262	3.09	49.73	47.21	7.358*	0.025
大理白族[10]	300	3.47	52.70	43.83	26.814**	0.000
延边朝鲜族[11]	400	3.10	57.60	39.55	77.702**	0.000
贵州水族[12]	411	1.78	43.46	54.77	26.251**	0.000
贵州侗族[12]	418	3.01	47.27	49.71	7.384*	0.025
四川羌族[13]	568	2.10	51.02	46.88	4.786	0.091
四川汉族[13]	694	2.33	47.57	50.10	1.777	0.411
河北汉族[14]	400	2.28	48.30	49.42	0.340	0.843
贵州汉族[12]	425	2.20	46.08	51.72	6.051*	0.049
宁夏汉族[9]	352	3.83	45.49	51.19	24.597**	0.000

续表

族群	N	A	L	W	χ^2	P
上党汉族[15]	800	1.84	49.80	48.36	2.005	0.367
台湾汉族[16]	200	2.15	46.35	51.50	3.178	0.204

注：χ^2 值：河南汉族与其他各族群间比较的 χ^2 值；$^*0.01<P<0.05$，有显著性差异；$^{**}P<0.01$，有极显著性差异。

表 3　河南汉族左右手同名指纹型的组合格局频率

人数	A/A	A/L	A/W	L/L	L/W	W/W
观察频率（%）	0.85	2.40	0.15	38.50	18.15	39.95
期望频率（%）	0.05	2.04	2.09	23.82	47.91	24.10
χ^2	14.287**	0.563	34.185**	100.756**	400.146**	115.404**
P	0.000	0.453	0.000	0.000	0.000	0.000

注：χ^2 值：同名指各组合观察频率与期望频率间比较的 χ^2 值；$^*0.01<P<0.05$，有显著性差异；$^{**}P<0.01$，有极显著性差异。

表 4　河南汉族男女同名指同型组合分布

性别	各手指					合计
	拇指	食指	中指	无名指	小指	
男	143	132	139	154	121	689
女	171	182	166	180	198	897
合计	314	314	305	334	319	1586
χ^2	0.702	0.314	0.698	1.223	4.937**	131.781
P	0.402	0.575	0.403	0.269	0.026	0.000

注：χ^2 值：同名指同型组合男女间比较的 χ^2 值；$^*0.01<P<0.05$，有显著性差异；$^{**}P<0.01$，有极显著性差异。

表 5　河南汉族各指别指纹嵴线数（FRC）的均值（$\bar{x}\pm s$）

性别		各手指					合计
		拇指	食指	中指	无名指	小指	
男	左	16.64±5.64▽	12.55±5.12▽	13.49±6.02▽	15.69±6.88▽	12.11±4.56▽	
	右	18.01±6.82	12.97±5.46	13.94±6.31	16.17±6.54	12.38±4.62	
	合计	34.56±8.34#	25.52±8.78#	27.43±9.52#	31.86±9.21#	24.49±7.98#	143.86±30.15#

续表

性别		各手指					合计
		拇指	食指	中指	无名指	小指	
女	左	14.92±5.44▽	11.74±5.10▽	13.02±5.34▽	15.21±6.24▽	11.23±4.02▽	
	右	16.39±5.87	12.21±4.98	13.58±5.63	15.72±6.73	11.56±4.11	
	合计	31.31±8.10	23.95±9.05	26.60±8.38	30.93±9.30	22.79±7.26	135.58±28.74

注：#：与女性对应指 FRC 值相比有统计学意义；▽：与右手对应指 FRC 值相比有统计学意义。

表6　河南汉族与国内少数民族及其他地区汉族 TFRC 的比较

族群	N	TFRC	u 值
宁夏回族[9]	262	128.97	7.248**
延边朝鲜族[11]	400	142.75	1.1864
贵州水族[12]	411	136.60	1.3122
贵州侗族[12]	418	131.09	0.305
四川彝族[13]	340	150.63	0.0828
四川汉族[13]	694	150.97	3.361**
贵州汉族[12]	425	135.89	1.503
宁夏汉族[9]	352	130.47	6.244**
上党汉族[15]	800	140.67	0.4405
台湾汉族[16]	200	151.26	3.184**

注：u 值：河南汉族与国内其他各族群间比较的 u 值；* $0.01 < P < 0.05$，有显著性差异；** $P < 0.01$，有极显著性差异。

表7　河南汉族一手五指指端花样类型的分布

性别	人数	类型	各手指					合计
			拇指	食指	中指	无名指	小指	
男	200	A	3(0.15)	10(0.5)	5(0.25)	2(0.10)	1(0.05)	21(1.05)
		L	143(7.15)	196(9.8)	247(12.35)	110(5.50)	265(13.25)	961(48.05)
		W	267(13.35)	181(9.05)	155(7.75)	290(14.5)	125(6.25)	1018(50.90)
女	200	A	12(0.60)	28(1.40)	14(0.70)	7(0.35)	3(0.15)	64(3.20)
		L	141(7.05)	201(10.05)	249(12.45)	121(6.05)	278(13.90)	990(49.50)
		W	251(12.55)	177(8.85)	144(7.20)	274(13.70)	100(5.00)	946(47.30)

注：括号内为所占比例，单位为%。

表 8　河南汉族一手五指组合格局

序号	A	L	W	男	观察频率（%）	期望频率（%）	P	女	观察频率（%）	期望频率（%）	P
1	0	0	5	69	17.25	3.59	**	61	15.25	2.53	**
2	0	1	4	73	18.25	15.56	*	67	16.75	14.89	*
3	0	2	3	62	15.50	28.76	*	57	14.25	27.22	**
4	0	3	2	64	16.00	28.13	**	60	15.00	27.86	*
5	0	4	1	58	14.50	10.47		55	13.75	12.90	
6	0	5	0	56	14.00	2.31	**	57	14.25	3.88	*
7	1	0	4	0	0.00	0.57		1	0.25	0.56	
8	1	1	3	0	0.00	2.98	**	1	0.25	2.43	**
9	1	2	2	1	0.25	3.46	**	2	0.50	3.59	**
10	1	3	1	6	1.50	1.79		8	2.00	2.12	
11	1	4	0	8	2.00	1.99		16	4.00	1.61	*
12	2	0	3	0	0.00	0.09		0	0.00	0.07	
13	2	1	2	0	0.00	0.07		1	0.25	0.10	
14	2	2	1	1	0.25	0.15		3	0.75	0.14	*
15	2	3	0	2	0.50	0.07		6	1.50	0.06	
16	3	0	2	0	0.00	0.01		0	0.00	0.00	
17	3	1	1	0	0.00	0.00		2	0.50	0.03	
18	3	2	0	0	0.00	0.00		2	0.50	0.01	
19	4	0	1	0	0.00	0.00		0	0.00	0.00	
20	4	1	0	0	0.00	0.00		1	0.25	0.00	
21	5	0	0	0	0.00	0.00		0	0.00	0.00	
	合计			400	100.00	100.00		400	100.00		

注：* $0.01 < P < 0.05$，有显著性差异；** $P < 0.01$，有极显著性差异。

二、讨　论

1. 河南汉族指纹类型出现频率分析

河南汉族 A、Lu 两类指纹类型女性出现率高于男性，其余两种指纹类型出现率男性高于女性，提示河南汉族指纹也存在着性别特征，与党洁等[9]的研究结果相同，和张红梅等[14]的研究结果相悖。

河南汉族指纹类型分布规律 W > L > A，与国内其他地区汉族和部分少数民族相比，与四川羌族[13]、四川汉族[13]、上党汉族[15]、台湾汉族[16]、河北汉族[14]的研究结果无显著性差异，而与大理白族[10]、宁夏回族[9]、延边朝鲜族[11]、贵州水族[12]、贵州侗族[12]、宁夏汉族[9]、贵州汉族[12]的结果有显著性差异。与世界其他国家6个族群进行比较，指纹类型的分布均有显著性差异，按照各族群弓形纹出现率由大到小排列，中国人、马来西亚人[4]、韩国人[6]等（属蒙古人种）弓形纹的出现率普遍较低，而美国黑人[4]、俄罗斯人[4]（属高加索人种）则普遍较高，可见弓形纹的分布的群体性差异较显著，这与Reed等[17]的研究结果一致，弓形纹的形成主要由遗传因素决定。箕形纹在各族群中的分布变异不大。斗形纹的出现率与弓形纹呈相反的趋势分布。

2. 河南汉族左右手同名指组合格局分析

河南汉族同名指各组合频率由高到低排序为：W/W > L/L > L/W > A/L > A/A > A/W，其中同名指同型花纹组合共1586个（79.30%），左右手同名指同型组合频率在小指上的分布男性低于女性，差别有统计学意义；在其他指上的分布差别无统计学意义。左右手同名指同类花纹对应组合的理论频率应服从公式：$(f_A + f_L + F_W)^2 = 1$，本样本中左右手同名指同类花纹组合A/A、L/L、W/W的观察频率均高于期望频率，表现为同类花纹组合的亲和性，这与张红梅等[14]、聂晨霞等[15]、党洁等[9]的研究结果一致。在异型组合中A/W、L/W的观察频率显著低于期望频率，在所有组合中，A/W的出现频率最低，说明A/W具有不相容性[9]。

3. 河南汉族指嵴数（FRC）分析

各指别FRC值均存在性别差异（P值均小于0.05），男性均高于女性。左右手别FRC值存在显著性差异（P值均小于0.05），右手高于左手。各指别FRC值间存在统计学差异（P值均小于0.05），对五指间进行两两比较，拇指和无名指的FRC值较高，而食指和小指的FRC值较低，调查结果与党洁等对宁夏汉族[9]的调查结果相似。说明指纹嵴线数的分布有着性别、手别、指别显著性差异。

与国内其他族群相比，河南汉族指纹总嵴线数与贵州汉族[12]、上党地区汉族[15]、贵州水族[12]、贵州侗族[12]、四川彝族[13]等相比差别无统计学意义；高于宁夏回族[9]、宁夏汉族[9]，低于四川汉族[13]、台湾汉族[16]，差别有统计学意义，河南汉族TFRC处于中等水平。

4. 一手五指指端花样类型排序分析

本次调查中，斗形纹在第四指的出现率高，在第五指的出现率低；箕形纹在第五指的出现率高，在第四指的出现率低；弓形纹在第二指的出现率高，在第五指的出现率低。不同人群中的递减顺序较为一致，本次调查的结果与张子波等对朝鲜族[11]的研究结果一致。

5. 一手五指花纹类型组合分析

一手五指花纹 A、L、W 组合的观察频率与期望频率的比较，男女在 0、0、5，0、5、0 组合中，观察频率高于期望频率，差别有统计学意义；在 0、2、3，0、3、2，1、2、2 等组合中，观察频率低于期望频率，差别有统计学意义，提示同型花纹组合观察频率增高，而异型组合观察频率降低，A 与 W 不相容与党洁等[9]的研究结果一致。

参考文献

[1] 马慰国，杨汉民．实用医学皮纹学［M］．北京：科学技术文献出版社，2008.

[2] 张国海．人类肤纹学［M］．上海：上海交通大学出版社，2006.

[3] 郭汉璧．人类肤纹学研究观察的标准项目［J］．遗传，1991，13（1）：38.

[4] 杜若甫．中国人群体遗传学［M］．北京：科学出版社，2004：653－718.

[5] 张国海．中国民族肤纹学［M］．福州：福建科技出版社，2002.

[6] HUGHES D R. Kensiu Negritos：Dermatoglyphic data with comparative notes［J］. Man，1964，64：82－85.

[7] NAGY A S，PAP M. Comparative analysis of dermatoglyphic traits in hungarian and gypsy populations［J］. Hum Biol，2004，76（3）：383－400.

[8] ARRIETA I，MARTINEZ B，CRIADO B，et al. Dermatoglyphic variation in Spanish Basque populations［J］. Hum Biol，2003，75（2）：265－291.

[9] 党洁，霍正浩，彭亮，等．宁夏回族、汉族皮纹学研究：指纹［J］．解剖学报，2007，38（4）：436－441.

[10] 张本斯，李庄，洪虹，等．中国大理市白族指纹纹型的分布［J］．解剖学杂志，2006，29（6）：787－790.

[11] 张子波，杨康娟，金艳花，等．延边地区朝鲜族大学生手皮纹研究［J］．延边大学医学学报，2005，28（4）：275－277.

[12] 吴立甫，谢企云，曹贵强．贵州省少数民族皮纹学研究［J］．遗传，1983，5（6）：33－37.

[13] 李忠孝，张济安，左志民．四川人手皮纹研究［J］．泸州医学院学报，1984，2：1－5.

[14] 张红梅，王明艳，李明，等．河北汉族青少年指纹纹型的分析［J］．解剖学杂志，2010，33（1）：116－118.

[15] 聂晨霞，张海国，车德才，等．山西上党地区汉族肤纹研究［J］．人类学学报，2011，30（1）：91－101.

[16] 陈尧峰，张海国．台湾客家汉族手肤纹学研究［J］．解剖学报，2007，38（5）：606－609.

[17] REED T，VIKEN B J，RINEHART SA. High heritability of finger trip Arch patterns in Twin-Pairs［J］. Am J Med Gent，2006，140A（3）：263－271.

医学皮纹学与性格、气质分析和心理咨询

孙维生[1]，陈祖芬[2]

（1. 南方医科大学附属潮州中心医院；2. 旅美学者）

摘　要： 掌指皮纹学是一门有着缜密科学依据的科学，德国著名哲学家康德曾说“手是人类外在的脑”，就解剖结构而言，手在大脑皮层中央前回、中央后回的神经反射区投影最大，人的皮纹在手掌指面高度特化，它的形成与皮下组织、骨关节、肌肉、神经血管紧密相连，手的掌纹，褶纹、指纹能反映人体的遗传因子，是表现于外的可见的遗传信息，反映了人体高级神经活动——性格，气质类型。

生理学上把人的气质类型大致分为四类：胆汁质型、多血质型、抑郁质型和黏液质型，经调查：胆汁质型性格的人，左中指尺箕出现率为（60±7.75）%，尤其是小指，尺箕出现率占（85±5.65）%，双手尺箕占（48.5±2.42）%，I_3 和 I_4 远箕出现率也较高，掌褶排列中有（20±4.47）% TP 线分裂（大鱼际褶及近侧掌横褶在手掌桡侧缘共同起始部）。多血质型小鱼际褶出现率较高，尤其右手占（77.5±7.5）%。抑郁质型斗纹出现率比尺箕高，尤其是左手，双箕斗也多，指间掌纹形成远箕得少。黏液质型人手纹白线出现少尺箕出现率比胆汁质型人低，手掌屈褶线末端出现分叉者少。

本文还揭示了左利手与右利手的掌褶及指纹特点，说明指纹掌褶形态是大脑与皮肤上的神经之间联系，所以手掌指纹形态传递了神经系统信息也受到遗传基因及环境因素的影响。

关键词： 医学皮纹学；性格分析；心理咨询

1978 年，美国出版的《医学卫生百科全书》指出：“皮肤纹理学现在已成为医学的一个重要工具，不论是在临床方面，还是作为遗传的指示特征方面，科学家发现，许多

先天性、遗传性缺陷在手上和脚上都留下记印。例如，先天愚型，就伴有横贯手掌中央的特征性曲纹。现在心脏医学科学家只要检查婴儿的掌纹就能诊断出先天性心脏缺陷，从而及时进行外科矫正。许多医生建议，所有的新生婴儿都要记录手纹，作为这类缺陷的常规普查试验。”这个建议不无道理。——这就是我们从事研究的掌指皮纹学，一门有着缜密科学依据的学问。辛亥革命后，孙中山先生对皮纹学非常重视和关心，热情支持，并亲自倡导皮纹学的研究和应用。1914 年，他在“批析加盖指纹之意义”一文中强调提出：“欲防假伪，当以指模为证据。盖指模人人不同，终身不变，无论如何巧诈，终不能作为也。”

德国著名哲学家康德曾说“手是人类外在的脑”，能反应大脑的功能和心理活动。最高明的间谍，在测谎器面前可以做到眼不惊、心不跳，但当问到要害之处而进行激烈思想斗争时，虽然面不改色，却会出现手心发热冒汗、手掌小肌群颤动、脉搏加快，并且在测谎器上显示出来，从而暴露其心理活动和变化。盲人无视觉，但能通过手指的触摸，弹出美妙的音乐。微雕艺术家通过一双巧手，能在米粒大的面积上做出绝妙的图画和诗词。由此可见，手是人类智慧、情感、心理活动最集中表现的部位之一。就解剖结构而言，手在大脑皮层中央前回（运动区），中央后回（感觉区）的神经反射区投影最大，即司理手的，高级神经细胞最多。手指端有大量压觉、痛觉、温觉等感觉神经末梢，同时也是皮纹分布种类最多、最密集的部位。人类的皮纹在手指掌面高度特化，它的产生与皮下组织——骨关节、肌肉——神经紧密相连。胚胎学上，皮纹与神经系统同属外胚层，都是在胚胎 3 个月形成和发育的，并受遗传因子和中枢神经系统的调控。因此，皮纹是神经系统发育的外在表现，与其高级神经活动及类型有密切的关系。在生物界中，唯有人类和灵长类动物，如猿猴、黑猩猩具有指纹和掌屈纹，而其他哺乳动物则光滑、无指掌纹，可见皮纹是进化的结果与标志，与智慧、情感、心理活动有内在联系。生物全息论认为，在生物体系统中，部分与整体，部分与部分之间有辩证关系，生物体中任何一个相对独立的部分，同整体间都有对应关系。手纹能反映人体的遗传信息，是表现于外的遗传因子，同时也能反映人体高级神经活动——性格、气质类型的信息。以下就 3 个方面论述人的手纹与气质、性格的关系和反映。

一、大脑两半球功能与手纹形态

人的大脑分为左、右两半球，每一半球的功能既独立又相互联系，两半球的功能分工是 1981 年诺贝尔医学奖获得者、美国加州理工学院的斯佩里博士提出的。他通过大量精心实验发现：左半球同抽象思维、象征性关系和对细节的逻辑分析有关，具有言语能力和计算能力。右利手的人都是左半球活动占优势，在处理情感活动中，能抑制过度的情绪反应。如左半球有病损，不能抑制过度恐惧，此时，右半球活动领先，出现恐惧感，故恐惧症患者常为左利手。右半球与知觉与空间有关，对音乐、图形，整体映象和几何空间的鉴别能力较强。联邦德国的神经病学家研究发现：人的幽默感出自右侧大脑，左侧半球管理逻辑分析，与幽默感无关。右利手者，右手的手掌小肌群发育好，鱼际丰满，纹线清晰，褶纹色深，较连贯，掌正中褶直，出现率高，3 条掌褶排列以“爪”形为多见，变异花纹（鱼际、小鱼际及 I_3 区）很少见。左利手者，可以表现为左手肌群及关节褶纹发育比右手好，也可以表现为左右手相同发育。但在一些微小结构上，仍显示优势半球所支配的那只手发育清晰，如 a-b 嵴线较清晰、稍多（40 ~ 50 条），斗纹数或双箕斗指纹出现率高于对侧手。所以，从手掌褶纹及指纹组成上可以判断左、右利手者及大脑的优势半球。

二、人的气质类型及手纹表达

人的气质是高级神经活动在人的行为及性格上的反应。大致可分为 4 种气质类型：①胆汁质型：为兴奋型，反应速度快，意志力强，性情急躁，缺乏自制力，情绪不稳定。由于神经类型的不稳定性，对手掌血管产生影响，致使手掌的小鱼际区出现红、白相嵌的花纹，皮纹表面可见融合的色斑。这种相嵌的色斑还随气候、时间的影响而变化。例如，早上、天冷时就不明显，气候热时就明显，这可能是温度对血管收缩力影响所致。在手纹上表现，经调查这类性格的人，其左中指尺箕的出现率较高，占（60 ± 7.75）%，小指尺箕的出现率占（85 ± 5.65）%，双手都是尺箕指纹者可占（48.5 ± 2.42）%，尺箕指纹比其他性格类型都高，占 53.15%。掌纹 I_3 区远箕出现率也较高（占 31.7%），同时 I_4 区远箕出现率也很高。掌褶排列中，有（20 ± 4.47）% 出现 TP 线分裂（大鱼际褶及近侧掌横褶在手掌桡侧缘共同起始部）。掌正中褶出现率高达（85.37 ± 4.22）%。②多血质型：为活泼型，反应速度快，性格外向，能适应各种情况，但意志力弱，易妥协，其性格类型类似于胆汁质型，但尺箕出现率较胆汁质性低，而小鱼际褶出现率较高，尤其是右手，占（77.5 ± 7.5）%。③抑郁质型：神经系统反应分类属于弱型，抑制性强，为安静型。反应速度慢，固执而易烦恼，多愁善感，性格内向、敏感，情绪不稳定，做事谨慎小心，有时行为刻板，不易合群，想象力丰富，喜欢思考问题。其手纹特征：双箕斗指纹出现率高，斗纹比尺箕多，尤其是左手各指的斗纹出现率较高，弓纹出现率达

(4.76±1.04)%，高于正常人的平均数。掌区花纹以 I_4 区远箕最多见，其他指间区花纹很少见。副远侧掌横褶出现率比黏液质型低。④黏液质型：神经系统反应的惰性较大，属于弱型，感情稳定，性格孤僻，性格内向，反应较迟钝，不易适应周围环境变化，善于忍耐，但自尊心强。其手纹特征类似于抑郁质型，有1/3 黏液质型的人出现副远侧手掌横褶。掌纹指间区常可见到远箕形态花纹。I_3 区远箕的出现率占 31.7%，手纹的白线较少，各关节屈褶线末端分叉较少出现。尺箕的出现率比胆汁质型低，而高于其他 3 型。医学心理学家们除对气质作了分类并历数其性格特征外，又单独列出与心脑血管疾病有直接影响的 A 型性格者。指出了 A 型性格的人有做事匆忙，具强烈的时间紧迫感，追求成就，敏锐，急躁，情绪不稳等特点，并指出这类性格特点是在紧张的激烈竞争的后天环境中逐渐形成的，后果是，易致心脑血管疾病。中国健康教育所在国内进行的一项测查结果表明，冠心病患者中 A 型行为者占 67%，而天津胸科医院对 100 例心梗患者的调查证实，属 A 型行为者高达 70%。A 型行为者的手有很客观与明显的表现：居多是汤匙手型或原始手型；掌上各指或坚硬或短秃；在掌屈纹方面每见大鱼际曲线前端与小鱼际抛物线不衔接而拉开距离。可以说这些都是较为准确地判断 A 型性格的依据。

三、情绪、性别与手纹表达

人的情绪虽千差万别，但大致可分为稳定型与不稳定型两种。如千差万别的性格可归为4 种气质类型及内向、外向两型性格一样。根据调查，情绪稳定型者手纹近乎抑郁质及黏液质型者，性格内向。掌褶纹中，副远侧掌横褶的出现率较高，掌正中褶不太直，指纹上如有双箕斗，多出现在左手，左手的皮纹学表现类似于左利手者的皮纹，弓形纹出现率高。情绪不稳定型者，副远侧掌横褶出现少，双手尺箕出现率高于斗纹，尤其是左中指与左小指尺箕出现率更高，右手斗纹比左手多。掌正中褶明显，有小鱼际褶，TP 分裂比率高（大鱼际褶与近侧掌横褶分离），I_3 区花纹出现率较高，I_4 区花纹出现率也高，性格外向，总的皮纹形态近似于胆汁质和多血质型，并类似于右利手者。

性格存在性差，这是由于不同性激素对中枢神经系统产生不同影响所致。男性由于受雄性激素影响，手的皮纹显现为脊线粗，纹沟深，关节屈褶线清晰，色深。斗纹比尺箕多，弓纹的出现率比女性低，这已由国内外大量调查资料所证实。指纹与掌纹表面的白线较少，汗孔较密，汗孔的发育较好，故手汗多，手掌各肌群收缩有力而强壮，故掌褶关节第一褶纹清晰。由于激素分泌的不平衡，男子可具有女性的性格特征，女子也可显示男性的性格特征。此时在手纹上也有类同反应，即在女子手掌皮纹出现脊粗、沟深、汗孔粗大的特征。而男子手掌则出现褶纹浅而不显，皮纹脊线细，皮沟浅的特征。据调查，男子双手的 t-d 脊线数平均每手掌（93. 38 ±0. 46）条，左、右手掌没有显著性差异。女子的 t-d 脊线数就少了，平均每手掌（0. 88 ±0. 42）条，左右手也无明显差异。

人类性格的多种类型与各种差别，与细胞中的 DNA 的多态性有关，使皮纹学与之相应成为表现遗传物质，乃至个体识别、性格差异的遗传标记。当然，成年后社会环境的重大剧变，造成性格的怪僻、畸变，就较难在手纹上鉴别、反映了。但如时长日久，则会有所表现。手的这种独特能力给瑞士的著名心理学家查尔·荣格留下了深刻印象，促使他决定开始研究心理－皮纹学。他曾经这样写道："手，由于其形状和机能与人的精神之间的关系是如此之密切，所以，它能够反映一个人的内心世界，进而能够解释一个人的心理历程。"这是怎么一回事呢？可能的解释是，作为人体最基本的触觉器官，手扮演着至关重要的角色，影响着我们的大脑、身体和情绪对周围的世界做出反应。手不仅仅是我们遗传基因构成的某种反映，还可以显示出一个人健康状况的变化、情绪的波动、潜在的才能与天赋，以及生活历程中的某些重大事件，如身体的损伤、精神的创伤、恋爱婚姻、离家出走等。这些，都取决于我们对生活中的经历如何做出反应。此外，由于手上的线纹还会发生变化，因此又提供了一种独特的方式，来帮助我们探查生命的历程，从而获知过去及现在的状况，甚至还能由此来预示未来，这的确是非常吸引人的。

手掌上的掌纹看上去就像地图上的公路网和铁路网。这些掌纹揭示出我们的天赋和能力，显示了我们施展这些才能的水平，以及我们的天性和特长将可能把我们引向何方。可以这样说，我们的掌纹就像我们的人生路线图，规划显示了我们的人生历程。当然，我们也可以绕开某些道路，或者是改变方向，这取决于我们自己的意愿，或者是由现实的环境来决定的。尽管对于皮纹的分析和研究追本溯源已经有 5000 年之久的历史了，但是皮纹学家们仍然无法确切地知晓掌纹的形态究竟是如何形成的。不过，经过许多个世纪的发展和演化，皮纹学已经形成了一套完整系统的知识体系，可以帮助我们认识自己，如了解自己的身体状况，智力和感情方面的特性，性方面的特性，创造力和想象力，对生活有影响的重大事件，恋爱婚姻，康复能力，心理特征，人生理想，对生活的满意程度……手掌上的纹线不仅能显示出我们过去和现在的状况，还能为预测未来提供重要的预见性参考信息。我们至今还未能充分地认识掌纹是如何形成的。某些人认为，它们是"能量之河"，发源于手指，流入手掌。还有一些人则认为，它们是由大脑与皮肤上的神经之间的信息传递引起的。我们已经了解到的是，掌纹和皮肤褶皱纹路（如指纹）一样，其最初的形成是在受孕怀胎几个月之后的胎儿身上，它们受到遗传基因及其他与怀孕期胎儿生长环境有关的因素的影响。此外，虽然指纹样式在一生之中几乎保持不变，但是掌纹却可能随着时间的推移和环境的改变而经常发生变化。我们还了解到，手掌上掌纹的形态和数量并不依赖于手部的活动，也和我们所从事的工作无关。然而，整日坐在电脑前工作的人手掌上的纹线的确要比从事重体力劳动的人要多，这也的确是事实，其原因尚有待深入研究。虽然掌纹的变化通常需要几年的时间，但在一些很罕见的情况下，也的确可能在几周内就发生变化。这些变化一般是因为受到生活中的“应激刺激”（如感染某种病毒，或是滥用药物）的影响，以及生活态度和行为方式的转变。学习静坐冥想、戒烟戒酒、全身心地投入热恋，这些事情都可能使我们的掌纹发生意想不到的神奇变化。

早在 20 世纪初期，许多科学研究就已经注意到了皮肤纹理，企图证实人所遭受的精神或是身体的异常是否能从手掌和手指上的花纹反映出来。这些科学先驱者中包括哈里得·库明斯、查尔斯米得罗及 L. S. 彭罗斯。夏罗特·沃尔夫，著名的心理学家，在他那些记忆有困难的患者中间做了大量的研究。有大量的证据表明，异常的皮肤花纹表明异常精神状况的倾向。此外，特别的花纹可能表明某种先天和心理异常，如心脏病和妄想行为。印度的医生把位置偏离的轴心三角同先天性心脏病联系起来。这也证实了日本人和夏威夷人早期做的研究。他们的研究表明，同受控制的 17% 的患者相比，64% 的患先天性心脏病的男性的轴心三角位于手掌中心。对那些患精神分裂症的患者的肤纹也有了大量的研究。当然，他们的肤纹出现异常，这些异常可能说明基因缺陷，但是，至今尚未有研究表明什么样的线纹能代表这种病。

尽管人一生下来就有的纹线是不会改变的。但是，如被称作“珍珠线效果”的肤纹干扰会随着生病和饮食不足，出现身体失调或抵抗力衰弱。所以，艾滋病患者被发现有这种“珍珠线”效果的肤纹。这种“珍珠线”的特点也表明精神疾病倾向，并且似乎常出现在患精神分裂症或轻微精神失调，如神经功能病等。一旦身体恢复了，线纹就会重新正常组合。

性格尽管受遗传因素影响，在皮纹上有所反映，但毕竟是受多因素影响，有可塑性。我们通过皮纹学观察，能无损伤地、快速地了解分析一个人的性格、气质类型，尤其是对青少年，可以因势利导，作必要的心理咨询和引导，以适应成长期的各种心理问题及踏上社会所面临的错综复杂的社会关系和应激，对青少年的健康成长及提高心理应变能力是很有裨益的，具有一定的应用前景。

参考文献

［1］郭汉璧 . 1181 名学生皮肤纹理的肤纹调查分析［J］. 南京医学院学报，1981，1（3）：31－35.

[2] 吕学诜. 皮纹遗传学研究进展 [J]. 佳木斯医学院学报, 1994, 1 (2): 19 -24.
[3] 张海国. 中国人肤纹研究Ⅰ、Ⅱ [J]. 遗传学报, 1981, 2 (4): 68 -73.
[4] 陈祖芬. 正常人手纹类型分析 [J]. 解剖学报, 1981, 12 (1): 61.
[5] 王遇康. 医学皮纹学 [M]. 成都: 学术期刊出版社, 1988: 12 -15.
[6] 汪向东. 心理卫生评定定量表手册 [J]. 中国心理卫生杂志, 1993, 12 (增刊): 12 -34.
[7] 叶奕乾. 心理学 [M]. 上海: 华东师范大学出版社, 1988: 12 -33.
[8] 盐野宽. 皮肤纹理学与临床应用 [M]. 东京: 南山堂, 1983: 11 -15.
[9] WEINMAN J. An outline of psychology as applied to medicine [M] // An outline of psychology as applied to medicine. J. Wright, 1981.
[10] CUMMINS H, MIDLO C. Revised methods of interpreting and formulating palmar dennatoglyphics [J]. Am J Phys Anthropol, 1929, 12 (3): 415 -437.
[11] SEHAUMANN B, ALTER M. In: Dennatoglyphics in medical disorders [M]. New York: Springer Verlag, 1976: 1 -5.
[12] BROWN T S, WALHEE P M. Psycophysiol [J]. Io Psychology, 1980: 21 -25.

漫谈皮纹中医心身健康预报调理技术

马一友，贾忠奎

（深圳古真健康管理公司）

摘　要：中医心身健康调理技术是马一友总结前人实践经验，经过20多年的理论和实践探索总结出的实用新型系列人体综合的康复技术，本文拟从六淫——伤于寒、七情——高血糖患者及某些癌症患者的身心状态、手术外伤的心身预报3个方面，简述、分析、思考心身预报调理技术的应用及实践效果。

一、引　言

心身预报调理技术属于中医望诊（色珍、触诊）范畴，是中医心身健康调理系列技术之一，其理论根基是传统中医理论、特别是阴阳和五行生克理论，遵循《黄帝内经》（《灵枢·五色篇》[1]）、《伤寒论》等传统医学论著的观点，同时结合现代中医、西医学、心理学的最新发展成果，以“钱学森教授的人天观学术思想”[2]作指导继承、开创出的实用新型人体康复系列技术。

按照钱老人天观学术思想，即在大宇宙范围内，人体始终处于物质、信息、意识的动态交换体系中，人体与人体、人体与万物、人体与天地之间，信息是相通并且是无限开放的。结合现代人体全息论，在长期应用、大量实践该项技术的过程中，对其现象观察思考，对其机制分析总结，我们认为要观察的外表皮肤特定靶区位置——反射区，就像是身体五脏六腑肢体的办事处或代办处，通过观察揭示、解释反射区的信息可以很好地推断人体健康状态。

现代中医研究实践中有相关报道，见国内相关研究文献[3-5]。其有效诊断符合率达到80%左右，效果显著，方便快捷，是一种值得推广的“古老”人体健康疾病状态的预测诊断手段。然而，由于操作者的个体诊断水平差异、解读认知缺乏统一性，造成该技术应用上的瓶颈及负向影响，所以在大力推广普及应用的同时还应进行该诊断技术的标准化研究，对该技术从业人员进行科学化地组织、培训、考核、管理尤为必要。

中医心身健康调理技术经过20多年的观察、思考、实践、总结、归纳，形成了系统的指导理论和技术方法，强调心身不二，即人体任何问题都有时间、空间转换的特性，人体长期心理问题有其生理物质基础；同时物质躯体上的生理疾患具有典型性格心理特征。从爱的“能量角度”发现了“诊”和“疗”的秘密，即心身预报观察靶区又是调理、治疗的可靠部位。20多年来，我们开创性地先后建立了网络学习、线上传播平台、有平衡养生技术论坛、中医心身健康调理技术论坛、微信心知道公众平台、微信心身养生部落等。积累了大量的康复实践案例，心身预报调理技术主要包括面诊、手诊、舌诊、耳诊等途径，本文以手掌部位的心身预报调理技术为例来阐释该技术的理论和实践特点。

二、实践应用

本节拟从人体与外界相互作用过程中，外邪、内伤和外部伤害3个方面论述实践该技术的特性。

1. 外感寒邪，以心身预报技术手掌部位调理感冒症状为例

感冒机制在中医里面也没有统一的认识，伤寒派和温病派有不同看法，罗大伦[6]把这些不同看法统一为感冒的不同阶段和不同症状。感冒的主体阶段是由“表寒”到“里热”的这么一个过程，但有时会碰上湿气，湿气是六气中唯一的有形之气，湿气就会和其他四气相结合，所以有了热湿、寒湿、暑湿、风湿几种情况（燥气因为和湿气相对，不会结合，只会相克），这4种湿和前面的表寒、里热相结合，六经流变就有了多种感冒症状。所以主体的治疗思路就是：表寒阶段解表、驱寒；里热阶段以清内热为主；如果有湿气则祛湿，同时针对寒热做不同处理。

一般情况下大多数人在身体能量不足时，偶遇风寒特别是颈项上背部受凉时会出现皮肤表面起鸡皮疙瘩、毛孔紧缩的下意识反应，这时大概可以称作“寒入腠理”[7]吧，如果人的抵抗能力尚可，则寒气不足为惧，不会再有什么其他症状了，掌部位对应咽部、气管和肺部、结肠反射区均无明显变化。这个时刻如果人有知有觉，采用中医心身健康调理技术中的平衡养生操按摩手法，对颈项、背部稍加按摩即可。图1为平衡养生技术健身掌区位映相。

感冒初始阶段一般是打喷嚏，鼻塞，流清涕，背部发冷，比较怕冷，有的人此时会拉肚子，西医称作急性肠炎，中医叫作表寒。很多人这个阶段很短，半天或者一天就转

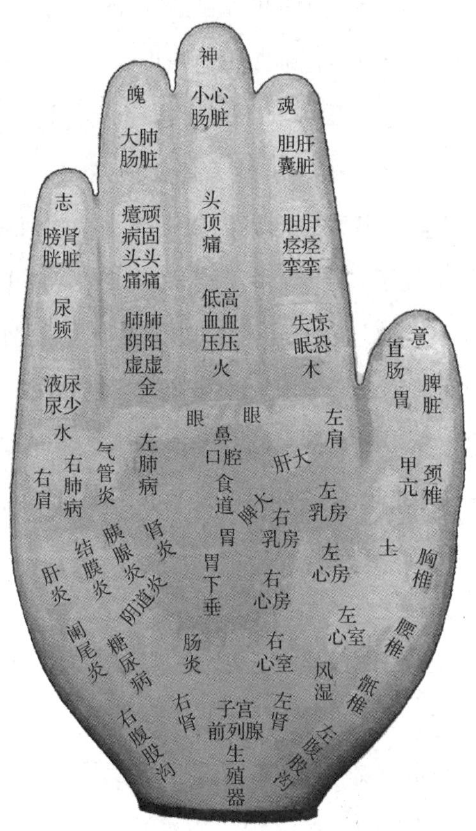

图 1　平衡养生技术健身掌区位映相

为其他症状了，比如咳嗽、发烧。有的人这个阶段很长，得好几天，一直打喷嚏，流清涕，纸巾大把大把地用，可能是身体素质较好，这个表寒比较难以侵入成为里热。这个时期可以叫作“寒入肌肤”，往往在掌部鼻敏感部位出现淡白点，预示着身体内某一部分、特别是呼吸系统的血液循环系统不畅，好像是血管“热胀冷缩”了，血液流量下降，反射区显示局部血液循环受阻颜色变淡，如图 2 所示。

这个阶段是感冒的初期阶段，是治疗调理的最佳时机，不要等感冒自己好，其实这个阶段喝开水是一个好方法，但这个方法还不太够，中医心身健康调理方法较多，方便的方法是直接点按对应反射区；也可以加强做平衡养生操，身体微微发热发汗就好了；较麻烦点的是食疗技术可用香菜根、白菜根、葱须煮水喝来调养；如果在办公室，可以用开水泡一小包紫苏叶，六七分钟后趁热喝下；也可用葱白加几片生姜，煎服至解表微汗。吴鞠通说：“香气大出，即取服，勿过煎，肺药取轻清，过煮则味厚入中焦矣”，表寒属肺经，治疗肺经的病用药就要轻清，所以葱白、生姜不要太多，轻清才能往上走、

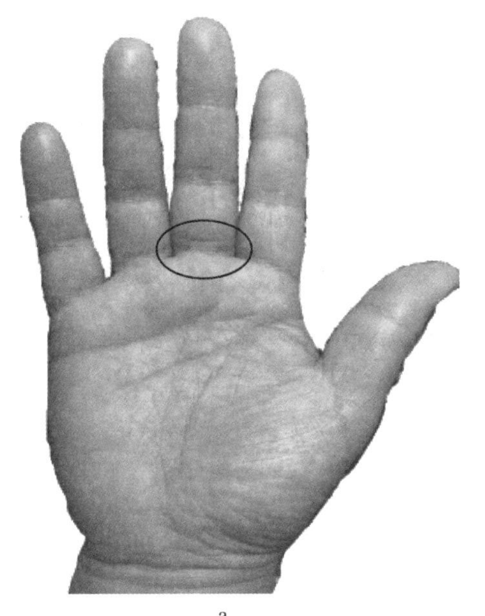

a

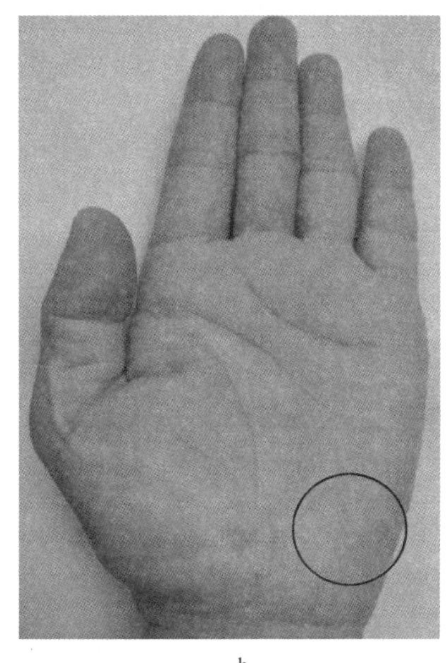

b

图 2　感冒初期急性肠炎手掌反射区

往外散。喝这个水最好能达到身体微微出汗，身上发热不再觉得冷这种效果。不需要出大汗，更不要出汗后吹风。

感冒症状过了这个表寒这个阶段，外表的寒邪如果没有及时祛除，就会往里渗透，这时候身体也在不断和外邪做斗争，中医认为就进入到六经流变过程，身体症状可能伴随发热、高热、畏寒、无汗、咽红、咽痛、发烧、咳嗽、骨节酸痛、恶心、头晕、呕吐等热证症状了。诊断指征有痰黄，鼻涕黄，咽喉疼痛，体温上升，扁桃体发炎等。

此时掌部咽部反射区、气管反射区、左右肺反射区、大小肠反射区、胃反射区及重叠心脏反射区可能出现斑或点，触到斑点部位有颗粒感、压痛感，其颜色随病程加重会由粉红色变为红色再变为深红色，预示着寒邪寒邪由表及里、由浅入深的致病过程。

但这个阶段如果冷得发抖，以上的身体调理方法可能就力道不够了，就要用《伤寒论》中的麻黄汤。如果这个阶段还有咳嗽，可以用中成药通宣离肺丸，注意这个阶段忌用寒凉药。中医心身健康调理技术建议应再加上刮痧板对颈项和背部通过六部手法进行综合调理，并及时休养身体，也可配合专业医生诊治。

随着身体自愈能力的作用，感冒痊愈后寒邪退却的痕迹在人体掌部反射区对应区域有明显的痕迹，色斑颜色由浅暗红色变黄色再变棕色，等随时间延长逐渐褪去，寒邪对人体的作用也告一段落，有经验的中医心身健康调理师可以从中窥得你身体大约在多长时间前曾经“经历过风寒的考验”。

2. 内伤七情，以高血糖症和部分癌症患者为例

中医心身健康调理技术认为，糖尿病常常是现代社会人们不良生活习惯、饮食习惯及作息习惯等综合因素造成的，我们常常能观察到在某些阶段患者的心理情绪问题大于身体功能的障碍，常伴随情绪敏感、易激惹，怨气重的性格特征，观察患者掌部可见片状粉红色区，粉红色、红色点状糖尿病反射区域，另外胰脏反射区也可见表皮硬结或较明显的岛状突起，如图3所示。糖尿病中医心身健康调理方法除了对相关反射区的六部手法调理外，还有情绪管理与疏导等方法。

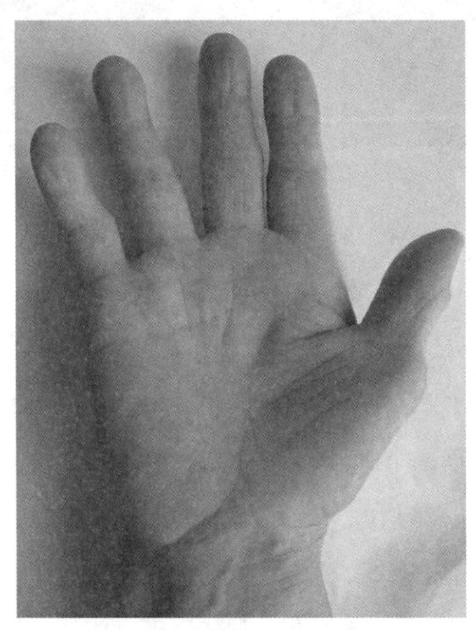

图3　糖尿病患者掌纹

巨大的悲伤、哀怨对于癌症患者也是一个较大的致病原因，实践中常见的肝癌、胃癌、肺癌等患者，在患病前3个月甚至3年前大多由情志的巨大冲击造成郁结，破坏了正常的人体生理功能。癌症患者一般脸色晦暗，掌部对应反射区出现蟹爪暗色突起，如图4所示。心身预报技术对于癌症病患的提前诊治有很重要的意义。

3. 外伤疤痕

中医心身健康掌部反射区观察预报时见外伤疤痕的痕迹，时间愈久疤痕愈明显，如图5和图6所示。

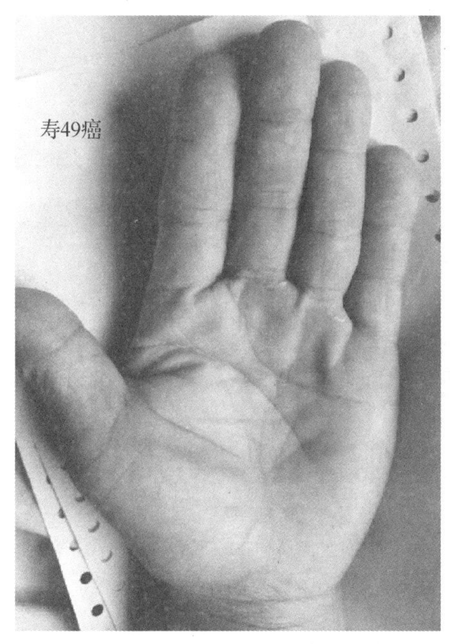

a

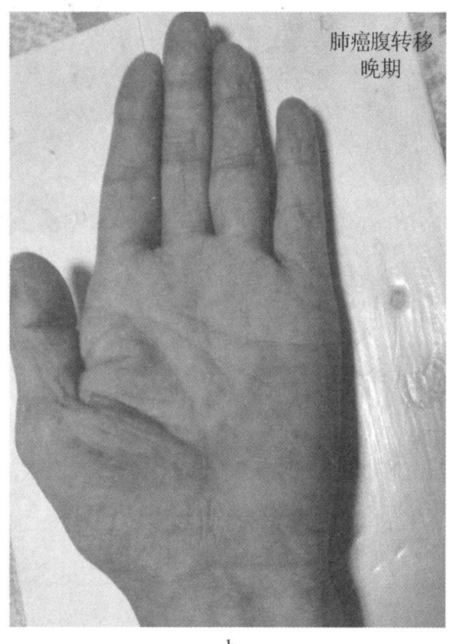

b

图 4　癌症患者掌纹

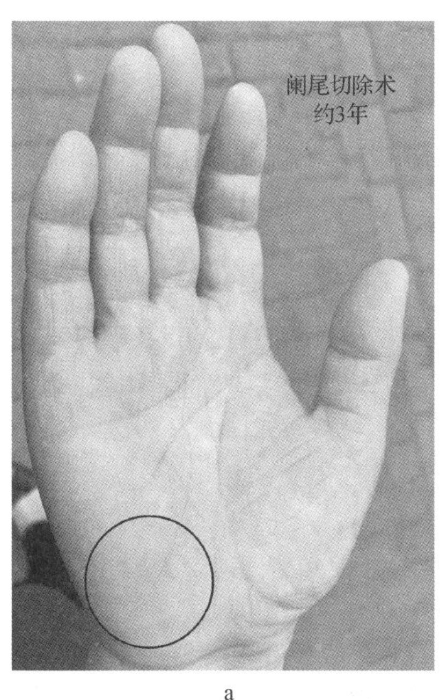

a

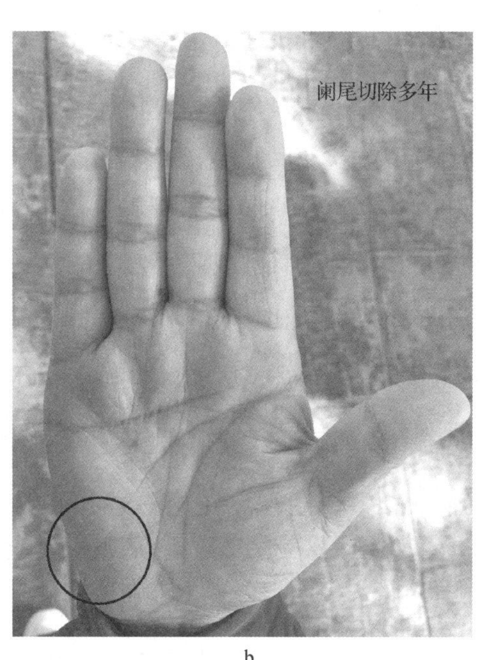

b

图 5　阑尾切除患者掌纹

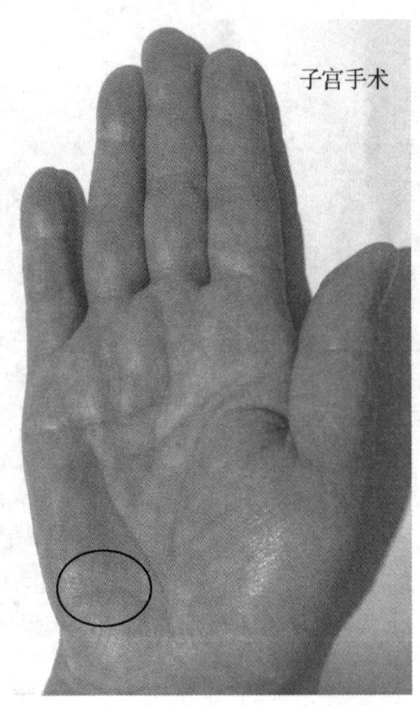

图6　子宫切除者掌纹

三、结　语

中西医心身健康预测调理技术有精确、准确、高效、快速之功效，同时诊治一体，是一种绿色的辅助诊断方法，也同时是环保的调理技术，随着广大中医心身健康调理师的应用实践，其效果神奇的案例正在不断地涌现，我们希望这种无痛苦、无污染、绿色节能、高效的诊治方法能够带给更多人，以早日实现“人人保健康，家家变乐园”。

中西医心身健康预测调理技术是一门新型实用技术，只要踏实地开展你教我学，大范围培训推广，就能早日实现“人人变良医，天下尽欢颜”的宏伟目标！我们还要应用现代科学研究方法，对比、统计分析等手段做信息处理，进行深度科学研究，采用当今最先进的信息技术和方法，研究、传播、应用这一中华绝技，为“健康中国”助力！

参考文献

[1] 朱玉栋，龚以平．《内经》面色诊发微［J］．现代中医药，1991（2）：4－6.
[2] 钱学森．人天观、人体科学与人体学［J］．大自然探索，1983（4）：15－22.
[3] 徐凌波．百例痔瘘手诊［J］．中国民族民间医药，1997（3）：9－12.
[4] 沈文鸳．虎口三关指纹诊查的临床意义初步探讨［J］．上海中医药杂志，1962（3）：21－24.
[5] 包领香．手诊在中医养生保健及慢性病诊断中应用［J］．现代养生，2017（6）：171－172.
[6] 罗大伦．谈感冒［EB/OL］．（2013－03－27）［2018－12－20］．https：//www.douban.com/note/268551984/.
[7] 腠理［EB/OL］．［2018－12－20］．https：//baike.baidu.com/item/腠理/2388640？fr＝aladdin.

皮纹检测与职场配适度关系研究

——以某知名连锁便利商店为例

陈金明，陈金辉，陈榕儿

（艾尔发教育集团）

一、绪　论

1. 研究动机

随着企业的竞争越来越激烈，人力资本对公司维持竞争优势的重要性与日俱增。对于如何选择对的人及配置适合的位置，对企业的营运有莫大的影响。因此，在现今的企业中越来越会运用更多有效的工具或方法进行人员的选、用、育、留。

企业对于人员进行甄选时，测验是一个常用的方式，过去一般用智力量表及人格特质量表作为人员甄选的工具，而现今在中国大陆、中国台湾及俄罗斯已开始渐渐将皮纹分析应用到从事运动选手的甄选中，由于皮纹具有不变性及稳定性，以及较不易因受测者的情绪状况而影响测试的结果，故其可以避免人为的偏误，因此是否较其他心理量表更为客观。此为本研究动机之一。

统计数据显示，多数就业者存在着工作与所学专长不符的情况（蔡宪唐、韦伯韬，2004），因此，探讨何种职业性向与工作之间的搭配有助于个人更早确立生涯定向，而过去多数以 Holland（1966）的职业性向量表来予以衡量，若能以皮纹分析数据来予以衡量，则可以让人力资源主管多一项选择。此为本研究动机之二。

过去优势分析多数均以学龄儿童或幼儿为主，较缺乏成人的研究资料；然而若能透过优势分析，提供个人从事生涯的抉择，则有助于个人获得工作满足，对企业而言，则达到员工的发展、人员的有效运用。此为本研究动机之三。

过去探讨个人－工作配适的研究，首先在结果变项部分多数以探讨工作绩效、工作满足、组织承诺、组织公民行为等，较少探讨个人－工作配适对于个人生涯满意的影响，本研究认为若个人的能力与工作配适，就短期而言能有好的绩效表现，而就长期而言，薪资的增加、升迁速度、发展机会亦应会有较好的表现及较高的满意度；其次，在后果变项的部分均着重个人主观的认知，而忽略实际上客观的结果，本研究尝试以客观的方式作为员工绩效的衡量，把员工的实际绩效表现作为个人－工作配适的后果变项，以了解个人－工作配适与客观绩效之关系。此为本研究动机之四。

2. 研究目的

基于上述的背景与动机，本研究尝试以个人－工作配适（person-job fit）观点，探讨先天与后天的个人特性（individual characteristics）对个人－工作配适的影响，进而影响工作绩效与生涯满意，并以年资、教育及学以致用为控制变项，以避免研究误差（bias）。

基于上述的研究动机，本研究希望达到以下目的：

①了解皮纹检测工具与个人－工作配适之间的关系；

②了解皮纹检测工具与员工绩效、生涯满意的关系；

③了解一般认知能力、人格特质、工作特性与个人－工作配适之间的关系；

④了解工作特性与皮纹检测的交互作用，与个人－工作配适之间的关系；

⑤了解心理测验及认知测验量表与皮纹检测对于个人－工作配适之间预测能力的差异。

二、文献研究

1. 皮纹的定义

陈金明、罗德鹏、蔡宜芳（2004）指出皮纹是手指、手掌及脚掌等处皮脐纹的形态，多呈长条弯曲平行的纹线，生于手指的皮纹叫指纹，生于手掌的皮纹叫掌纹。

吴瑞琪（1995）及刘虹珍（1999）认为皮纹是作为人体的一个特定性状，于胚胎期的13～19周形成，具有遗传性、个体特异性和终生不变的稳定性等特征，遗传学家称之为显露在体外的遗传因子，它与人的体质强弱、机敏程度、运动能力及其某些遗传性疾病密切相关。

2. 皮纹的衡量

优势分析的采样方法是采集指纹的走向与形态及手掌纹的 atd 角度，经过计算机分析后，可获知个人先天的多元智能及潜在个性，其分析项目及其相对应之职能见表 1；此外，优势分析结果的相关应用见表 2。

表 1　皮纹分析之内容（12 项指标）

皮纹项目	对应之职场能力	对企业之帮助
tRC： 总脊纹数，代表先天学习潜量	1. 工作性质适合多元发展或专一某领域 2. 可否一心多用 3. 适合挑战性、变化性较高或守成、变动少、较单纯的工作 4. 终身学习的能量	1. 安排适当的工作性质，如 tRC 高者就不适合从事一成不变的工作 2. 调整工作方式与部门 3. 教育训练与在职进修之负荷 4. 调整主管对员工绩效之期望值
atd： 先天学习敏锐度，指视、听、嗅、味、触觉的直觉和敏感度	1. 是否适合从事需要手疾眼快、反应迅速、心思细腻、精细动作熟练、细心、敏感度高、观察力强等性质的工作 2. 情绪的敏感度 3. 学习新事物与处理事务的反应速度、积极度	1. 安排适当的工作性质 2. 挑选适合的员工 3. 办公室、职场 EQ 4. 团队的沟通合作模式 5. 教育训练之方式与步调 6. 调整主管对员工绩效之期望值
先天学习风格： 在学习时的习惯性思考及反应模式（4 个指标）	1. 适合的带领与管理模式 2. 适合开创性或守成性或另类的工作性质 3. 主管的领导风格 4. 处理事务之态度与模式 5. 工作态度与合群与否	1. 安排适当的工作性质 2. 主管的领导风格与员工的先天风格是否吻合 3. 团队的沟通合作模式 4. 教育训练之方式，例如，模仿型、认知型就截然不同 5. 激励与批评的方式
先天学习类型： 视觉型、听觉型、体觉型 3 种类型（6 个指标）	1. 适合的沟通模式 2. 适合的学习模式	1. 团队的沟通合作模式 2. 教育训练之方式，例如，体觉——重视实务操作经验；视觉——书面数据与书籍最有效；听觉——讨论与听讲的成效最好 3. 激励与批评的方式

数据来源：陈金明、罗德鹏、蔡宜芳（2004）。

表 2　皮纹分析之应用

对象	衡量项目	内容
个人	先天学习风格	1. 具体表现　2. 强化动机之方式
	先天学习类型	1. 沟通模式　2. 激励方式 3. 合作模式　4. 进修方式
	先天学习敏锐度	对事物的敏感度、诀窍
	先天智能优势	具体表现、在工作中展现的能力优势
	职业性向发展之优势	适合之科系性向、行业类别

续表

<table>
<tr><th>对象</th><th>衡量项目</th><th>内容</th></tr>
<tr><td>个人</td><td>补强部分</td><td>1. 先天智能弱势与隐忧
2. 较不适合之工作项目
3. 补强与教育训练建议</td></tr>
<tr><td rowspan="7">团体能力</td><td>职场适性能力</td><td>企图心、领导力、执行力、思考力、观察力、沟通力、人际能力、审美能力、活动力、合群性（协调 & 团体适应能力）、多元性、单一性</td></tr>
<tr><td>适合职务</td><td>领导管理、人际社交、研发思考、行政事务、企划幕僚、艺术审美六大类型</td></tr>
<tr><td>职场适性能力</td><td>1. 评估整体适性能力　　2. 显示个人与整体适性能力之比较</td></tr>
<tr><td>适合职务</td><td>1. 评估整体适合职务　　2. 显示个人与整体适合职务之比较</td></tr>
<tr><td>皮纹数据库</td><td>为日后人力分配、工作协调提供参考</td></tr>
<tr><td>个别分析</td><td>针对某员工问题、或员工与主管间协调、或找出绩效不佳之盲点</td></tr>
<tr style="display:none"></tr>
<tr><td>工作职务</td><td>某一特定职务之搜寻</td><td>1. 由公司定出职务能力条件与可能人选，并从皮纹报表中给予适当建议
2. 甄选新进员工</td></tr>
</table>

数据来源：陈金明、罗德鹏、蔡宜芳（2004）。

3. 皮纹的相关研究

（1）医学遗传学

1950 年，加拿大的脑外科教授 Penfield 所发表的《身体各部位与脑之关联之断面图》一文，显示出手指皮纹与大脑间密切之关联。

1980 年，日本医学专家品川加野博士亦提出：左右手指纹与左右脑之间具备密切联结的关系。

吴瑞琪（1995）指出借助皮纹测试，可提早发现资优儿童，以便进行重点性培养；而对一般儿童可了解其智力潜力范围，以便于因材施教；另外，也能及时发现发展迟缓的儿童，以便进行补救措施，进而提升国家人口整体素质。

杨焕明（2000）在《生命大解密》一书中明确指出：从指纹也可以检测 DNA 序列。

2003 年，《星期日泰晤士报》报道英国和西班牙科学家的研究成果，指出手纹形状反映个人智商。

2002 年，台湾皮纹与智力研究的专家，研究出一套“皮纹多元智力检测系统”，主要是将指纹和 atd 角的研究成果与计算机程序结合在一起。

Muivihill 与 Smith（1969）发表有关胎儿皮纹形成的阶段研究，指出胚胎成长至第 13

周时，真皮的皮脊样式开始形成，于第16周时分化完成，从此不再有任何变化，而且每个人的皮纹都是独一无二的。近二十年来皮纹已被接受成为临床诊断的工具，并推广至公共研究领域。

（2）心理学

Wolff著作两本手相学的科学基础概要 *The Human Hand*（1942）、*The Hand in Psychological Diagnosis*（1951），证实指纹确实与认知和思想两者有关联，也确认从食指和拇指可知道个人的自觉意识与意志力，是智力功能的显示器。

1967年，Beryl B. Hutchinson，第一位提出生理模式研究协会者（SSPP），发表其评论，相信皮纹学可当成显示个人与生俱来的人格特质之工具。

1974年，Jaegers论述可由手上显示的皮纹记号找出其个人拥有的心理学上的特性（psychological characteristics）。

Bagga在1989年发表《精神分裂症之皮纹状态》，并确认皮纹在生理和心理学上不可取代。

（3）甄选人才

陈金海（1998）以女子桌球运动员之皮纹特征进行探讨惯用手与非惯用手各项皮纹特征之相关、影响运动能力之重要皮纹指标，以及不同技能层次运动员各项皮纹特征及皮纹综合的差异情形。

（4）其他

1985年，台湾陈怡谋教授发表将多年研究皮纹遗传学与大脑关系结合加德纳多元智能，在台推广皮纹与多元智能。

Fitzherbert为学院派科学性研究皮纹代表性人物，在1981—1993年发表300多篇论文，内容述及皮纹学、人类学、解剖学和医学关系。

由上述可知，过去皮纹的相关研究多数关注于医学、生物学与人类学，而皮纹在管理应用上的实证研究，则寥寥可数。

三、研究设计

1. 研究架构

本研究依据动机、目的，以及过去的文献，针对皮纹检测的12项指标与员工的工作绩效及工作配适度的关系进行探讨。并同时探讨人格特质、工作动机对皮纹检测的12项指标与员工的工作绩效及工作配适度的关系的干扰效果进行检定。借以了解皮纹的那些指标可以用来预测员工的工作绩效，以及不同的皮纹形态的员工其工作选择应如何，以作为企业有效人力配置的参考。本研究架构如图 1 所示。

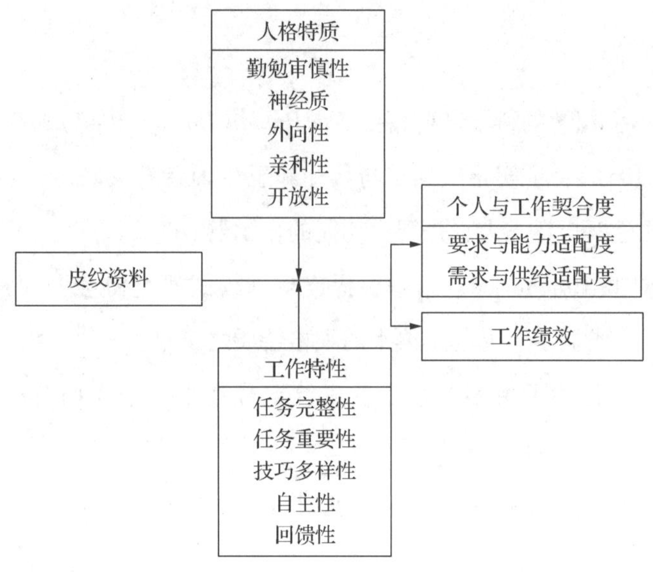

图 1　本研究架构

2. 资料收集

本研究以某便利商店员工为研究对象，并由合作企业协助取得受测员工及其直属主管的资料。

第一阶段为事前准备工作，由受测企业提供员工名单，本研究编列代号。第二阶段为资料收集阶段，在确认抽样对象后，与受测企业取得联系并确认访谈时间后，由皮纹公司人员亲自前往现场采集样本的皮纹数据。第三阶段为收集受测员工及其直属上司问卷数据，待所有样本数据（包括问卷与皮纹）回收后，研究人员则进行统计分析。

3. 变数衡量

（1）人格特质：以 Goldberg（1999）所发展的五大人格特质量表共 50 题来测量。

（2）工作特性：以 Hackman & Oldham（1980）所发展出的工作诊断量表（Job Diagnostic Survey）的 21 题来测量。

（3）个人 - 工作配适：采用 Cable & DeRue（2002）、Cable & Judge（1996）、Saks & Ashforth（1997）等人之量表汇总而成。

（4）皮纹资料：样本皮纹的采集是由研究者前往现场采集，收集到资料先交由合作厂商艾尔发公司分析，其分析结果再交由本研究继续进行其他研究分析。皮纹采样所需之仪器系由合作厂商提供。

（5）工作绩效：分别针对主观及客观的绩效予以衡量，在客观的工作绩效方面，要求主管分别针对受测员工过去3年的绩效进行评估；而在主观的工作绩效方面，则请主管针对该员工过去的表现，以五点量表予以评估，量表共计13题。

四、资料分析总结

有关某便利商店员工之皮纹检测结果、工作特性、职位、人格特质、过去3年绩效评比、主管主观绩效评估、供给配适度、需求配适度之相关分析，见表3。

①冒险性与听觉感受、听觉辨识为负相关；

②外向性与听觉辨识为正相关；

③听觉感受与过去3年绩效评比为正相关；

④视觉辨识与主管主观绩效评估为正相关；

⑤亲和性与atd为正相关；

⑥atd与工作多样性及工作重要性为负相关；

⑦atd与过去3年绩效评比负相关。

五、结论与建议

1. 结论

本研究主要是探讨皮纹分析资料的12项指标与人格特质及工作特性之间的交互作用与员工的工作绩效及是否胜任该工作之间的关系，依据层级回归分析的结果，本研究获得以下的结果。

（1）皮纹检测的12项指标对员工工作绩效的影响

本研究结果发现皮纹检测结果中atd值越低的员工过去3年的工作绩效越好。听觉感受及视觉辨识越高的员工，主管评价的绩效也越高。而皮纹检测结果中视觉感受越高的员工，越认为现在的工作符合自己的期待。

（2）工作特性对皮纹检测结果与员工工作绩效关系的影响

本研究结果发现体觉感受越高的员工，面对工作自主性越高者，越会有好的工作表现；而听觉感受越高的员工，面对工作有较多信息告知工作表现时，会有较好的绩效。而体觉辨识较高的员工，则在面对工作有较高的自主性、工作越多样化及越重要时，越有好的表现。而逻辑推理较强的员工则在面对工作越完整时，其工作表现越好。

表 3　研究变项之相关分析

	1. 创造领导	2. 空间心向	3. 体觉感受	4. 听觉感受	5. 视觉感受	6. 沟通管理	7. 逻辑推理	8. 体觉辨识	9. 听觉辨识	10. 视觉辨识	11. tRC 平均值	12. atd	13. 神经质
1. 创造领导	1												
2. 空间心向	-0.213**	1											
3. 体觉感受	-0.262***	0.671***	1										
4. 听觉感受	-0.128	0.170*	0.215**	1									
5. 视觉感受	0.023	-0.037	0.038	0.145	1								
6. 沟通管理	0.590***	-0.111	-0.097	0.016	0.201*	1							
7. 逻辑推理	-0.180*	0.325***	0.326***	0.052	0.130	0.038	1						
8. 体觉辨识	-0.198*	0.359***	0.451***	0.252**	-0.047	-0.043	0.307***	1					
9. 听觉辨识	-0.190*	0.109	0.177*	0.388***	0.146	-0.070	0.164*	0.334***	1				
10. 视觉辨识	-0.113	0.115	0.115	0.176*	0.417***	0.131	0.068	-0.031	0.172*	1			
11. tRC 平均值	0.087	0.101	0.087	0.124	-0.019	0.093	-0.104	-0.074	0.007	-0.128	1		
12. atd	-0.034	0.138	0.070	0.084	0.077	0.182*	-0.014	0.055	0.131	0.073	0.295***	1	
13. 神经质	0.052	-0.062	-0.024	-0.124	0.006	-0.013	-0.079	-0.088	-0.106	-0.020	-0.042	-0.054	1
14. 外向性	0.065	-0.013	-0.013	-0.050	0.011	0.006	0.011	-0.083	0.178*	-0.017	0.030	-0.093	-0.368***
15. 勤勉严谨性	-0.002	-0.018	-0.069	-0.007	0.068	-0.080	0.007	-0.030	0.090	-0.013	0.020	-0.027	-0.374***
16. 亲和性	0.053	0.011	0.025	-0.026	-0.127	0.078	0.055	0.000	0.121	-0.071	0.136	0.192*	-0.265***
17. 冒险性	0.064	0.038	0.004	-0.214*	0.007	-0.012	-0.083	-0.176*	-0.047	0.015	0.126	0.014	-0.021
18. 要求	0.047	0.052	0.032	0.124	0.087	0.054	0.050	0.013	0.056	0.066	0.073	0.061	-0.283***
19. 供给	-0.011	0.053	0.086	0.097	0.164	0.084	0.047	-0.036	0.011	0.161	-0.064	0.075	-0.219**
20. 工作自主性	-0.063	-0.035	-0.028	-0.078	0.010	-0.026	0.019	-0.006	-0.020	0.146	-0.027	-0.099	-0.127
21. 工作完整性	-0.055	0.020	0.086	-0.048	-0.052	0.058	-0.095	0.028	-0.109	0.129	0.105	-0.145	-0.117
22. 工作回馈性	-0.011	-0.123	-0.089	-0.090	-0.029	0.019	-0.014	-0.070	0.006	0.080	-0.077	-0.137	-0.158
23. 工作多样性	-0.008	-0.109	-0.071	-0.108	0.077	0.013	-0.068	-0.062	0.054	0.167	-0.036	-0.206*	-0.051
24. 工作重要性	-0.099	-0.063	-0.047	-0.085	0.067	-0.095	-0.047	0.001	-0.033	0.102	-0.104	-0.264**	-0.041
25. 过去 3 年绩效评比	0.099	0.066	0.024	0.220*	-0.083	0.039	-0.031	0.106	-0.002	0.166	0.108	-0.182*	-0.135
26. 主管主观绩效评估	0.009	-0.004	0.120	0.096	0.031	0.054	0.114	0.104	0.086	0.253**	0.091	0.005	-0.122

续表

	14. 外向性	15. 勤勉严谨性	16. 亲和性	17. 冒险性	18. 要求	19. 供给	20. 工作自主性	21. 工作完整性	22. 工作回馈性	23. 工作多样性	24. 工作重要性	25. 过去3年绩效评比	26. 主管主观绩效评估
1. 创造领导													
2. 空间心向													
3. 体觉感受													
4. 听觉感受													
5. 视觉感受													
6. 沟通管理													
7. 逻辑推理													
8. 体觉辨识													
9. 听觉辨识													
10. 视觉辨识													
11. tRC 平均值													
12. atd													
13. 神经质													
14. 外向性	1												
15. 勤勉严谨性	0.374***	1											
16. 亲和性	0.060	0.247**	1										
17. 冒险性	0.228**	0.114	-0.067	1									
18. 要求	0.222**	0.182*	0.015	0.152	1								
19. 供给	0.143	0.144	0.07	0.069	0.580***	1							
20. 工作自主性	0.014	0.120	-0.013	-0.097	0.323***	0.291***	1						
21. 工作完整性	-0.037	0.146	0.087	-0.071	0.152	0.14	0.645***	1					
22. 工作回馈性	0.157	0.114	-0.007	-0.118	0.207*	0.130	0.642***	0.487***	1				
23. 工作多样性	0.036	0.091	-0.006	-0.112	0.330***	0.324***	0.791***	0.550***	0.600***	1			
24. 工作重要性	-0.097	0.129	0.003	-0.111	0.182*	0.172	0.618***	0.463***	0.429***	0.575***	1		
25. 过去3年绩效评比	0.169	0.095	-0.071	-0.028	0.297***	0.144	0.262**	0.414***	0.100	0.310***	0.149	1	
26. 主管主观绩效评估	0.025	0.167	0.050	-0.226**	0.280***	0.175*	0.528***	0.473***	0.412***	0.440***	0.249**	0.385***	1

（3）人格特质对皮纹检测结果与员工工作绩效关系的影响

本研究结果发现，tRC 平均值越高的员工，若个性越外向，则主管评价的绩效越好。

（4）工作特性对皮纹检测结果与需求配度关系的影响

本研究结果发现空间心像及体觉感受越高的员工，面对工作自主性越高，则越会觉得自己的知识、技能、能力符合工作的需求；而创造领导越高的员工，则面对越多样化、越重要的工作，则越会觉得自己的知识、技能、能力符合工作的需求。沟通管理越高的员工，则面对越重要的工作，就越会觉得自己的知识、技能、能力符合工作的需求。

（5）职位对皮纹检测结果与员工工作绩效关系的影响

职位越高的员工，若听觉感受、听觉辨识、视觉感受、逻辑推理越高，则越有好的绩效表现。

职位越高的员工，若创造领导越高，或是视觉感受越低，则越觉得自己的知识、技能、能力符合工作的需求。

2. 建议

由以上的研究结果，本研究尝试提出以下几点建议：

①依据某便利商店的人员现况，听觉感受及视觉辨识较高、atd 值较低的员工，绩效表现越好，未来在人员甄选上是否考虑以听觉感受、视觉辨识及 atd 值作为人才甄选的标准。

②面对体觉感受越高的员工，则越能让员工自主安排工作进度、自行决定工作流程者，不必事事请示上级，员工会有较好的工作表现；而面对听觉感受较高的员工，需经常告知他工作表现得如何，以及未来可以努力的方向，有助于提升其工作绩效；而面对体觉辨识较高的员工，则工作越能自主安排决定、工作越多变化、越重要时，员工的表现会越好；对于逻辑推理较强的员工，则工作越能是从头到尾均由他个人完成，而非片断性工作，其工作绩效越佳。

③本研究结果指出，tRC 平均值越高的员工，若个性越外向，则主管评价的绩效越好，显示 tRC 平均值越高的员工可以同时接收许多信息，喜欢同时进行许多工作，若再加上个性较为外向，喜欢与主管、同事互动，容易形成主管对其有好的印象，形成较高的评价。

④本研究结果指出空间心像及体觉感受越高的员工，面对工作越有自主性，越觉自己的能力符合工作需求，因此，空间心向及体觉感受越高的员工，较能胜任自主性高的工作。而创造领导越高的员工，较能胜任多样化、重要性高的工作；沟通管理越高的员

工，较能胜任重要性越高的工作。以上结果，可作为公司在面对不同工作特性时，人员招募上的参考，但是胜任该项工作，并不代表员工有较好的工作表现，需搭配适合的激励机制。

⑤本研究结果指出职位越高的员工，若听觉感受、听觉辨识、视觉感受、逻辑推理越高，则越有好的绩效表现。因此，面对职位越高的工作，可能倾向运用听觉感受、听觉辨识、视觉感受、逻辑推理较高的员工。

3. 研究限制

此次本研究的研究对象仅限于某连锁便利商店，并非涵盖其他零售服务业厂商，或是其他产业，主要是因为取得厂商合作具极大的困难度。近日亦有相关的报道指出，部分高科技产业将建立指纹数据库，作为控管员工进出各项入口，以做好风险管理的措施，避免公司机密不当外泄。因此，受访企业可能担心员工皮纹数据的提供，会造成日后风险管理的阻碍。其次，由于本研究希望透过客观绩效资料的取得，以有效预测皮纹检测是否能预测员工真实的表现。受访企业亦会担心公司人事数据的外泄造成公司管理上的困扰。虽然针对以上问题，本研究团队提出解决之道，决定其所收集的资料仅供研究分析之用，绝不作其他用途。再者，针对公司担心员工的人事资料外泄造成公司管理上的困扰，本研究针对员工自行编号，在进行皮纹采样及问卷资料的收集时，并不收集员工的姓名、生日、亦不拍照，人事主管所提供的员工绩效资料亦以编号代替，因此，研究人员及公司均不知道所收集到的资料的员工姓名为何，此一响应措施，应可减低公司对人事资料外泄的疑虑。但目前则仍仅限于一家公司，因此，仅针对某便利商店做调查，并非针对所有企业，样本为154笔，多数以业务单位为主，所以本研究结果仅适用于某便利商店。若要将本研究的分析结果推论至其他企业或其他职业时，则必须再针对其他企业及职业进行问卷数据收集，才能将分析结果推论至其他企业。

参考文献

[1] 吴瑞琪，朱丽华．皮纹与智力相关关系的多因素分析［J］．承德医学院学报，1995（1）：12－15.

[2] 倪家珍．员工性别与职业性别型态的一致性，对个人－组织契合度与个人－工作契合度影响之研究［D］．台北：中国文化大学，2005.

[3] 庄瑷嘉，林惠彦．个人与环境适配对工作态度与行为之影响［J］．台湾管理学刊，2005，5（1）：123－148.

[4] 陈智远．人与组织契合类型的区分：组织社会化之应用［D］．桃园：台湾中原大学，2005.

[5] 刘洪珍，张怀春，李子芹，等．应用皮纹进行早期智力选材可行性的研究［J］．中国体育科技，1999（2）．

[6] 苏弘文. 个人与环境主观适配之前因与后果 [D]. 台北：台湾科技大学，2005.

[7] 陈金明，罗德鹏，蔡宜芳. 学习密笈 [Z]. 艾尔发智能企业，2004.

[8] CABLE D M, DERUE D S. The convergent and discriminate validity of subjective fit perceptions [J]. Journal of Applied Psychology, 2002, 87 (5): 875 - 884.

[9] CABLE D M, JUDGE T A. Person-organization fit, job choice decisions, and organizational entry [J]. Organizational Behavior & Human Decision Processes, 1996, 67: 294 - 311.

[10] GOLDBERG L R. A broad-bandwidth, public-domain, personality inventory measuring the lower-level facets of several five-factor models [J]. Personality Psychology in Europe, 1999, 7: 7 - 28.

[11] HACKMAN J R, OLDHAM G R. Work redesign [M]. MA: Addison-Wesley, 1980.

[12] SAKE A M, ASHFORTH B E. A longitudinal investigation of the relationships between job information sources, applicant perceptions of fit, and work outcomes [J]. Personnel Psychology, 1997, 50: 395 - 426.

学习成绩与指纹之间的关系和发现

陈海明

（脑杰特国际教育科技研究中心）

本文采用的研究方法主要是数据分析法、多学科交叉综合法、比较研究法、经验观察法、自我评估法及理论和实践相结合的方法。研究的结果有助于学习的改善方式，以及评价测试后对于学习的帮助程度。

一、引　言

从事个性化教育行业将近30年，在这么多年的教育路上，一直以来IQ TEST或者我们统称的“智商测试”是最常用来测试学生“聪明”的一个工具，许多年以前也只有这一项工具可以用来测试孩子的“聪明”。但是，这么多年的教育路上，我们发现智商测试的结果常常会出现与孩子实际的“聪明”有不符合的时候。一些学生学业成绩非常优越，智商测试显示他的智商很高；但又有一些孩子成绩一样突出，不过测试的结果却显示孩子的智商只是一般或者更低。其实这都是因为智商测试有很多不确定性，包括不同语文理解能力、情绪、环境和身体健康，甚至文化背景都会影响检测结果。我们在超过20年的教育研究和观察过程中发现还有一些其他因素影响了一个人的“聪明”，而且这些因素是个人的天性，是自带的基因，不被其他外在因素影响。这些因素里面有一部分可以被大幅改变，一部分仅能提升到某一个程度，所以仅用智商测试来评论一个人的“聪明”是有欠公平的。

二、研究1

1. 目的

探讨10个手指的总脊线数（TRC）值和小学成绩的对照。

2. 对象和方法

（1）对象：1734人，除去手指有弧形纹102人，共1632人，其中男生763人，女生

869 人。

（2）方法：采用美国指纹分析研究法（三角点 Delta 和脊线 RC），通过使用 URU 指纹采集器采集 10 个手指头的指纹和录入，使用脑杰特 BC 软件计算 10 个手指的总脊线（TOTAL RIDGES COUNT）值。

3. 结果

（1）指纹 TRC 值和小学成绩的对照见表 1。

表 1　指纹 TRC 值和小学成绩的对照

TRC 值	人数	占总人数的比例	小学成绩			
			非常优良	优良	中等	中下
第一组:0～60	33	2.0%	12.1%（4 人）	24.2%（8 人）	30.3%（10 人）	33.3%（11 人）
第二组:61～90	322	19.7%	32.0%（103 人）	30.1%（97 人）	25.8%（83 人）	12.1%（39 人）
第三组:91～150	442	27.1%	42.1%（186 人）	28.0%（124 人）	24.0%（106 人）	5.9%（26 人）
第四组:151～180	367	22.5%	36.0%（132 人）	27.0%（99 人）	28.1%（103 人）	9.0%（33 人）
第五组:181～210	264	16.2%	12.1%（32 人）	25.0%（66 人）	34.8%（92 人）	28.0%（74 人）
第六组: >210	204	12.5%	9.8%（20 人）	21.1%（43 人）	47.1%（96 人）	22.1%（45 人）

第一组 TRC 值在 0～60，大多数成绩在中等或中下，各占了 30.3% 和 33.3%。第二组 TRC 值在 61～90，大多数成绩在非常优良和优良，各占了 32.0% 和 30.1%。第三组 TRC 值在 91～150，大多数成绩在非常优良和优良，其中非常优良的 42.1%，优良的 28.0%。第四组 TRC 值在 151～180，大多数成绩在非常优良、优良和中等，各占了 36.0%、27.0% 和 28.1%。不过，TRC 值在 181～210 的大多数成绩都在中等或中下，中等成绩的是 34.8%，中下成绩的是 28.0%。TRC 值超过 210 的大多数成绩中等和中下，47.1% 成绩属于中等，22.1% 成绩中下，只有 9.8% 成绩非常优良。这里可以看到 TRC 值如果超过 180，TRC 值越高，学习成绩非常优良或优良的反而越来越少。

（2）讨论与小结

①TRC 值代表学习速度，通过这个统计分析发现 TRC 值高的人未必学校成绩就比较优良，反而是 TRC 值在中等程度左右的学习成绩更好，即 61～180，这个表现符合了钟形（bell shape）平均值的分布。这种情况的出现说明普通学校的教学法还是比较适合学习速度中等的学生，一些学习程度比较慢或特别快的学生可能就更加需要个性化教育。如果能够按照学生的学习速度教导就能达到更好的教育效果。

②TRC 值不能表示孩子在学术方面的潜能。

③TRC 值代表学习速度而不是特殊智力，包括音乐或艺术的天资、体力、社交和情感技巧等的测试。

三、研究2

1. 目的

探讨后天环境因素对不同年龄的孩子及少年的影响。

2. 对象和方法

（1）对象：共 1575 人，其中男生 752 人，女生 823 人。

A 组：16～18 周岁的高中生。

B 组：13～15 周岁的初中生。

C 组：7～9 周岁的小学生。

D 组：4～6 周岁。

（2）方法：采用美国分析法分析，通过使用 URU 指纹采集器采集 10 个手指头的指纹和录入。使用脑杰特 BC 软件分析 10 个手指的纹型，以 11 种纹型为依据进行归类和比对。

A 组：让这些 16～18 周岁的高中生自我评估并自选出最受影响的后天环境因素（表2）。

B 组：让这些 13～15 周岁的初中生的父母或在校的级任老师评估并选出其最受影响的后天环境因素（表3）。

C 组：让在校的级任老师选出其所教的 7～9 周岁的小学生最受影响的后天环境因素（表4）。

D 组：让有两位孩子或以上的父母按自己的观察，在其孩子之间做比较并选出其 4～6 周岁的孩子最受影响的后天环境因素（表5）。

后天环境因素包括：

①心理因素指的是动机和情绪。

②社会因素指的是同伴、父母、师长的影响。

③生理因素指的是饿、累、渴的影响。

④环境因素指的是椅子桌子的舒服度、课室的灯光温度等。

⑤周遭因素指的是桌子上的物件、物体移动、噪声等的影响。

表 2　A 组 16～18 周岁的高中生（308 人）　单位：人

10 根手指之中拥有大多数此纹型	干扰因素					总人数
	心理*	社会*	生理*	环境*	周遭*	
斗形纹	49（59.0%）	5（6.0%）	7（8.4%）	7（8.4%）	15（18.1%）	83
正箕纹	16（17.4%）	30（32.6%）	14（15.2%）	18（19.6%）	14（15.2%）	92
反箕纹**	7（26.9%）	4（15.4%）	10（38.5%）	2（7.7%）	3（11.5%）	26
弧形纹	4（9.8%）	4（9.8%）	6（14.6%）	19（46.3%）	8（19.5%）	41
双斗、双箕纹	23（34.8%）	7（10.6%）	2（3.0%）	13（19.7%）	21（31.8%）	66

表 3　B 组 13～15 周岁的初中生（354 人）　单位：人

10 根手指之中拥有大多数此纹型	干扰因素					总人数
	心理*	社会*	生理*	环境*	周遭*	
斗形纹	65（55.6%）	19（16.2%）	6（5.1%）	4（3.4%）	23（19.7%）	117
正箕纹	10（13.0%）	29（37.7%）	3（3.9%）	9（11.7%）	26（33.8%）	77
反箕纹**	9（39.1%）	2（8.7%）	8（34.8%）	1（4.3%）	3（13.0%）	23
弧形纹	3（9.7%）	7（22.6%）	6（19.4%）	9（29.0%）	6（19.4%）	31
双斗、双箕纹	23（21.7%）	12（11.3%）	16（15.1%）	19（17.9%）	36（34.0%）	106

3. 结果

（1）对照表 2～表 6 的结果

①A 组、B 组、C 组和 D 组的斗形纹组选出最受影响的后天环境因素是心理因素。

②A 组、B 组、C 组和 D 组的正箕纹组选出最受影响的后天环境因素是社会因素。

表 4　C 组 7～9 周岁的小学生（426 人）　单位：人

10 根手指之中拥有大多数此纹型	干扰因素					总人数
	心理*	社会*	生理*	环境*	周遭*	
斗形纹	63（54.3%）	14（12.1%）	3（2.6%）	9（7.8%）	27（23.3%）	116
正箕纹	5（4.6%）	48（44.0%）	15（13.8%）	34（31.2%）	7（6.4%）	109
反箕纹**	7（22.6%）	5（16.1%）	14（45.2%）	4（12.9%）	1（3.2%）	31
弧形纹	0（0%）	11（25.6%）	3（7.0%）	24（55.8%）	5（11.6%）	43
双斗、双箕纹	26（20.5%）	22（17.3%）	11（8.7%）	19（15.0%）	49（38.6%）	127

表 5　D 组 4 ~ 6 周岁（487 人） 单位：人

10 根手指之中拥有大多数此纹型	干扰因素					总人数
	心理*	社会*	生理*	环境*	周遭*	
斗形纹	69（50.4%）	8（5.8%）	11（8.0%）	16（11.7%）	33（24.1%）	137
正箕纹	9（4.4%）	139（67.8%）	13（6.3%）	33（16.1%）	11（5.4%）	205
反箕纹**	3（14.3%）	3（14.3%）	13（61.9%）	0（0%）	2（9.5%）	21
弧形纹	2（4.9%）	11（26.8%）	5（12.2%）	23（56.1%）	0（0%）	41
双斗、双箕纹	15（18.1%）	6（7.2%）	3（3.6%）	3（3.6%）	56（67.5%）	83

表 6　A 组、B 组、C 组和 D 组（总人数 1575 人） 单位：人

10 根手指之中拥有大多数此纹型	干扰因素					总人数
	心理*	社会*	生理*	环境*	周遭*	
斗形纹	246（54.3%）	46（10.12%）	27（6.0%）	36（7.9%）	98（21.6%）	453
正箕纹	40（8.3%）	246（50.9%）	45（9.3%）	94（19.5%）	58（12.0%）	483
反箕纹**	26（25.7%）	14（13.9%）	45（44.6%）	7（6.9%）	9（8.9%）	101
弧形纹	9（5.8%）	33（21.2%）	20（12.8%）	75（48.1%）	19（12.2%）	156
双斗、双箕纹	87（22.8%）	47（12.3%）	32（8.4%）	54（14.1%）	162（42.4%）	382
总计	408（25.9%）	386（24.5%）	169（10.7%）	266（16.9%）	346（22.0%）	1575

注：** 因为反箕纹出现的概率相对低，所以只要 10 根手指中出现 2 根或以上的手指是反箕纹就归类为这一组。

③A 组、C 组和 D 组的反箕纹组选出最受影响的后天环境因素是生理因素。

④A 组、B 组、C 组和 D 组的弧形纹组选出最受影响的后天环境因素是环境因素。

⑤B 组、C 组和 D 组的双斗、双箕纹组选出最受影响的后天环境因素是周遭因素。

⑥针对 A 组、B 组、C 组和 D 组通过自我评估和由父母及在校的级任老师来评估选出最受影响的后天环境因素的结果大致是一样的，除了（a）B 组的反箕纹组选出最受影响的后天环境因素是心理因素，而 A 组、C 组及 D 组的反箕纹组选出最受影响的后天环境因素是生理因素；（b）A 组的双斗、双箕纹组选出最受影响的后天环境因素是心理因素，而 B 组、C 组及 D 组的双斗、双箕纹组选出最受影响的后天环境因素是周遭因素。

存在差异的因素可能是：

①不同年龄段因生理和心理因素而对不同后天环境因素会有所差异。

②父母和在校的级任老师的个人主观因素。

（2）讨论与小结

近百年来，不同国家的学者研究指纹应用于遗传、心理学、多元智能教学及医学等，但相对比较少涉及对于后天环境因素包括环境与支持、互动质量、推动力与态度、生理、心理及其他成长中的因素。

主要最受影响的后天因素在智力的发展上起了更大的作用，其他非主要的后天因素也起了其他相对较小的作用。以上的后天环境因素的发现对个性化教育、优生优育、提升教学品质、加强人才培养等都有非常大的意义。

如果父母和师长能够知道这些后天因素，包括环境教育方法等的影响，而能够进行早期教育及针对性的教学方法这样智力就会有更好的发展。家长和老师可以做的是帮助孩子发觉他们的特性，并利用这些特性帮助他们学习。如果在家庭教育和学校教育上有更多的配合，我们相信能够减少学龄前及中小学阶段出现融入困难症。

四、研究3

1. 目的

探讨视觉、听觉、体觉对中小学生成绩的影响。

2. 对象和方法

（1）对象：2982 人，除去手指有弧形纹 153 人，共 2829 人的 10 个手指都没有弧形纹，其中中学生 1296 人（男 694 人、女 602 人）、小学生 1533 人（男 761 人、女 772 人）。

（2）方法：采用美国分析法分析，通过使用 URU 指纹采集器采集 10 个手指头的指纹和录入，使用脑杰特 BC 软件计算 10 个手指的脊线数（RC）。详见表 7 ~ 表 9。

表 7　小学生视觉、听觉、体觉和成绩的对照（小学生 1533 人：男 761 人、女 772 人）

小学生	男			女			男女		
	视觉	听觉	体觉	视觉	听觉	体觉	视觉	听觉	体觉
优秀成绩 544 人（35.5%）	67（12.3%）	131（24.1%）	43（7.9%）	59（10.8%）	205（37.7%）	39（7.2%）	126（23.1%）	336（61.8%）	82（15.1%）
中等成绩 486 人（31.7%）	122（25.1%）	96（19.8%）	33（6.8%）	131（27.0%）	76（15.6%）	28（5.8%）	253（52.1%）	172（35.4%）	61（12.6%）
稍弱成绩 503 人（32.8%）	68（13.5%）	39（7.8%）	162（32.2%）	88（17.5%）	31（6.1%）	115（22.9%）	156（31.0%）	70（13.9%）	277（55.1%）

表8　中学生视觉、听觉、体觉和成绩的对照（中学生1296人：男694人、女602人）

中学生	男			女			男女		
	视觉	听觉	体觉	视觉	听觉	体觉	视觉	听觉	体觉
优秀成绩 429人（33.1%）	93（21.7%）	71（16.6%）	41（9.6%）	110（25.6%）	86（20.0%）	28（6.5%）	203（47.3%）	157（36.6%）	69（16.1%）
中等成绩 413人（31.9%）	77（18.7%）	90（21.8%）	67（16.2%）	72（17.4%）	93（22.5%）	14（3.4%）	149（36.1%）	183（44.3%）	81（19.6%）
稍弱成绩 454人（35.0%）	35（7.7%）	81（17.8%）	139（30.6%）	31（6.8%）	73（16.1%）	95（20.9%）	66（14.5%）	154（33.9%）	234（51.5%）

表9　中学生的视觉、听觉、体觉在小学五年级和初一的全级考试名次提升、保持或下降的对照

（中学生1296人：男694人、女602人） 单位：人

	视觉	听觉	体觉	总计
男（下降者）	29（4.2%）	16（2.3%）	101（14.6%）	146（21.0%）
男（保持者）	57（8.2%）	146（21.0%）	62（8.9%）	265（38.2%）
男（提升者）	119（17.1%）	80（11.5%）	84（12.1%）	283（40.8%）
女（下降者）	38（6.3%）	49（8.1%）	52（8.6%）	139（23.1%）
女（保持者）	59（9.8%）	126（20.9%）	51（8.5%）	236（39.2%）
女（提升者）	116（19.3%）	77（12.8%）	34（5.6%）	227（37.7%）

注：①全级考试名次是全级总学生人数的前1/3为优秀成绩、中间1/3为中等成绩、后1/3为稍弱成绩。

②全级考试名次提升者：（a）稍弱成绩提升至中等成绩和优秀成绩者；（b）中等成绩提升至优秀成绩者。

③全级考试名次下降者：（a）优秀成绩下降至稍弱成绩或中等成绩者；（b）中等成绩下降至稍弱成绩者。

3. 观察及结论

（1）表7和表8的观察及结论

①在小学男学生和女学生中成绩优秀的多数为听觉型。

②在小学男学生和女学生中成绩稍弱的多数为体觉型。

③在中学男学生和女学生中成绩优秀的多数为视觉型。

④和小学一样，在中学的男学生和女学生成绩稍弱的多数为体觉型。

（2）表 9 的观察及结论

①男学生在全级考试名次提升者比女学生多。

②女学生在全级考试名次下降者比男学生多。

③男学生和女学生在全级考试名次提升者多数为视觉型。

④男学生和女学生在全级考试名次下降者多数为体觉型。

（3）造成以上现象的可能因素及讨论方向

①男学生是视觉型的比例比女学生高，而小学的教育是以听觉型教学为主，所以女学生稍微占优势；而中学的教育则慢慢偏向视觉型的教学为主，男学生逐渐占优势。

②男学生逻辑推理的理解能力普遍比女学生稍强，而女学生的语文结构的理解能力普遍比男学生稍强。小学的教育体系较偏向于语文结构理解能力，所以女学生稍占优势，而中学的教育体系较偏向于逻辑推理的理解能力，所以男学生稍占优势。

③在大多数的家庭环境里，男孩的父母和祖辈等通常是以视觉型的活动，如射击、电玩等活动为主，在这后天的因素之下，男孩会以视觉的方式为主要的学习类型，所以这个可能是造成男学生在中学比较占优势的因素；女孩的父母和祖辈等通常是以听觉型的活动，如说故事、学音乐等活动为主，在这后天的因素之下，女孩会以听觉的方式为主要的学习类型，所以这个可能是造成女学生在小学比较占优势的因素。

④女孩的心智成熟比男孩早，所以女孩在小学的时候在学业上会比男孩更加勤奋用功。男孩通常在中学的时候心智逐渐成熟而会痛定思痛地在学业上更勤奋用功，所以在学业上的成绩会迎头赶上。

（4）可采取的策略及解决方案

①综合素质教育的培养。

②更加个性化地潜能开发。

③提升家庭教育及把握关键学习期的认知，并在适当的时候采取扬长补短的策略。

④通过与学校相关专业，如幼儿教育、才艺及辅导学校等专业合作，培养更多符合社会需要的潜能开发专业人才。

五、总　结

本文 3 个研究的总结如下：

本文肯定遗传素质作用的同时尤其强调重视后天环境条件对有机体行为的塑造。

每个人先天赋予的性格和后天学习所获得的知识都不会完全一样。所以每一个人都有自己行为的特征，也就是每个人所特有的个性。

多元智能理论认为每个人都是天才，但人无全才，每个人都只能是某些领域的天才，而并不是全部领域的天才。

而每个人都有巨大的潜能，一步一步地转化为不同的能力，突破自我，实现自我价值和社会价值。根据神经内科的神经元理论做出以下建议：

①3 岁前是神经元大量繁殖的阶段，建议让孩子多接触外界事物。

②7 岁前是神经元梳理并建立关联通路的最佳时机。

③从人类行为习惯上分析，儿童期是黄金教育期；如果能够把握好这段时间，让左右脑平衡发展、得到内心世界的平衡，这样才会让生命绽放，做一个快乐的学习者或从事自己胜任的工作。

浅谈皮纹心理学对心理咨询的影响

蔡昂融

［中国（香港）皮纹分析师协会］

摘　要：现代人对心理健康的关注度日益上涨，心理咨询的需求越来越多。面对当下心理咨询在实施上的难：用时久、发现难、期望高、咨询者水平不一的现状，笔者提出将皮纹心理学引入心理咨询，降低实操难度。本文着力探讨皮纹心理学在心理咨询中的影响：快速建立信任的咨访关系、加快寻找问题核心、对未来发展有清晰方向。

关键词：皮纹心理学；心理咨询

一、引　言

1. 问题提出

根据世界卫生组织2017年2月23日公布的数据显示，全球有超过3亿人是抑郁症患者，约占全球人口的4.3%。2005—2015年，这一数字增长了18.4%。根据我国部分地区精神疾病流行病学调查结果估算：2016年我国15岁以上人口中，各类精神疾病患者人数超过1亿人，其中，1600万人是重性精神障碍患者，其余大多数是抑郁症、自闭症等精神障碍或心理行为障碍患者[1]。

在当前基础上，可以预期我国未来的心理咨询与治疗的需求将继续增长，表现在3个方面。

①根据国际经验，伴随我国人均GDP水平进一步提高，医疗保健包括心理健康的服务需求将会增长[2]。

②随着我国国民心理健康意识的提高，掩盖在躯体疾病、意外事故等问题之下的心理疾病将会逐渐剥离出来，显现为心理健康服务需求[3]。

③部分人群的心理问题趋向堪忧，形势严峻。例如，笔者研究组在2005—2018年文殊宝缦皮纹数据库对家庭主妇的调查显示，她们的心理健康呈现轻微恶化趋势①。更为严峻的是，我国当前留守儿童已达6102万[4]，流动儿童已达3581万[5]，研究显示，早期处于不利环境的儿童，成人后罹患多种心理疾病患的概率高于普通人群[6]。我国老年精神疾病的发病率达到1.5%[7]，而老年人在人口结构中所占比例不断增高，预期老年精神疾病及心理障碍的绝对数量将随之增加。同时，随着生活压力的增加，“快餐文化”渗透到生活中各处，互联网思维更是将物联网全球化。人们对快速见效的要求越来越高，这种追求快速见效的特质也影响到对心理咨询的要求。

2. 心理咨询的现状

中国心理咨询产业经过近30年的发展，已具有一定规模。但是由于文化习俗等诸多客观因素的限制，该行业还存在发展不规范，入行门槛低，从业人员良莠不齐等诸多问题[8]。

心理咨询是西方舶来品，是将西方心理学思想中国化才逐渐发展出目前的心理咨询体系的，心理咨询师的培训也是参照西方的培训模式与标准来操作的。心理咨询的流派除了传统的精神分析疗法，认知疗法，行为疗法，来访者中心疗法，现实疗法，交互分析疗法，完形疗法，森田疗法等；还有沙盘游戏疗法，人偶心理游戏疗法、音乐、绘画、舞动、游戏艺术疗法等，以及近10年热门的焦点解决，叙事疗法，莎提亚家庭治疗，催眠，家庭系统排列，NLP简快疗法，意象对话，等等。

研究表明，国际上心理咨询与治疗流派取向复杂多样[9-10]，已经报告的心理咨询与治疗方法在20世纪90年代中期就已达400余种[11]。

近年来，我国心理咨询与治疗研究热点主要集中在七大领域[12]：

①心理咨询和治疗的疗效研究；

②心理治疗与药物治疗之争；

③心理咨询与治疗本土化的研究；

④心理咨询与治疗过程的研究；

⑤心理咨询与治疗原则的研究；

⑥高校心理咨询与思想政治教育关系的研究；

⑦心理咨询和治疗理论与方法研究。

① 资料来源于2017年文殊宝缦皮纹数据库。

心理咨询与治疗“疗效”研究是目前我国心理咨询与治疗研究的热点问题之一，另一方面也说明了我国心理咨询与治疗研究关注点仍处于考察“心理治疗（干预）是否有效”的问题阶段[10]。在这 30 年间，无论是归属于现代心理学还是后现代心理学流派，他们在咨询过程，从预约初次见面，到会谈，制订咨询计划，都是漫长的过程。在咨询师的角度，从发现来访者的问题，到让来访者认识到问题，并解决问题，更是需要多次咨询，若再加上咨询师的良莠不齐主观因素，咨询效果很难让市场满足。

而皮纹心理学的研究方向目前在国内属于基本空白，作为一门新兴学科，还在起步期。前人研究资料比较薄弱，多为皮纹表征方面的研究，如不同人群的皮纹特点。少部分为皮纹和优势教育有关模块。

综上所述，笔者将研究方向定在将皮纹心理学应用在心理咨询，探讨其对心理咨询的影响。

二、概念界定

1. 皮纹心理学

（1）概念

皮纹心理学是一门基于指纹大数据分析，研究人类心理现象及其影响下的精神功能和行为活动的学科①。

（2）主要内容

目前皮纹心理学的研究范围：性格特质、思维倾向、信息交流的感元方式、智能与优势、行为动机等。主要偏向应用在教育、心理咨询及企业管理方面。

（3）五维成长体系

五维成长体系，是在皮纹心理学基础上形成的个人成长体系。用物理五维的观念应用在个体成长上，可以清晰呈现一个人的成长脉络，以此为咨询入口，可以迅速调整。

一维是个体认识自己，在自我的角度上成长。包括自我觉知与自我管理、自我提升等。成长一维是培养觉知和发现的智慧。

二维是改善关系。人与人之间的关系：亲子关系，夫妻关系，朋友关系等，成长二维是在培养互动的智慧。

三维加入了环境的因子，即融合环境。除了人与人的关系之外的第三方的元素关系

---

① 资料来源于文殊宝缦的《皮纹心理学实用手册》。

都是环境因子，不同国家，不同城市，不同学校，不同班级，遇到不同的家长、老师，大环境下的个体发展，可以寻找到规律与解决方案，中国古代所说的“天人合一”，就是考虑了大环境。成长三维是培养整合的智慧。

四维加入了时间的因子，过去、现在、未来，把个体问题放在时间线上，推演轨迹。以发展的眼光看个体，现在的状态不代表未来，加入了时间因子，强调因果关系，什么样的过去造成现在的状态，什么样的现在可以决定和预知未来。成长四维是培养因果的智慧。

五维是切割，空间和时间都不是线性的，是可切割的。个体做的所有选择都是存在的，一念一世界，一个选择一个世界，选择与不选择都存在，存在于平行世界中。五维的观点重在如何选择，人生最难的就是选择，选择是在五维成长体系中最高的智慧。人生是由不同的选择组合起来的，在五维概念里面，我们是因为不断地选择，产生不同的未来。如果个体了解自己，就能做出最好的选择。成长五维是选择的智慧。

2. 心理咨询

（1）概念

心理咨询是专业人员运用心理科学及相关学科的知识，对求助者的心理问题提供专业帮助，促进心理健康和个性充分发展的过程。

（2）步骤

心理咨询一般分成5个基本步骤：①建立咨询关系、收集资料；②分析诊断；③确定咨询方案；④咨询与治疗；⑤结束咨询。

3. 分类

根据心理咨询的内容，心理咨询可以分为发展咨询和健康咨询。

三、皮纹心理学对心理咨询的影响

1. 快速建立信任关系

在许多心理咨询专家的眼中，心理咨询关系的质量远比咨询者所使用的治疗技术更重要[13]。例如 Whiston 和 Sexton[14]关于治疗效果的研究表明：与其他任何因素相比，咨询关系的优劣与咨询效果之间有着更为显著的相关。在建立有效的咨询关系中，最强有力的因素莫过于让来访者能够感受到自己被深深地理解和接纳。在心理咨询中，这一关系的实现往往是通过共情来实现的，它在对来访者所表达的有意义信息（尤其是个体经验方面）的沟通式理解方面发挥着重要作用。

而在现实咨询中，共情的水平受到咨询者能力影响，是否能做到有质量的共情，做到何种程度的共情，是咨询的关键。只有当咨询者能够保持与来访者进行有效的沟通，能设身处地从来访者的角度去认识他们的内心世界时，准确的共情才能实现。Carkhuff[15]称准确的初级共情，是咨询者对来访者形成一种基本的理解、认识，知道来访者的感受是什么，以及在这种感受下的体验和行为是什么。而准确的高级共情，意味着咨询者不仅可以对来访者的表述做出反应，而且可对那些隐含的、未完成的表达做出准确的反应。

在皮纹心理学中，它的信息来源不是只通过和来访者当面的沟通才能获得。而是基于皮纹的基础上，即可获得对方的先天性格特征、习惯信息交流的渠道及习惯思考模式等。这种了解和认识，会辅助到咨询者更加方便地理解对方做事的动机，以及情绪感受的来源。同时了解来访者合适的沟通渠道，以方便有针对性地与其沟通、快速链接、建立信任。这种了解是知己知彼，让来访者有被“懂”的感受，在 10 多年的皮纹心理学应用分析中，最经常收获的就是“皮纹心理学比我自己更懂我”。

介于此，它会协助咨询者让来访者有被深深理解的感觉，提升共情的能力。甚至说出来访者想表达未曾表达的内容和情绪，达到高级共情。这种被“懂”的感受，会有助于咨询关系的建立，快速架起信任的桥梁，通过心理咨询的前期阶段。

2. 提供成长轨迹比对，快速找出关键点

在心理咨询的前期阶段，需要对心理问题做出诊断。在分析其产生的原因时，需要了解到其成长史、人口学资料、社会学资料、生活中重大事件等信息。在如此繁多的信息中如何抓到重点是咨询者的功课。在现实咨询中，往往随着咨询关系的深入，甚至咨询进展的推进，来访者才会暴露出更多信息。

皮纹心理学提供了一种可能性，就是基于先天情况的发展轨迹，如在没有外界干涉（过分打压、开发或者特殊事件影响）下个体的成长路线。当这个先天的发展轨迹和当下现实做比较时，可以从其中的差异处快速发现关键点。例如，在先天情况下应该是很有主见的孩子，为何在现实出现唯唯诺诺的状况，这种差异的出现代表着后面有值得探究的部分，再从中去探究童年成长经历的影响，或者重大事件的影响等，省掉全面了解情况的原因，避免了过多地挖掘造成的负面影响，增强了咨询的靶向性。

3. 发现内在核心需求，快速发现问题点

在心理咨询中，问题点的探索和发现往往在咨询中期出现。皮纹心理学通过对先天性格及优势的研究，发现每种不同类型人的应对方式及关注核心。例如，对于皮纹心理学中有“土之精灵”性格的人，其内在核心需求是安全感。在安全感得到满足的情况下，会展现出热情外向的特质，若无则出现胆小沉默等的特质。而此性格类型的人，在成长过程中也会采取一系列的行为，如黏人或者想办法留在熟悉的领域中，不喜欢变化等。如果能直接了解来访者的内在需求，会让咨询者更好地理解来访者的行为展现，找到突破的卡点，快速发现问题的核心。

4. 因为了解而释怀，因为善用而有价

马斯洛认为，人都有发展的潜能和自我实现的需要，以此维护个体心理健康。人本主义心理学家主张心理学应该研究人的价值和尊严。咨询和心理治疗应该为恢复和提供人的价值、尊严做贡献[16]。同时在优势学中，一个人的成功与否取决于是否将自己的优势价值最大化。皮纹心理学希望能协助来访者达到了解自我、接纳自我、提升自我和善用自我的目的，与心理咨询的大方向保持一致。在现实中，中国人容易关注自己的缺点，却不容易改变缺点。而无法改变的一个重要原因是不接纳自己。皮纹心理学以积极心理学为基础，引导他人通过了解自我的各项特质，进而接纳自我的优劣势展现，悦纳自我，从而扬长避短，创造价值。

5. 五维成长体系清晰成长方向

皮纹心理学中的五维成长体系，清晰地将人的成长方向分成5个维度，从一维的认识自己，到二维的改善关系、三维的融合环境、四维的推演轨迹，到五维的选择未来。来访者可以根据5个维度做评估，协助个人更好地清晰需要成长的方向。提升自己发现的觉知、互动的沟通、环境的应用、因果的明了，进而达到智慧的选择。

成长体系的确认让成长变得明确可见，清晰可期，有助于成长开始有方向、有动力、有路径。

四、总结与展望

本研究在多年的实践过程中，发现皮纹心理学应用在心理咨询中有利于建立信任咨询关系、快速发现问题、提供成长方向等优势。

皮纹心理学发展至今还是一个“新生婴儿”，还有许多领域有待开发和应用。欢迎更多有识之士加入皮纹心理学的研究领域。

参考文献

[1] SAYERS J. The world health report 2001—Mental health: new understanding, new hope [J]. Bulletin of the World Health Organisation, 2001, 79 (11): 1085.

[2] 倪子君. 中国心理咨询行业分析报告 [M]. 北京: 清华大学出版社, 2004.

［3］谈钧佩，华炳春，周志英，等．综合性医院心理障碍躯体化调查［J］．中国误诊学杂志，2004，4（1）：149－150.

［4］全国妇女联合会．我国农村留守儿童状况研究报告［R］.2014.

［5］国家卫生和计划生育委员会．中国人口流动发展报告（2015）［R］.2015.

［6］BIFULCO A，BERNAZZAN I，MORAM P，et al. Lifetime stressors and recurrent depression：Preliminary findings of the Adult Life Phase Interview［J］. Social Psychiatry and Psychiatric Epideiology，2000，35（6）：264－275.

［7］陈立新，姚远．老年人心理健康影响因素的调查研究：从人格特征与应对方式二因素分析［J］．人口与发展，2006，12（2）：63－68.

［8］Runners 团队．中国心理咨询行业发展研究报告摘录［Z］.2015.

［9］ZOOK A，WALTON J M. Theoretical orientations and work settings of clinical and counseling psychologists：a current perspective［J］. Professional Psychology：Research and Practice，1989，20（1）：23－31.

［10］NORCROSS J C，HEDGES M，CASTLE P H. Psychologists conducting psychotherapy in 2001：a study of the division 29 membership［J］. Psychotherapy：Theory / Research / Practice / Training，2002，39（1）：97－102.

［11］CORSINI R J，WEDDING D. 当代心理治疗的理论与实务［M］．朱玲亿，译．台北：心理出版社，2000：17.

［12］郭仁露，胡瑜，范玲霞，等．我国心理咨询与治疗领域热点知识图谱［J］．中国心理卫生杂志，2015，29（7）：510－515.

［13］MARTIN G. Counseling and therapy skills［M］. 2th ed. Illinois：Waveland Press，Inc，2000.

［14］WHISTON C，SEXTON L. An overview of psychotherapy outcome research：implications for practice［J］. Professional Psychology：Research and Practice，1993（24）：43.

［15］CARKHUFF R，BERENSON G. Beyond counseling and therapy［M］. New York：Holt，Rinnhart & Winston，1967.

［16］赵慧敏．人本主义人性观及其在心理咨询与治疗中的应用［J］．华商，2008（20）：162.

论“指纹评量”人格测评技术在罪犯心理评估中的应用

孙 海

（辽宁省鞍山南台监狱）

摘　要：心理测试目前是监狱心理评估的主要参考依据，可是由于心理测试现在采用的是纸笔作答的自陈问卷式，服刑人员如果胡乱作答或者故意隐瞒真实情况，心理测试结果就是无效的。同时测试的信度、效度受施测者、测试环境、受测者3个因素共同影响，如果不按照应有的测试流程进行，其结果的准确性就会大大下降。

“指纹评量”人格测评技术，是通过对人指纹的分析获得相应的人格特性信息，可以较大地弥补自陈问卷的不足，为心理评估提供相对稳定和准确的依据。

关键词：心理测试；指纹评量；人格特性

一、当前监狱心理测试工作的局限性

2003年司法部发布的《监狱教育改造工作规定》第七章心理矫治，第43条规定：监狱应当开展对服刑人员的心理矫治工作。心理矫治工作包括心理健康教育、心理测验、心理咨询和心理疾病的治疗。

第46条规定：监狱应当在服刑人员入监教育、服刑改造中期、出监教育期间对服刑人员进行心理测验，建立心理档案为开展有针对性的思想教育和心理矫治提供参考，对有重新犯罪倾向的服刑人员进行预测。

当前对服刑人员进行心理测试，主要采用的形式是纸笔作答的问卷式。这种方式是服刑人员回答试卷的问题，然后由施测人员使用电脑测试软件统一录入服刑人员的回答，得出测试结果。也就是说一个相对准确的测试结果，需要服刑人员具有一定的文化水平、态度上认真作答、施测人员准确录入答案，并且要有电脑和测试软件才能完成。这就使完成监狱的心理测试工作具有了较多的困难，尤其是文化水平低，不理解题意，有心理防御，不喜欢心理测试的服刑人员，就不会按照心理测试的操作规程进行测试，如果施测人员不能有效地引导，监区警官又急于完成心理测试任务回监区进行生产劳动，那么监狱的心理测试就会演变成应付上级领导检查的形式工作。

所以当前监狱的心理测试工作，急需要寻找更适合于监狱环境下的心理测试方式来补充或者替代现有的自陈问卷式的心理测试。

二、指纹科学

1. 指纹科学简介

近代的指纹科学是源于犯罪学的研究，科学家根据遗传学、解剖学的结果，以神经电位实验印证了指纹与大脑活动关联性的猜想。而后这样的研究结果，重新被应用到犯罪模型的研究中，从而奠定了近代指纹科学的模型。

指纹科学的结论是，人十根手指的纹路类型与强度，与大脑神经细胞间电流的传递方式与传递强度有极密切的关联。这个结论，同时也在后来“大脑核磁造影技术”为大脑内部神经电流传导的路由图做清晰定序下，得到间接证明，证明十根手指头对应左右脑各 5 个脑叶（表 1）。

表 1　双手十指对应左右脑各 5 个脑叶

右脑	左手		右手	左脑
前额叶	人际互动 包装防卫	拇指	执行能力 自我管理	前额叶
后额叶	决策中心 空间想象	食指	信息收集 精密分析	后额叶
顶叶	肢体控制 运动协调	中指	精细动作 表层触感	顶叶
颞叶	声音辨识 音质感受	无名指	语音辨识 语言逻辑	颞叶
枕叶	模糊识别 图像感受	小手指	精密辨识 差异判定	枕叶

因为人所有行为都是受到大脑的指挥，所以，理解指纹就是理解人性格特性的简便方法。指纹科学是一个巨量的统计科学，它的结论是指纹与大脑皮质层的对应联系。指

纹学的价值和意义是，提供一个快速有效、相对准确的人格评估方法，让人可以正确去理解自己或者另一个人，避免我们不自觉地用自己的主观意识去解读他人表象的呈现而产生的错误判断，用对方适应和喜欢的方式与其互动。

2. 指纹的特性

（1）唯一性

每一个人都有自己独特的指纹，就是自己的十根手指头的指纹也不尽相同。1877 年，英国驻印度内务官赫斯查尔统计居民的契约、收据及犯罪登记等按印的指纹后，最先提出指纹不会重复。现代科学证明，指纹重复的概率为 640 亿分之一。

（2）恒定性

指纹是胎儿在母体第 13 周时开始出现的细小纹路，24 周纹路形成，然后就固定下来，终身不变。1856 年，人类学家威尔克把自己 55 岁与 35 岁的指纹进行对比研究，首先证实了指纹的不变性。即使因为各种原因磨损后，再生的指纹样式、数量、纹路形状还是与原来的相同。

（3）遗传性

遗传学家证明，指纹的排列方式是一种多基因的遗传，指纹的形成是从胚胎期的第 13 ~ 第 19 周，由外胚层发育而成。指纹的形态受染色体基因调控。

从事遗传学和指纹学研究 40 多年、中国遗传学会皮纹研究协作组的李崇高教授表示，指纹是一个人体表特征的遗传表现，因此指纹学的理论是遗传学。

3. 指纹科学的历史发展

1892 年，英国人类学家 Francis Galton，出版《指纹》一书，确立指纹是个别独特而且永久不变的，同时，Galton 透过指纹来确认人格特征，至今仍为人们普遍应用。

1901 年，英国威尔斯开始将指纹分析应用于辨别犯罪。

1903 年，纽约州立监狱系统开始将指纹分析应用于罪犯上。

1920 年，Elizabeth Wilson 以科学方式分析皮纹状态，运用统计学方法调查精神分裂症、低智慧和正常人 3 种族群的差异。

1924 年，美国国会通过法案成立 FBI 生物特征辨识部门，国务院建立了 FBI 指纹档案。

1928 年，英美合作建立犯罪指纹数据库系统，并且开始建构指纹比对识别标准。

1930 年，FBI 针对犯法者指纹的特征进行研究并且统计分析资料。

1969 年，FBI 建立 IAFIS 指纹分类自动判定系统标准，正式确定 33 种指纹分类。

1986 年，BCOE 累计研究样本数量为 6 450 163 人次，发表指纹犯罪学社会科学研究成果，正式确定指纹科学在人性分析上的实用地位。

1995 年，IAFIS 指纹分类与鉴别标准定序，并且建立跨国合作，确立犯罪防治与心理辅导的应用模块。

2005 年，BCOE 研究模块达到 1400 余万人次，同时发表指纹特征纹线研究报告，分析精准度偏差值为 75%～85%。

三、指纹评量技术

（一）19 种指纹对应的性格特质

1. PA，弧纹（图 1）

（1）信息处理、学习风格和危机处理

思考模式固定化，非常依赖过往的经验，没有经验就会缺乏方向和迷茫，缺乏灵活变通的思维能力，逻辑分析能力弱。反射型的学习风格。危机处理能力弱。

（2）价值观与意志决策

有绝对的价值标准，坚持自己的想法，不会更改自己的决定，意志坚定。

（3）行为执行力与自我认识

坚定地按照既定目标持续地行动，耐力十足，任劳任怨。为人忠诚，信守诺言。

（4）外在表现和人际互动

重视程序，是非分明，害羞，被动，行为模式单一。与人互动讲规则、不灵活、喜欢公平、信守诺言。因为人际互动时想法简单，所以容易被骗。

2. TA，帐篷弧（图 2）

帐篷弧与简单弧类似，但是有其自身的特点。

（1）信息处理、学习风格和危机处理

思考模式固定化，但是反应速度要快于简单弧。反射型的学习风格。危机处理能力弱。

（2）价值观与意志决策

想法单纯乐观，决策速度快，但是大多不准确。武断鲁莽。

（3）行为执行力与自我认识

迅速行动，但是易出现虎头蛇尾 3 分钟热度的情况。

（4）外在表现和人际互动

热情洋溢，容易投入，喜欢附和，冲动的，无厘头的。

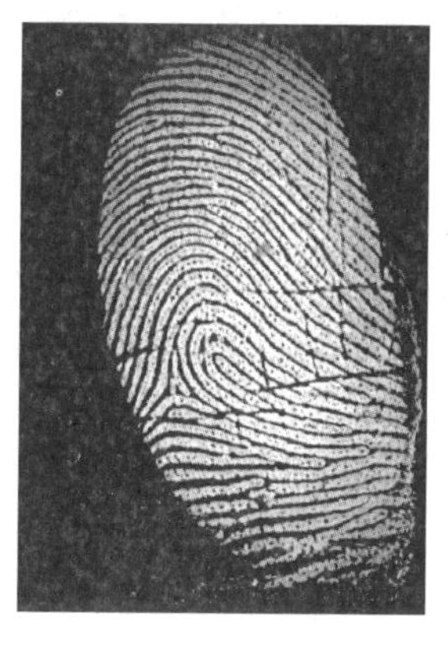

图1 弧纹

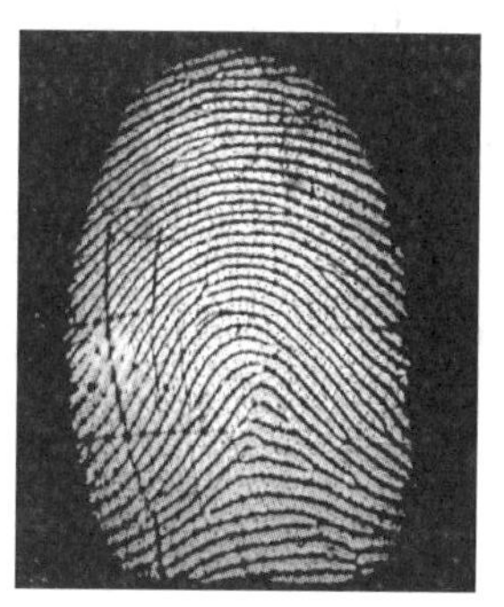

图2 帐篷弧

3. UL，正箕纹（右手，图3）

（1）信息处理、学习风格和危机处理

点跳跃的思考模式，思考速度快，但是不够准确和深入，敏感多疑，善于联想，易接受暗示。模仿型的学习风格。危机处理能力弱。

（2）价值观与意志决策

没有太多的野心和企图心，看重人际关系，意志决策的目的常常是为了拥有良好的人际关系，不与他人发生矛盾，因此会委曲求全的压抑自己的愤怒和不满。常常不敢当面表达。

意志决策常常是片面的，易盲目和草率，把事情理想化，单纯化。想得简单，想得太少。

（3）行为执行力与自我认识

执行力差，遇到困难和挫折容易逃避和回避，因为抗压性差。凭感觉行事，任性、缺乏自我管理和约束能力。

（4）外在表现和人际互动

害羞的、感性的、浪漫的、柔软的、敏感的、不自信的、不喜欢与人冲突矛盾、不会拒绝他人、情绪起伏较大，具有同理心。

4. RL，反箕纹（右手，图4）

（1）信息处理、学习风格和危机处理

反向思维，逆向思考，与众不同的思考方式，思考事物的本质属性。危机处理能力中偏上。

（2）价值与意志决策

不按照常理出牌，叛逆的想法是深思熟虑后的决定，思维深刻，常常有独到的见解。有些自负，因为对自己的决定是深思熟虑的，所以不会更改，也懒得解释。

（3）行为执行力与自我认识

执行力和自我管理力如 UL，常态自我为与众不同，有自我的风格。

（4）外在表现和人际互动

追求个性和与众不同，喜欢与大多数人不一样，叛逆、率性而为。穷则独善其身，富则兼济天下。

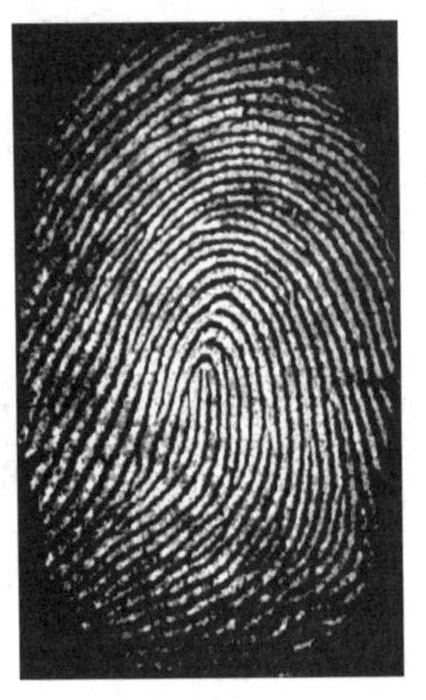

图 3　正箕纹（右手）

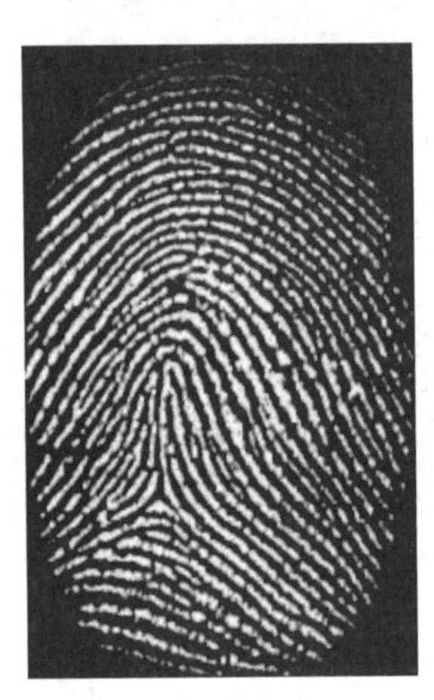

图 4　反箕纹（右手）

5. AUL，正箕弧纹（右手，图 5）

（1）信息分析、学习风格和危机处理

弧是慢节奏的，箕是快节奏的。所以箕弧的特点是看起来像弧，实际上是箕。箕想快速向前但是无法推进，可是一旦能够沉下来，不要着急按照自己的节奏，给予足够的鼓励，就会有从量表到质变的变化。危机处理能力弱。

（2）价值观和意志决策

箕弧的决定常常是固执的，不愿意轻易更改。面对机会时凭经验做决定。

（3）行为执行力与自我认识

箕弧纹能够坚持做事情，接到指令后就会不加思考地坚决执行。善于自我控制，遇到挫折能够坚持。但是如果被否定，就没有耐心执行。所以箕纹不要跟别人比，要跟自己比，每次超过自己就可以了。如果跟他人比，箕纹会越来越没有自信，甚至放弃努力。

（4）外在表现与人际互动

木讷、不太自信、不是很聪明、看起来有些笨，反应慢。

6. ARL，反箕弧纹（右手，图6）

（1）信息分析、学习风格和危机处理

执着于自己认知了解的方式分析理解，较无弹性。危机处理能力弱。

（2）价值观和意志决策

反箕弧的决定是根据自己的分析，有过一定思考和研究，但是不够深刻，因此，会错误地坚持自己所认为的，反箕弧的意志决策有些偏执。

（3）行为执行力与自我认识

行动力上会有较好的坚持，与 AUL 类似，相对容易拒绝他人和自我控制。

（4）外在表现与人际互动

认真、执拗、傲气。重视承诺。

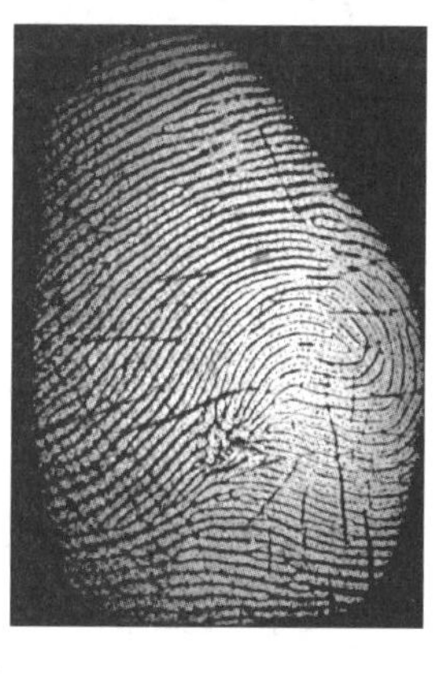

图5　正箕弧纹

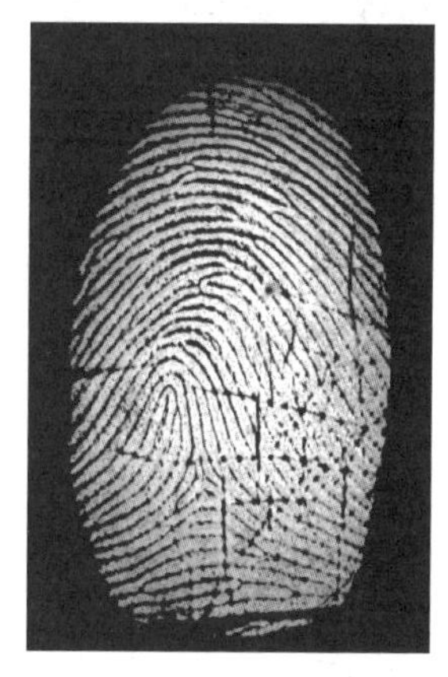

图6　反箕弧纹

7. FL，弓形箕纹（图7）

（1）信息分析、学习风格和危机处理

较为奇怪的思考模型，同时也固执在自己的理解范围中。经验型的学习风格。危机处理能力弱。

（2）价值观和意志决策

想法固执，偶尔有奇怪的创意。

（3）行为执行力与自我认识

执行力接近弧纹，常态自我为用自己认为的好去对待他人，未做修饰。

（4）外在表现与人际互动

直接，单纯，看起来难以接近。

8. CW，单斗纹（图 8）

（1）信息处理、学习风格和危机处理

善于逻辑分析和推理，不轻易接受暗示，相信数据和事实。认知型学习风格。危机处理能力强。

（2）价值观与意志决策

强烈的情绪激发了强烈的企图心和目标性，不达目标誓不罢手，看重自己每一次目标的达成和愿望的实现。但是按照游戏规则达成目标，不屑使用阴谋手段。决策目标具体清晰，简单明了，目标感强。觉察果断善于把握机会，不被他人左右。

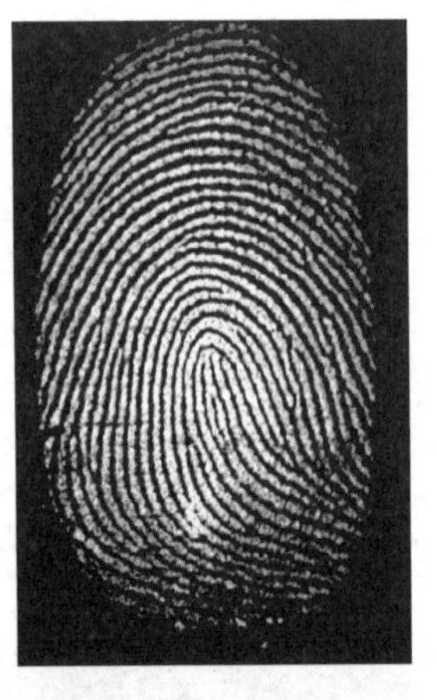

图 7　弓形箕纹

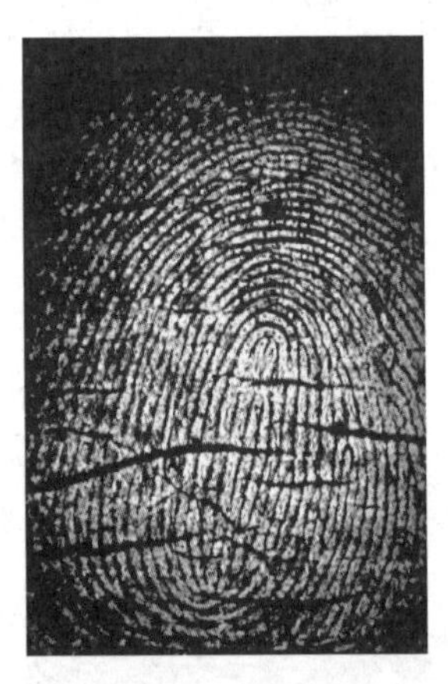

图 8　单斗纹

（3）行为执行力与自我认识

执行力强，按照明确的标准坚定地执行，遇到困难和挫折能够坚持到底，不会轻易妥协，并且善于解决。做事情节奏明快，快速完成目标。善于自我控制，不拖拉。强势、霸道、专横、控制。

（4）外在表现和人际互动

人际互动直接，不会拐弯抹角，重视外在形象。厌恶不遵守规则的人。认可能力强的，愿赌服输。

9. SW，单螺纹（图9）

（1）信息处理、学习风格和危机处理

分析问题严谨，讲究实证，会分析利弊得失。认知型的学习风格。危机处理能力强。

（2）价值观与意志决策

螺看重利益的最大化，螺的决定是小心谨慎的，没有90%的把握是不会轻易做决定的，会深谋远虑地全面考虑利弊得失后才做决策。

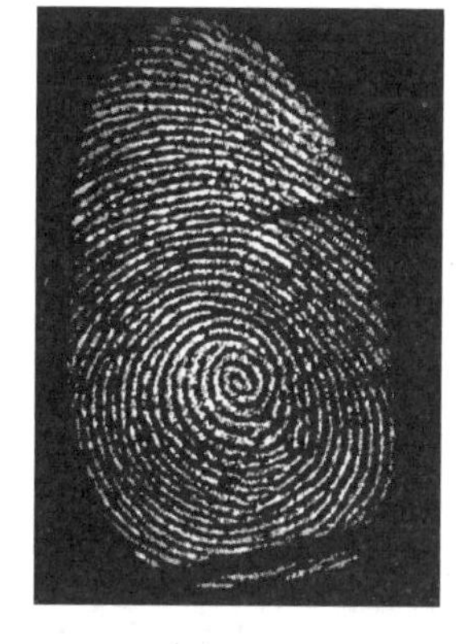

图9　单螺纹

（3）行为执行力与自我认识

有很强的自我克制能力和自我忍耐力，为了一个目标的实现和达成能够把自己调整到各种状态，甚至不择手段。

（4）外在表现和人际互动

防卫的，客气的，有城府，与人有距离，不会表现出情绪化。

10. PW，囊形斗纹（图10）

（1）信息处理、学习风格和危机处理

分析问题过于关注细节，会把事物研究得特别透彻。认知型的学习风格。危机处理能力强。

（2）价值观与意志决策

确定的目标标准高，严苛，难以达到，甚至自己也难以达到，完美主义。

（3）行为执行力与自我认识

实现目标既重视过程完美，也重视结果完美。

（4）外在表现和人际互动

极其温柔，细心，谨慎，烦琐复杂的方式与人互动。

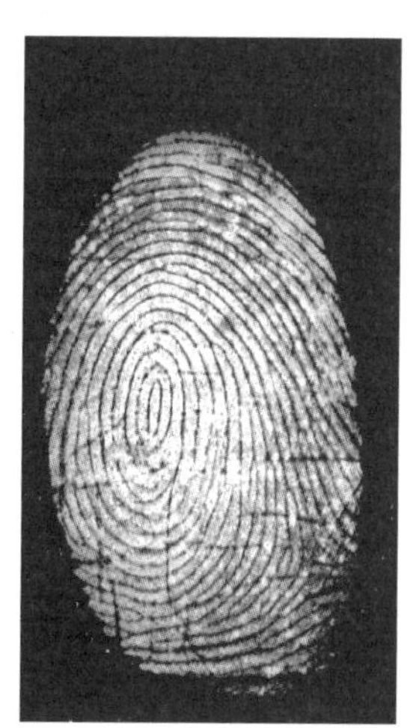

图10　囊形斗纹

11. RW，双螺纹（图11）

（1）信息处理、学习风格和危机处理

思路复杂，善于处理庞杂混乱的信息，善于整合信息，在原有的基础上再造思维，但是容易把简单的事情复杂化。整合型的学习风格。危机处理能力强。

（2）价值观与意志决策

目标决定较多，计划多元，架构庞大，喜欢挑战实现不可能完成的任务。明知不可

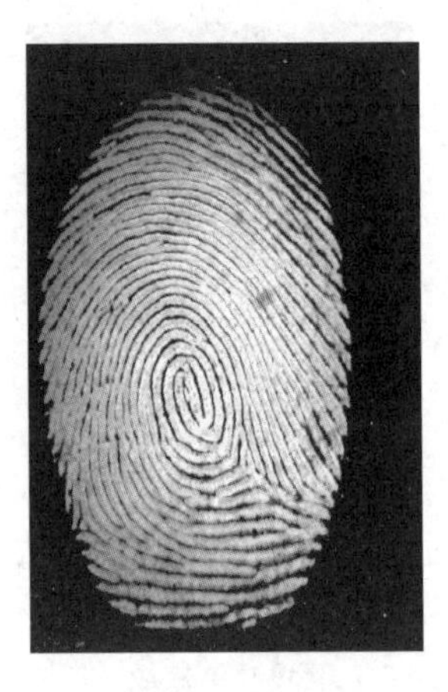
图 11　双螺纹

为，也要试试。决定时注重自己的成就感，喜欢他人吃惊和意外地看待自己，是悲观主义，常常先想到最坏的结果，然后接受后，再尽最大的努力做好。

（3）行为执行力与自我认识

锲而不舍，沉着冷静的行动，耐力十足，不达目的不会轻易罢休，善于解决问题。行动时，会同时几个目标一起实现。一心多用。不屑于做简单的事情。但是自己不会积极主动申请任务或者开创。

双螺是先天的悲观主义，凡事总是先想到最坏的，做事未雨绸缪，喜欢计划。

（4）外在表现和人际互动

温和，不多话，欲言又止的，略为防卫的，小心地观察周围的人，缺少激情。不会求助，重视承诺，甚至不惜代价去实现。是很好的辅助性人才。与人互动时，需要他人主动认可自己的优点。有清晰的责任意识。

12. VW，涡形斗纹（图 12）

（1）信息处理、学习风格和危机处理

多角度的思考模式，擅长处理复杂的信息，但是集中力不足。整合型的学习风格。危机处理能力中。

（2）价值观与意志决策

与 RW 类似，但是习惯简略计划和步骤，擅长应变，不执着于追求。

（3）行为执行力与自我认识

几件事一起做，不喜欢一成不变，见机行事，相互尝试改善，但是较无规则。以利益和目标为导向。

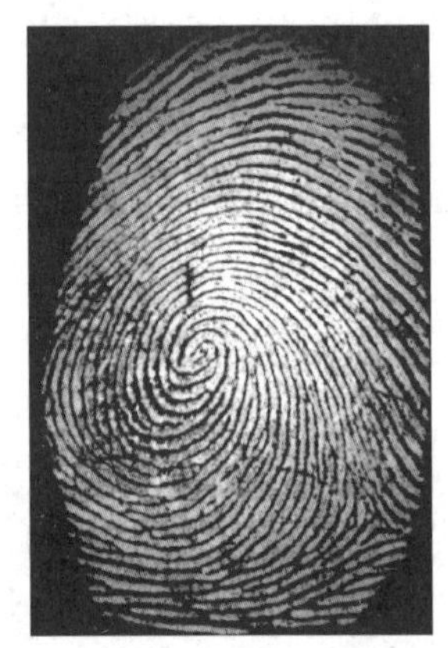
图 12　涡形斗纹

（4）外在表现和人际互动

口才好，善于左右逢源，但是观点模糊摇摆，随和，开放，健谈，乐观。凡事无所谓。

13. MW，圆心涡形斗纹（图 13）

（1）信息处理、学习风格和危机处理

既能多向度思考，又能集中和专注。整合型的学习风格。危机处理能力中。

（2）价值观与意志决策

目标企图感强，以利益为导向。

（3）行为执行力与自我认识

强渡关山，赌性强，易押上全部身家做一件事，事倍功半，外和内刚。

（4）外在表现和人际互动

与 VW 同，但是略带自信。

14. TL，双箕纹（图 14）

（1）信息处理、学习风格和危机处理

多向度跳跃式思考，信息和知识结构的系统性差，容易发散掉，随机型的学习风格。危机处理能力弱。

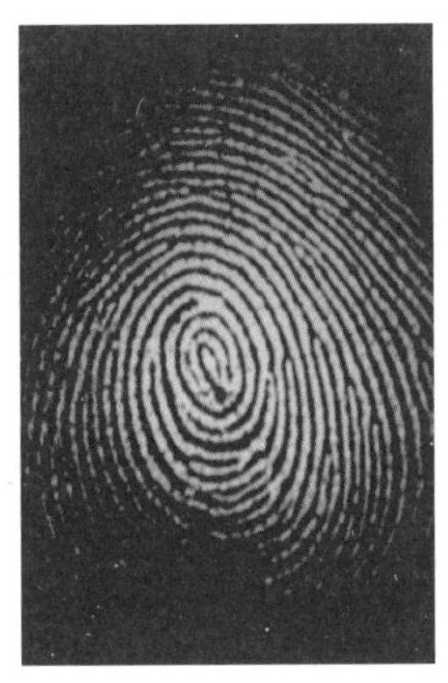

图 13　圆心涡形斗纹

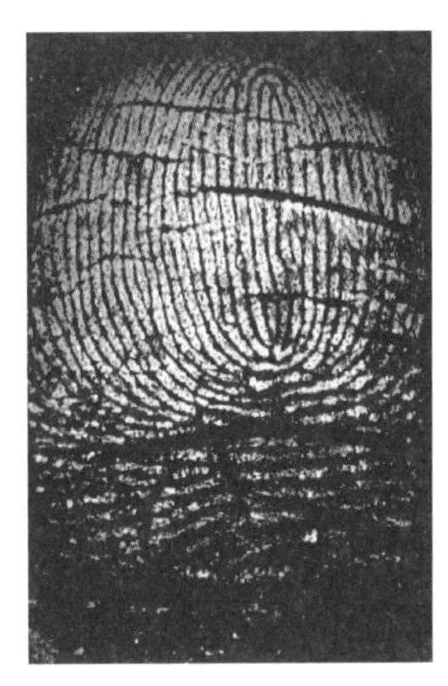

图 14　双箕纹

（2）价值观与意志决策

对未来有着美好的想象，决定缺少计划和步骤，容易流于空想。

（3）行为执行力与自我认识

做事情难以坚持到底，碰到困难、挫折易回避；缺少自我控制和约束的能力；对他人的隐私好奇心强，经常改变立场，容易被人影响。

（4）外在表现和人际互动

热情，乐观，喜欢套交情，好打探他人的隐私。害怕孤独，所以有很多朋友。喜欢受到关注。人际界限不清晰，随便要别人的物品，也随意给人东西。与人互动时习惯肢体接触。喜欢开放热闹。人际互动中有占小便宜现象。

15. RTL，环形双箕纹（图 15）

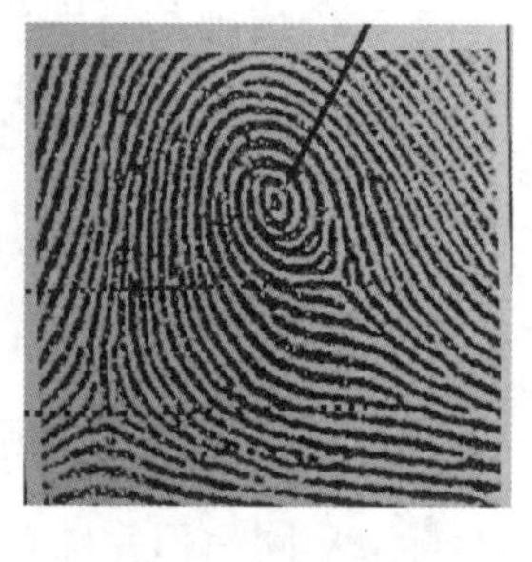

图 15　环形双箕纹

（1）信息处理、学习风格和危机处理

多角度思考，从正反两个方面考虑问题，有思维结构。但是因为想太多而被局限。机会型的学习风格。危机处理能力弱。

（2）价值观与意志决策

决策时想法多而保守，容易原地打转，面对机会犹豫不决。决策不果决。决策常常受到暗示和干扰。选择困难。常常不知道自己应该怎样做。决策时想得过多，思虑过度。

（3）执行力与自我认识

碰到困难挫折时，不易坚持。自我管理能力较强，但是善于拒绝他人。

（4）外在表现和人际互动

平时小心翼翼，为人谦和，是跟随者和配合者。不信任人，特别善于戳穿谎言，也特别细腻。

16. PTL，囊形双箕纹（图 16）

（1）信息处理、学习风格和危机处理

同时兼具精密细腻与多向发散的模式，容易产生矛盾。机会型学习风格。危机处理能力中。

（2）价值观与意志决策

想法多而复杂，理智和情感冲突；紧绷与放松的自我冲突，难以做决策。面对机会犹豫不决，对已经决定好的事情会后悔和更改。

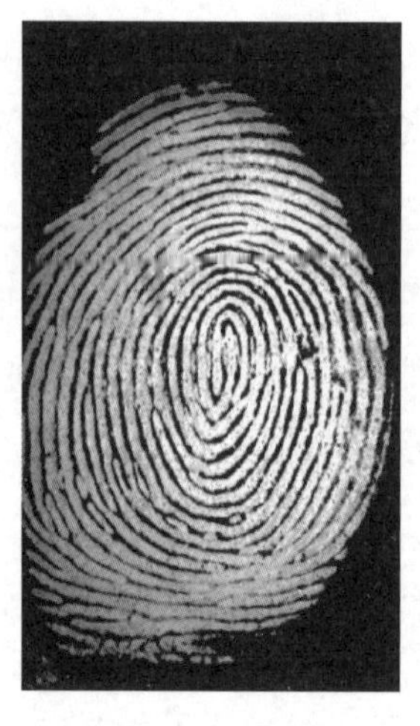

图 16　囊形双箕纹

（3）行为执行力与自我认识

行动时遇到困难和挫折不易坚持到底，克制自己宽松待人。

（4）外在表现和人际互动

平时呈现 TL 的双箕模式，紧张的时候是 PW 囊形斗的模型，但是容易不分场合。

17. CPL，类孔雀纹（图 17）

（1）信息处理、学习风格和危机处理

理解能力强，推理能力强，思维缜密，能够轻易地掌握信息的核心和事物的本质。全向型的学习风格。压力应对能力强。危机处理能力强。

（2）价值观与意志决策

思维敏锐，以自我为中心，对自己的决定有自负的表现。

（3）行为执行力与自我认识

执行力强，不怕难关，擅长破而后立。

（4）外在表现和人际互动

自信，有魅力。

18. CPE，孔雀纹（图 18）

（1）信息处理、学习风格和危机处理

理解能力强，推理能力强，思维缜密，而富有创意，能够轻易地掌握信息的核心和事物的本质。反应灵敏。全向型的学习风格。危机处理能力强。

（2）价值观与意志决策

决策全方位考虑，接近完美。

（3）执行力、自我管理与常态自我

执行力和自我管理能力都很好，是大修行者。

（4）外在表现和人际互动

光彩夺目，魅力十足。

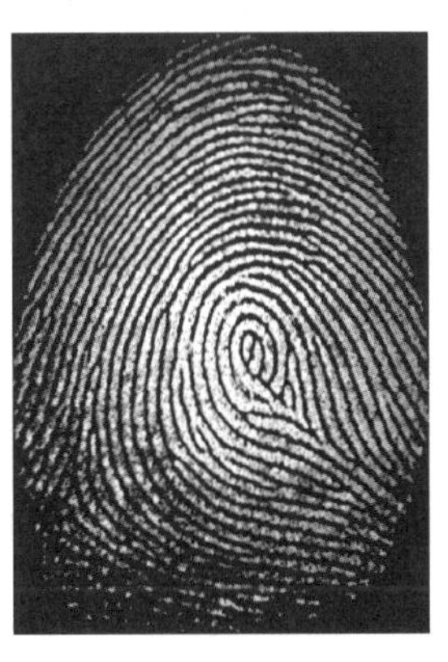

图 17　类孔雀纹

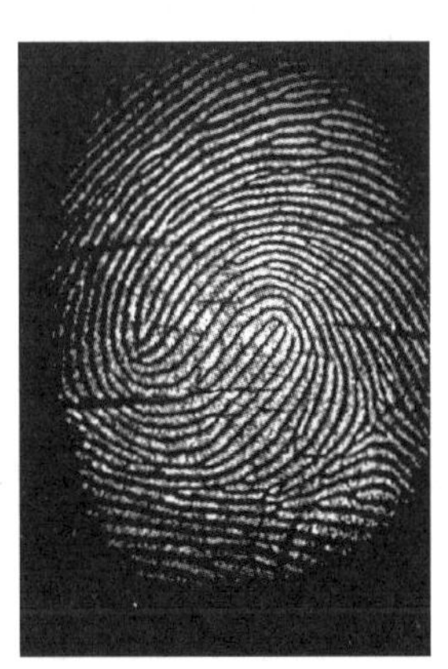

图 18　孔雀纹

19. 变形纹（图 19）

变形纹在人群中的比率为五万分之一，样本数较小，尚待观察。目前得出的研究结果：行为多变，喜欢思考和探究，能够从不同的角度思考和分析，但是也很容易推翻自己形成的主见。所以易给人造成缺乏稳定性的感觉。但是思维灵活，不拘泥于约定俗成的框架，所以给人眼前一亮的感觉。

（二）指纹测评技术的应用程序

1. 判断手指纹路类型

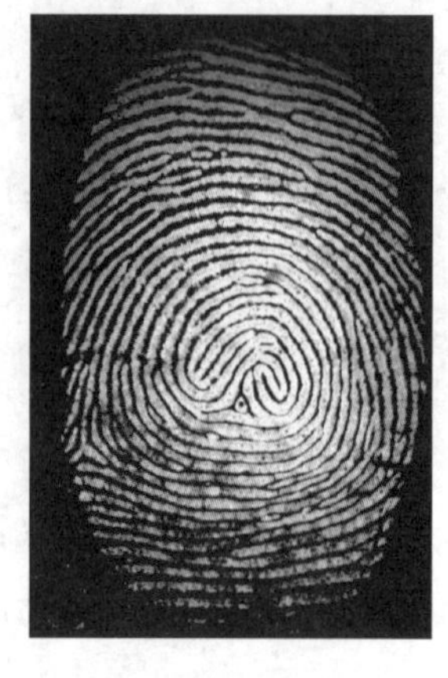

图 19　变形纹

如果既要判断一个人的天赋能力，又要判断这个人的性格特质就需要了解其十根手指的全部纹路类型。如果快速评量其人格特质，那么只需要了解其左、右手的拇指和食指即可。

判断指纹的方法：肉眼直接观察法、放大镜观察法、印泥观察法、照相观察法、指纹采样电脑成像法。

对于简单的指纹，如弧纹、箕纹、箕弧纹只需肉眼直接观察即可，但是对于双箕、单斗、双斗类指纹就要采集其指纹，通过电脑成像放大其图形进行细致区分。

2. 左右手四指对应分析

左手对应人的右脑，右脑是低频的脑，处理模糊的感觉，是创意、感性之脑。右手对应人的左脑，左脑是高频的脑，处理精确的信息，是逻辑脑，也是理性脑。

（1）左手的拇指（L1）

是人的外在表现，也体现了人际互动的能力。代表的是个人与他人互动交涉的基本能力和模型；代表着个人在与他人各种社会性互动中，是否能够和平相处，是否有让人觉得舒适自在的能力。能够觉察并且区分他人的情绪、意向、动机的能力，以及能否与他人有效共事的能力。通常人际导向的人在遭遇问题的时候，比较愿意找人帮忙，同样也愿意提供协助。在人群中舒服自在，通常是团体的活跃者。

（2）左手食指（L2）

代表一个人的企图心、价值观和团队管理想法；代表一个人对于关键重要事物的评估与承诺决策类型；也代表一个人是否有领导者气度。身为领导者要对目标方向清晰，能够正确选择；要有坚定的意志抵抗诱惑；要看清事情背后的真相，避免迷失；要公平合理，基于人本关怀，倾听同伴的问题；对自己和伙伴要共同创造成就，要懂得团队中每个人的特质，能有针对性地提升与开发每个人的潜能，创造双赢。

（3）右手拇指（R1）

自我管理与工作执行属性，代表一个人常态下执行工作或者面对生活的模式与态度，代表一个人的习惯，也是对自我认知的表现。自我管理特质强的人，通常对于自我的要求比较严谨，对于自我的控制能力也比较强，也比较有坚持的态度，同时懂得反省。

一个人能否把工作做好，按照一定的规范与计划节奏进行，甚至是不是被管理者所信赖的人，与这个属性有密切关系。

（4）右手食指（R2）

信息分析与学习属性，代表一个人对信息的分析判断能力；代表对新工作的学习与理解速度。信息的分析前提是对于新的信息有良好的收集习惯，并且不断总结过往自己与别人的经验，从而建立一个完整的知识架构。严谨而具有逻辑性的分析，会强化一个人对事情判断精准的敏锐度。信息分析得好，幕僚型和企划型人格特质比较明显，属于决策支援力的属性。

同时 R2 也代表人的应变能力，即紧急事件发生的时候个人是否冷静理智及对于事件的处理能力。长期累积下来的经验值可以成为应变能力的基础。人每天所面对的事件大多数属于部分未知或者完全未知，应变能力的基础会决定是否可以将类似的工作以比较合理完善的方式解决。通常应变力好的人在气度和胸襟上也比较宽大，沉着睿智并且从容不迫。

概括为表 2。

表 2　左右手四指对应分析

L1，外在表现和人际互动	L2，价值观和意志决策
R1，执行力与常态自我	R2，信息分析和学习风格

简单地说是 R2 提供决策信息给 L2，L2 做决定后命令 R1 执行，L1 是日常的外在表现。但是各种指纹在这四根手指上的组合是随机的，所以就会出现外在行为表现与内心思考决定不一致的现象。

举例说明：

服刑人员秦某，受贿罪，刑期 10 年，左右手四指指纹类型见表 3。

表 3　秦某左右手四指指纹类型

L1，UL	L2，UL
R1，UL	R2，CW

这个服刑人员外在的呈现是与警官热情相处，不会顶撞警官，向警官汇报的情况大多数是其与其他服刑人员的人际关系矛盾，陈述自己替警官和替他人着想。可是从其他服刑人员处了解情况，该服刑人员霸道、强势、颐指气使，有强烈的控制欲望。一旦达不到自己的要求就会利用各种机会向警官打“小报告”，通过警官实现自己掌控和影响他

人的目的。

用指纹评量知识分析，服刑人员秦某表现出的热情积极靠近管理警官是 UL 在起作用，但是其分析决策和压力应对时会出现 CW 控制欲和专制霸道的一面，如果警官仅仅因为这个人的外在表现给予信任，就会成为被其利用的对象。

笔者本人在辽宁省鞍山南台监狱服刑人员中，随机抽取服刑人员 100 例，进行验证性评估，回馈准确率达到 100% 。

指纹评量技术，不需要服刑人员自我报告心理测试题目，也不需要执行标准化的心理测试流程，只要判断了服刑人员的指纹后，就可以根据相应指纹对应的信息，快速准确地掌握服刑人员的外在行为表现和内在思维特点，这些人格特性是我们进行入监改造难度和出监重新犯罪危险性评估的重要依据。除此之外，指纹评量技术在对服刑人员日常管理、预防违纪行为、教育改造、分配生产任务、心理咨询等都有其重要的指导意义。

参考文献

[1] 翟桂鋆 . 中国当代皮纹学研究［M］. 北京：科学技术文献出版社，2016.

[2] 中国就业培训技术指导中心，中国心理卫生协会 . 心理咨询师（基础知识）［M］. 北京：民族出版社，2012.

未成年被告人的优势心理分析与干预

程义盛[1]，石晓红[2]

（1. 世界华人优势心理分析协会；2. 珠海优势分析心理学研究所）

摘　要：优势心理分析是通过对指纹的“解读”，从而解析个体无意识初始化的心理结构，唤醒潜能，使意识化、个性化、自性化充分发展的过程，从而帮助个人意识到自身的优势，实现自我价值。

针对未成年被告人的心理干预，在我国才刚刚起步。本文介绍了我们4年来对12～17岁未成年被告人进行优势心理干预改革机制研究。我们发现，未成年被告人对未来发展的困惑和对自身优势的认识不足是青少年犯罪的根本原因之一。因此，通过分析未成年被告人的心理优势，如性格、智能、思维、敏感性等，使他们更好地认识、接受和发展自己，并通过在学习和工作发挥自身优势，展示自己的才华和实现自我价值。

这项为期4年的研究项目目前正在进行中。本文旨在通过优势心理分析，帮助未成年被告人回归社会。

关键词：优势心理分析；心理干预；青少年；指纹

一、引　言

近年来，未成年人犯罪呈现逐年上升趋势。据统计“十一五”期间，全国法院判未成年人犯罪人数上涨68%（数据来源于2011年中国新闻网）。2013年12月，广东省高院发布的《未成年人刑事审判白皮书》（以下简称《白皮书》）指出，广东省未成年人犯罪人数位居全国第一，比排名第二的浙江省高出47%。珠海香洲区未成年人刑事犯罪呈现高发态势，近3年香洲区法院共审结未成年人刑事案件323件765人（香洲区法院2015年数据）。

针对未成年人犯罪的高发态势，国家及地方纷纷出台政策，加强未成年人思想道德建设，加强对未成年人犯罪预防、矫治工作。各级法院也从完善未成年人刑事审判出发，加强对未成年人罪犯的心理干预，2009 年，最高人民法院公布的《人民法院第三个五年改革纲要（2009—2013 年）》进一步提出要“完善未成年人案件审判制度和机制设置，推行适合未成年人生理和心理特征的案件的审理方式和刑法执行方式的改革”，少年心理审判机制正是在我国少年司法制度改革的大环境下诞生的，完全符合“推行适合未成年人生理和心理特征的案件的审理方式”的要求。广东高院《白皮书》中也提出建立健全未成年人刑事审判机构，加快地方立法，增加心理测评与干预、判后复学等制度，加强未成年人违法犯罪预防、矫治工作。上海、广州、重庆等地的法院也开始对未成年人刑事审判的心理干预机制进行探索和尝试。

2012 年珠海市香洲区法院开始引入心理干预机制，2014 年珠海市优势心理分析研究所受邀介入香洲区法院少年刑事审判，对未成年被告人开展优势心理分析与干预。

截至 2016 年 12 月 30 日，研究所对 124 人次未成年被告人及法定代理人提供庭前心理辅导，对 139 人次未成年被告人及法定代理人提供庭中及判后心理辅导。

为 113 名未成年被告人及法定代理人进行优势心理测评，其中 34 名未成年被告人建立了“个人成长档案”，并进行了判后长期的心理干预。对 200 多人发放了《父母教养方式评价量表》《SCL-90 症状自评量表》《MBTI 心理类型量表》等心理量表，共计回收 200 多份。

二、理论基础

指纹是“可读的原型”，是人的集体无意识的自然遗传呈现，也是个体无意识的心理结构的象征性表达，具有稳定性、不变性、客观性、独特性。

个体无意识的初始化的心理结构即“中心核心自体”（the core nuclear self）是由敏感度、思维、感知（认知）、动机、性格、智能等原型构成，个体的发展依靠个体独特的心理结构所产生的心理势能相互作用。“在心理上能从他人那里吸取的内容必须与对核心自体的觉知相识，或者是核心自体觉知的延伸，即认同过程不是在没有自体的空白屏幕上完成的。”

个体无意识的心理结构所产生的心理势能的相互作用，有冲突、增强、减弱 3 种形式。

自性化、个性化、意识化是人的心理发展的三大动力原则。

个体与个体无意识的心理结构差异，是导致双方冲突的根本原因。

优势心理分析是指通过认识与发现、共情与理解、发展与善用、超越与合一等技术，对个体客观的无意识的独特心理结构及其功能进行分析，从而使个体在情感价值及社会价值方面获得充分的实现。

被爱、被认可、被关注、被尊重、被理解、被信任、被包容是每个人心理的需求，也是培养每个人爱与被爱的能力的途径。

共情、镜映、同调的反应是促使个体形成内聚的核心自体的方法。

三、个案分析

小军（化名），16 岁，男，初二辍学，因涉嫌抢劫罪被公诉。受法院委托，对其进行优势心理分析与干预。

1. 背景资料

小军 3 岁前由爷爷奶奶抚养，3 岁后随父母来到珠海，从幼儿园开始就被老师经常投诉太调皮，初二后不愿意继续读书，辍学后做过零工。与和自己同龄的几个朋友一起抢劫学生的山地自行车被抓。

小军父亲，小学文化，在珠海 13 年，大部分时间在建筑工地干体力活，近一年开了一个夜市大排档。平时很少和孩子交流，自己除了喜欢打麻将，也没有什么其他爱好。他认为，黄金棒下出人才。自己小时候就经常挨打，所以，对小军的教育除了打，没有其他方法。并且说等孩子出去以后，如果不听话还要打。

关于小军的职业发展，其父想让他学习汽车修理，但小军一直不愿意。小军想学厨艺，父亲认为厨艺没有前途，坚持不让孩子学。

小军的母亲，也是小学文化，什么都听小军的父亲的，没有固定工作。

2. 个体无意识心理结构分析（指纹分析）

小军较敏感，动机受对目标及过程的认同程度双向影响，擅长通过看、观察、体验来认知、学习，对新事物认识有极强的直觉力，理性与感性思维均衡，性格主观、爱面子、讲义气、好奇心强、听不进建议、情绪化、自我设限、有很强的表现欲，追求完美、压力下容易逃避等。智能最优是音乐、数学，其次是语言、自然观察、空间、肢体，最后为内省、人际。

小军的父亲非常敏感，心思细腻，动机受对目标的认同程度影响，擅长通过听、看、观察、来认知、学习，对新事物认识有极强的推理分析能力，偏理性，性格主观、爱面子、讲义气、有创意、固执、听不进建议、情绪化、自我设限、擅于发现问题、挑剔等。智能最优为音乐、自然观察、人际、内省，其次为语言、数学、空间，最后是肢体。

3. 无意识的冲突、发展受阻、自性化

从小军和其父的个体无意识的心理结构及心理势能，分析师可以看到他们不同的心理发展轨迹，共情到他们彼此的痛苦、矛盾和冲突。

小军的父亲从小接受的是打骂、否定教育。只要他呈现出独特的真实的自己，就会受到父亲的打压，不断冲突之后，在人际方面的天赋使他敏感地觉察到只有顺从地按父亲的意志去做，才会得到认可和赞许。于是他压抑并最终合理化了父亲的做法，“心甘情愿”地做了一个“听话”“孝顺”的孩子，而这显然不是真实的自己。

小军的父亲结婚后，第一时间离开了父母，远走他乡。自性化是不会屈服的，总是要寻找机会去发展中心核心自体。

所以，所有的离开，不就是为了长大，做真实的自己吗?!

此后的近 20 年，和他一起出来的同乡、朋友，很多都已经小有成就，早在珠海安家落户了，而他基本上都是在建筑工地干体力活，没有任何建树，在大家的眼里，他依然是个“听话”的好人。

分析师感受到他就像活在一个巨大的阴影里，偏执而固执地等待着。

一年前，因为腰伤越来越严重，体力活是干不下去了。他想到了开个餐厅，但所有的亲戚、朋友都反对，说他不是干厨师的料，并且他自己也清楚自己在厨艺方面没有天赋。他清楚地记得大约十来岁的时候，父母逼着他学做饭，那几年几乎都是含着眼泪，在父母及亲人的嘲笑辱骂中度过的，所以，他极端地讨厌当厨师。分析师从他的无意识的心理结构也能理解，一个在体觉及肢体运动智能方面都是弱势的孩子的挣扎，就像一个鸭子在拼命学习爬树般绝望!

经验和自性化总会达成一致，他真的开了个餐厅，做夜市做麻辣烫。这种做法不仅巧妙地绕开了厨艺问题，还恰好激活了他在人际、销售、公关方面的正向潜能!

成也萧何，败也萧何! 天赋没有好坏，善用才是关键!

分析师共情到了他的无意识的冲突、摆荡的挣扎与痛苦，也共情了他做了餐厅后的得意，以及良好的自我感觉!

无意识的中心核心自体在向内聚性的核心自体转化，自性化力量让人赞叹，但小军的父亲在没有充分意识化之前依然还是个“听话”的孩子，心理发展严重受阻，转化十分缓慢，一碰即碎。

父亲本身只是一个带着父亲面具的孩子，同时，小军无意识的心理结构与心理势能的独特性，以及与父亲无意识的心理差异，这些力量纠缠在一起，注定了小军面对父亲的棍棒教育，将采取完全不一样的反应，他不会像父亲一样“委曲求全”做一个“听话”的孩子。

小军在不断地逃离！

小军很清楚，父亲也许永远都看他不顺眼，总是能看到、发现他认为的“错误”，就像考试，就算考100分，父亲也会怀疑他是不是作弊一样，他感觉永远也不可能让父亲满意，只有减少和父亲在一起的机会，才可能少挨一点揍。

于是，他开始厌学逃学，尽量晚一点回家，到后来开始离家出走。小军和父亲就好像在玩一个兵与贼的游戏，小军不断地逃，父亲不断地追，特别是在父亲“打不能还手，骂不能还口”，否则就是“不孝”的“真理”的压迫下，只能忍受着，重复着。

小军的人际和内省都是弱势，加上他的固执，分析师看到了小军的困惑与无助。

初二小军辍学后，也打过一点零工，并以工作为由，自己租房住。小军的父亲依然看不顺眼就打骂，并不会因为小军把挣的钱给他而肯定他，欣赏他。

有一段时间小军的父亲也像自己小时候一样，让小军在家里学做饭，而小军在厨艺方面展现出了自己的天赋，尽管等到了有不少人欣赏，小军也提出想学厨师，但小军的父亲固执地认为厨师不会有前途。

小军的父亲认为汽车修理才是正道，小军为了逃离家庭，假装同意去学习，不久自己偷偷退了学，等花完了学费，又找不到工作，在几个同龄人的商议下，开始打劫学生，抢人家的山地自行车去销赃。

小军的父亲知道他退学后，几番周折找到他，狠狠地揍了他一顿，并把他锁在了家里。随后案发，被关进了看守所。

在法院庭审的时候，作为监护人小军的父亲在面对法官、检察官、陪审员等人追问下，父亲的形象轰然倒下，自体破碎，他压抑着愤怒说：“等小军出去后，他还要好好揍他。”

除了分析师，其他人恐怕很难理解小军父亲的愤怒，它不是一个简单的对错的问题，司法改革将心理干预纳入审判，是创新。如果只是惩罚就有效的话，小军就不会违法了。

在优势心理分析的视角下，分析师可以完全理解小军和父亲的无意识的冲突，互不认同激起的愤怒的攻击，在小军的世界里，或许他想通过违法来逃离父亲，或许他用违法来引起关注，发出求救。

我们同样可以非常准确地意识到一个带着父亲面具在强迫性重复着过往的经历的未曾长大的孩子，我们就不必去苛责他，而是去共情他理解他，才能真正停止悲剧上演！

4. 意识化、修通、理解、揭露与支持

意识的起源，让人类开始探索自身心灵的力量，而对无意识的认识却只有100多年，并且要么是病态的、主观的、片面的，要么是互不认同的。

优势心理分析站在客观而立体的角度，将心灵的鲜活展现出来，不仅仅是共情，还有深度的理解、欣赏、肯定、尊重及悦纳。

小军和小军的父亲在分析师的带领下，开始重新构建自体，整合无意识的势能，这是一个通过意识化进行修通的过程。

以小军的父亲不同意小军学厨师为例，首先小军的父亲看到了自己和儿子之间的差异，学厨师对于儿子来说是天赋，而对自己来说是低能。其次，由于自己有过学厨师的痛苦及失败的体验，所以，无意识的阻抗非常坚决，他不相信学厨师的人会快乐，会有出息，他把这种不快乐投射给了儿子。儿子在表现出对厨师的喜欢时，他不相信儿子真的喜欢做厨师，他认为儿子只是想要逃避。

理解就能化解，小军的父亲与小军开始建立了新的链接。

小军出狱后，学了半年多的厨艺，在父亲的夜市旁开了个川菜特色的餐厅，生意还不错。

无意识总是努力地在呈现自己的个性，如果不能意识化，很可能会导致自体发展受阻。

小军的父亲看到自己努力地想做一个听话孝顺的人，原来是隐藏了真实的自己，其实自己不是真听话真孝顺，是一个伪装，当他明白了这个心理机制，一下子就想通了。

小军和父亲一样，自我认同严重不足，分析师在小军回忆自己挣了第一份工资后拿回家的喜悦时，共情了他对自我实现的渴望。

小军好奇心强，做事追求完美，压力下容易逃避，要让他真正地理解自己，需要不断地解读，就像他做菜一样，他追求的是色香味形俱佳。但这不是一个结果，是一个过程。小军对于分析师的解读感到新奇、兴奋，这是个好的开始！

分析师最后一次见父子俩，是去福利院做爱心服务，看到他们父子之间沟通得不错，感觉到他们喜悦的状态，相信他们会越来越好。

优势心理分析聚焦于无意识的中心核心自体，这种干预方法直接、客观，使我们对心灵的理解有了一个可以触摸的可能。

对于未成年被告人的优势心理分析及干预的研究让我们欣喜地看到了有效地帮助青少年迷途知返的落脚点，这不仅是心理学的创新，也是法治社会的创新！

参考文献

[1] C. R. 斯奈德，沙恩·洛佩斯. 积极心理学：探索人类优势的科学与实践 [M]. 王彦，席居哲，王艳梅，译. 北京：人民邮电出版社，2013.

[2] 霍华德·加德纳. 多元智能 [M]. 沈致隆，译. 北京：新华出版社，1999.

[3] 申荷永. 荣格与分析心理学 [M]. 广州：广东高等教育出版社，2012.

[4] 张春兴. 现代心理学 [M]. 上海：上海人民出版社，1994.

[5] 尼·彼·杜比宁. 人究竟是什么 [M]. 李雅卿，海石，译. 北京：东方出版社，2000.

[6] 张厚灿. 心理与教育统计学 [M]. 北京：北京师范大学出版社，1993.

[7] 林崇德. 发展心理学 [M]. 北京：人民教育出版社，1995.

[8] 沃建中. 智力研究的实验方法 [M]. 杭州：浙江人民出版社，1996.

[9] 赵向欣. 中华指纹学 [M]. 北京：群众出版社，1997.

[10] 李崇高，玉陇德，冶福云，等. 皮纹与疾病 [M]. 北京：人民卫生出版社，1994.

[11] 张海国. 中国民族肤纹学 [M]. 福州：福建科学技术出版社，2002.

[12] 荣格. 荣格说潜意识与生存 [M]. 武汉：华中科技大学出版社，2012.

[13] 杨焕明，等. 生命大解密 [M]. 北京：中国青年出版社，2000.

[14] 荣格. 心理类型：如何把人分类 [M]. 北京：民主与建设出版社，2016.

[15] 张海国，王伟成，许玲娣，等. 中国人肤纹研究Ⅱ. 1040 例总指纹嵴数和 a-b 纹嵴数正常值的测定 [J]. 遗传学报，1982 (3)：58 - 65.

[16] 李崇高，王京美. 630 例正常学龄儿童手的皮纹学观察 [J]. 遗传，1979，1 (4)：136.

[17] 张海国，等. 中国人肤纹研究 I. 汉族 102 项肤纹参数正常值的测定 [J]. 遗传学报，1981，8 (1)：27 - 35.

[18] 威尔汉斯，埃克. 现象学和拉康论精神分裂症：在脑研究十年之后 [M]. 胡冰霜，王颖，译. 成都：四川大学出版社，2011.

[19] RICHARD M. RYCKMAN. 人格理论 [M]. 高峰强，等译. 8 版. 西安：陕西师范大学出版社，2005.

[20] 彼得·A. 莱塞姆. 万千心理·自体心理学导论 [M]. 王静华，译. 北京：中国轻工业出版社，2017.

[21] WHITE M T, WEINER M B. 自体心理学的理论与实践 [M]. 吉莉，译. 北京：中国轻工业出版社，2013.

[22] MURRAY STEIN. 荣格心灵地图 [M]. 朱侃如，译. 台北：立绪文化事业有限公司，2017.

自杀倾向者的指纹纹型研究

程义盛[1]，石晓红[2]

（1. 世界华人优势心理分析协会；2. 珠海优势分析心理学研究所）

我在心理咨询中都会采集来访者的指纹，作为心理分析的一个重要参考依据。目前，我个人已经做了大约2000个个案。

指纹是与生俱来的，是不变的。我常常看着来访者的每一个指纹，就像在看一幅幅的绘画作品，鬼斧神工，叹为观止！而“作画者”究竟想告诉我什么呢？

套用荣格的一句话——“指纹也是可读的原型”。指纹也具有极强的象征性。如果我们把每一个指纹的中心视为能量的中心，则每个指纹都有其自身独特的流向。

斗形纹的能量是向内的，箕形纹的能量是向外的，弧形的能量既向内也向外。所以，据我的观察，斗形纹者在认知世界时，以内在的自我感受为核心。箕形纹者在认知世界时，以外在客观事物为核心。而弧形纹者在认知世界时，既注重内在的自我感受，也注重客观事物。

指纹纹型分为斗、箕、弧三大类，共23种类型，其中斗形纹12种，箕形纹5种，弧形纹6种。在弧、斗、箕3种纹型中，弧形纹的能量最强，其次是斗形纹，再次是箕形纹。这里所说的能量是指一个人假如在10个手指中具有弧斗箕3种纹型时，弧形纹的“思维、行为及情绪”特征最为明显，其次是斗形纹，最后是箕形纹。

指纹虽然可以分类，但事实上，没有完全相同的指纹，并且10个手指的指纹的组合类型，更是千变万化，精彩绝伦！

那么，自杀倾向者的指纹纹形是否具有显著的特征呢？

根据我所做的个案的经验及参照全国卫生组织关于自杀高危人群调查情况进行比对，从几个个案来做分析说明，算是抛砖引玉吧！

全国卫生组织关于自杀高危人群调查情况将以下四类人归为自杀高危人群：

①本身患有精神疾病的。比如，抑郁症患者经常会有自杀的念头，据统计，大概有

40% 的抑郁症患者，自杀是他们的最终结局。

②近期遭遇严重生活事件的。比如，自己或家人患上重大疾病、亲人身故、遭遇重大财务损失、感情挫折等。

③有人格障碍的。比如，冲动型人格的人容易做出过激行为。

④有自杀家族史的，即父系、母系、直系和旁系亲属三代以内有自杀史。

而我所举的第一个案例就是一名抑郁症患者。

这是位女士，来找我咨询时，33 岁，一个女儿 4 岁时因病夭折，后生一子，2 岁。无工作。结婚不久就疑心丈夫有外遇，经常吵架，多次想过自杀，并有自残行为，经医院诊断为中度抑郁。

我采集的她的指纹纹形包括 1 个双斗，2 个下降箕，2 个侧向斗，5 个正箕。

从纹形分析，双斗具有多元化、疑心等特质，下降箕具有专注、情绪化及钻牛角尖等特质，侧向斗具有挑剔特质，正箕具有无条件的配合及敏感特质。在纹形的组合中，在不同的状态下，某些特质会被增强或减弱，特别是在矛盾纹形中。在这个个案中，双斗与下降箕是矛盾纹形，在压力下，她会更加情绪化，更加自我设限、疑心更重。

首先女儿去世，使她自我设限，认为自己不是个好妈妈，非常自责，又疑心丈夫有外遇，担心被抛弃，开始是想通过自残引起丈夫的关注，后来越来越觉得生活了无情趣，才想不如一死了之。实施过开煤气自杀，幸亏发现及时。后因其母规劝，她开始找医生求助。

第二个案例是一名妄想症患者。

也是位女士，来访时 35 岁，育有一子一女，普通公务员，丈夫经商。认为丈夫对自己不忠，有两次实施自杀，都被人及时发现。经医院诊断为妄想症。

我采集的她的指纹纹形包括 7 个伸长斗，3 个侧向斗。

伸长斗具有丰富的联想力及情绪起伏特质，侧向斗具有挑剔特质。

在分析过程中，这位女士说，自己从小联想力就特别丰富，比较多愁善感，听音乐都会流泪。刚结婚时，就常常会联想到“商人重利轻别离”，有时候和丈夫一起看电视，看到电视上一些男人花天酒地，声色犬马镜头，就会认为自己的丈夫也是一样的。经常会盘问丈夫的行踪，丈夫如果稍有犹豫，便会大吵大闹。后来，发展到跟踪。一次看到丈夫在路上和一个女人打招呼，感觉终于看到了真相。回来后，便吃了安眠药，幸亏抢救及时。

在我所咨询的个案中，带有伸长斗的来访者，基本上都有过自杀的想法，更有甚者认为自杀是一件很浪漫的事。也许是伸长斗极容易陷入某种联想的情景当中，所以，她的行为看上去更像是有计划的。

我要说的第三个案例是一位 15 岁的学生。

当时这个男生读初三，父母在其 3 岁时离异，母亲一人抚养。来访原因：焦虑，压抑，没有自信。有自杀的念头。

我采集的他的指纹纹形是 9 个正箕，1 个反箕。

正箕的特质是模仿能力强，敏感，关注他人的评价，配合度高，缺乏自信。反箕的特质是我行我素，特立独行。

这个男生告诉我，自从父母离异以后，他一直无法理解，父亲为什么要抛弃他。上了初中以后，有几个学生带着他一起逃课，上网，尽管起初他心里不愿意，但不知道如何拒绝，不知道如何处理，等到母亲发现后，大发雷霆，生气地说，就是因为他，所以才没有办法再找人。没想到他这么没用！

母亲的话深深地刺伤了他，从此，他变得更加消极，更加不学习，还学会了抽烟，喝酒。在 QQ 空间里，他把网页弄成黑色，并发表留言，说：死，或者才是真正的自由！

在分析中，他告诉我，他非常容易受环境的影响，又是单亲家庭，非常敏感，当有同学问起他父亲时，他特别失落。他无法理解跟那些不想读书的学生在一起，有什么不好，难道就因为和这些学生在一起玩，就成了坏学生，最起码这些学生不会看不起他。他一直以为，不管自己如何，母亲不会看不起他，然而，母亲的话，让他彻底失望了。他觉得自己在这个世界上是多余的，于是，他想到了死！他和一个网友吐露过自己的想法，而那个陌生的网友却告诉他，如果他死了，他就等于亲手杀死了自己的母亲。他陷入了困惑与焦虑中，无法自拔。

箕形纹是典型的“近朱者赤，近墨者黑”的人，这个孩子在网上找了很多自杀的方法，只是没有一种方法让他觉得没有痛苦，所以，没有实施。

第四个案例，是一个大一的男生，19 岁。

他是在网上找到我的，他告诉我，他担心自己会杀了自己。

我采集的他的指纹纹形是 5 个靶心斗，5 个螺旋斗。

靶心的特质是自我，有爆发力，吃软不吃硬等。螺旋斗的特质是爱建议，讲义气等。

我见到他的时候，他的额头上有一道结痂了的大约 2 厘米的伤口。我问他是怎么弄的。他说这就是他要找我求助的原因之一。他说 10 天前和几个同学喝酒吃夜宵，本来是闲聊说说各自初中高中的一些趣事。当他说自己初一的时候就和一个女同学发生过性关系，同学们都笑他吹牛，大家都找他表述中的漏洞，一起起哄，他感觉自己很没面子，不被信任，一气之下拿起酒瓶就照自己头上砸，立刻鲜血直流。他只是想证明自己没有说谎。当时，一帮同学都被吓傻了，后来大家开始刻意疏远他。

他说自己是独生子，父母是公务员，家境不错，从小是爷爷奶奶带着。他形容自己是在蜜罐子里长大的，从小到大没有自己要不到的东西，有时候爸爸妈妈尽管反对，但只要自己一耍狠，他们就立刻满足他了。

到了大学以后，他发现一切都变了，没有谁听他的，甚至有的同学会嘲笑他，说他自以为是，好像自己是老大似的，有病。

后来，他看了一些演绎黑帮的电影，就认为要当老大，一定要够狠。于是，他就学电影中的情节，用烟头来烫自己，他发现同学们都很害怕的样子，就很得意。然而，结果是，同学们都纷纷避之唯恐不及，这与他想要做老大的愿望却背道而驰。

是自己对自己还不够狠吗？还是自己真的就不配做老大？他陷入了迷惑。他感到愤怒，常常用头去撞墙，他不知道自己还能活多久。

靶心本身就很自我，5 个靶心就更加自我，靶心在压力下会完全封闭自己，陷在自己的思维中不出来，撞了南墙不回头。再加上溺爱的环境，就促使靶心更加自以为是。

纹型本身是无意识的表达，没有好坏之分，认识了，善用之就是优势。第一个案例中的女士意识到自己善于专研，现在在一家幼教机构当老师，在不断地质疑与实践中成长，她的特质帮助她成为一名专业的幼教，赢得了大家的喜爱。第二个案例中的女士应用她联想的特质开始喜欢上了写作，在一次读书会上她朗读了自己的小说，得到了大家的认可。第三个案例中的小伙子考上了上海戏剧学院，开始用他敏感而擅于模仿的特质学习表演，我相信他会成为出色的演员。而第四个案例中的大学生，现在真正成了“老大”，开了一个家政公司，认识他的人都说他很有主见，很有思想，很讲义气。

纹型千般姿态，人更是各不相同。自杀者也许有各种不同的理由，但当我面对无意识的如此强大的力量，不得不对生命肃然起敬！纹型用自己的方式告诉我们生命的价值，发现自己的优势，并善用之！

所以，我想说，如果你想自杀，你对自己真的是一无所知！

基于二元悖论的皮纹心理个性解读

任　冶

（福建省心理咨询师协会）

摘　要： 利用皮纹检测技术进行心智等方面检测和解读时，测试双方对检测结果及其解读出现若干认知偏差是正常的。本文旨在探讨偏差困境条件下建立“第一指征”和“第二指征”的必要性，以及其对应的“低感元素”和“高感元素”对产生“信任感”和“不信任感”背后的关系，通过“二元悖论”原理分析其原因，给出相关对策，结果表明：在“低感元素”维度的最大努力只能消除受试者的“不信任感”而不会带来“信任感”，只有“高感元素”维度的努力才能带来“信任感”。本结论有助于皮纹检测和解读师分析和应对出现的认知偏差困境并找到相应的解决方法。

一、引　言

相比于5000年前指纹就被当作印信标志，借由手相来解读一个人的个性心理则是1000多年后的事了。亚里士多德所著的《手相学》可以说是最早对此主题进行研究的文字书籍。

近现代以来，皮纹研究在遗传与医学、人类种族、司法鉴定等领域都取得了长足的进展。同时，在心理学、教育学和在智能分析上的应用方面也有了许多进步，主要标志为：

1944年，Julius Spier出版 *The Hands of Children*（《儿童之手》）一书，分析儿童心理性格发展是否有抑制或反常的迹象。

1945年，Beryl Hutchinson和Noel Jaquin组成社会生理学协会SSPP研究皮纹学、笔迹学和显相学，说明皮纹和人格特质的关系。

1974 年，Bevrly C. Jaegers 论述可由手上显示的皮纹记号找出其个人拥有的心理学上的特性。

1983 年，Howard Gardner 提出八大智能理论，出版的 *Frames of Mind*（《智力的结构》），加速了皮纹心理学应用技术（优势测评）的成熟。

1989 年，Amrita Bagga 发表文章说明精神分裂症的皮纹状态，确认皮纹在生理学和心理学上是有不可取代、极有价值的作用。

2000 年，美国 SSPP 组织推出了皮纹多元智能检测系统，为皮纹心理学在各领域的应用奠定了基础。

心理意识是大脑功能的反应。遗传学研究发现：皮纹是人类一种重要遗传性状，能反映出人的基因遗传信息和体质强弱情况。现代解剖学可以证明手与大脑之间存在着密切的神经系统联系，“手是人类外在的大脑”（康德），因此，通过对皮纹进行分析，可以揭示和总结出不同纹型对应的心理特征、性格特点、潜能特质、思维动机、智能风格等，这方面有着广阔的空间和良好的前景。

皮纹学在多元智能测评方面的研究常常根据 Howard Gardner“加德纳多元智能理论”（MI）：人类的智能是多元化的，每一个人都拥有包括语言文字智能、数学逻辑智能、视觉空间智能、身体运动智能、音乐旋律智能、人际关系智能、内省智能、自然观察智能在内的 8 种智能。大多数人可以在“加德纳多元智能”的内涵中发现自己的多项长处，因此广受欢迎。

皮纹学与多元智能理论结合，形成多元智能皮纹检测技术。通过对双手掌纹及十指指纹的采样分析，数据经由选择的指纹交叉比对及科学统计出的常模资料形态加以解读，能检测出个人先天遗传的各种禀赋差异和特质，并由此来反映被检测者大脑发育状况、皮质层状态和大脑多元智能潜能的排序，并据此预测后天发展趋势、教育需求及规划调整等内容。这是一个了解自身心理特征、性格特点、潜能特质和规划个人职业生涯的参考工具，也可以用于帮助家长更精确透彻地了解孩子、理解孩子，继而更加科学准确地引导教育孩子。翟桂鋆的《皮纹生物识别多元智力测量》在此方面有深入的研究并处于领先地位。

皮纹心理学尤其是认知皮纹学在我国还属于一门新兴科学，现阶段在心理认知和智能分析上遇到的第一个障碍是，该技术初看像是“看相算命”，未免让人联想到“迷信”。究其原因：第一，把“皮纹学”当作“玄理相学”，存在认知对象上的偏差；第二，解读和被解读双方存在认知思维上的偏差，体现在思维方式和认知过程上的差异特性，且因人而异。本文主要探讨认知思维（思维方式 + 认知过程）中出现的偏差困境，揭示了“选择应对”环节失效是造成认知偏差进而产生解读失败的主要原因。

二、解读过程中的偏差困境

以 8 种智能中“语言文字智能”“视觉空间智能”“数学逻辑智能”为例，首先，常规的做法是，解读师先关注右手无名指、左手食指和右手食指的纹型指征，分别对应大脑中“语言、记忆”“想象、空间”“逻辑、推理”功能区，然后根据各手指纹型提示“弓形（海绵性状）”“箕形（模仿性状、逆思性状）”“斗形（认知性状）”“双向形（整合性状）”“其他形（特异性状）”等特征，可以解读出基本的智能个性特点，笔者称之为“第一指征”，该指征只是初步指征，据此就简单地判断其大脑相应智能上的强项和弱项，显得过于武断。

正如加德纳所述，“每个人都具备八项智能，但我们每个人处理事情却有着迥然不同的风格和方式，这是因为各项智能在每个人身上存在高低差异。这无疑和遗传因素有关，但也会受到教育和个人外部环境刺激的很大影响”，“自己的好奇心、曾经的经历、周围的人的看法”等，对“如何判断自己的哪种智力更占优势”将起重要的作用。由此可知，产生认知偏差的因素很多，必须扩大测试（解读）的区域，当触及好奇心、经历、环境影响乃至其精神、意识（潜意识）的若干层面（即“第二指征”），就会有不少奇妙的发现。

结合第一指征指向的“言语中枢”“视觉中枢”“记忆中枢”“听觉中枢”等可以在大脑上找到相应的活跃皮质部位，如颞上回区域、枕叶的角回区域、边缘区域等，但必须参考其他指纹特别是拇指纹型的情况，对应其“人际关系”“思维模式”“内在管理”“行为风格”等功能特征才能有更全面的揭示；当然，在手掌小肌群发育度、鱼际丰满度、纹线清晰度、褶纹色泽度及掌褶形态、排列和变异上进行深入辨识，细小结构上注意 a-b RC、I_3 ~ I_4 区远箕出现率、atd 角、t 比值等情况，可以辨别出细微的差别。如此第一、第二指征相结合的解读和说明才可以赋予皮纹气质类型和性格特征方面的意义。必须指出的是，当专业的解读触及案主个人的经历、需求和责任区域时，皮纹的魅力即刻显现且妙不可言。

最后，像中医“望闻问切”一样，用简单的三段问句可以起到反馈检验的效果。以本案中的“语言、空间、逻辑三项智能”为例：

* 在出发去国外之前，你会至少学几句目的地的日常用语吗？（词语——语言智能）

＊到陌生的地方，理解地图和交通图对你来说没有任何难度？（视觉——空间智能）

＊如果有人要求你对自己这些事情（学外语、看地图）做出解释，你总是能做出富有逻辑性的说明吗？（逻辑——数理智能）

问句回答不但可以印证检测和解读的准确性和有效性，还可以经由案主的描述引导解读新的发现；在产生认知偏差困境时，可以让解读师知道案主出现认知思维偏差的状况和症结所在。

所以，对皮纹进行心理个性解读时，只考虑第一指征而忽略第二指征，即会出现“有效与无效”的困境继而陷入“像与不像”“准与不准”二元对立的认知偏差陷阱，如同“看相”活动中常见的那样。

三、二元悖论的个性解读

鉴于心理要素的多元化和认知差异的复杂性，皮纹解读师在心理智能解读时常常遇到的第一反馈是“有效与无效”“像与不像”“准确与不准确”的二元对立状况。在“选择应对”环节上将二元对立状况转换为二元对应状况，是避免认知过程中偏差困境的法宝。若把“无效”“不像”“不准确”等反馈现象定义为“低感元素”——相对于皮纹信息特征为“第一指征”，而把“有效” “像” “准确”等反馈现象定义为“高感元素”——相对于皮纹信息特征为“第二指征”，那么，介于对立两要素之间的中间地带并非真空地带，不应出现“非此即彼”“非黑即白”的情况。换言之，“无效”的相反方不是“有效”，而是“没有无效”；“不准确”的相反方不是“准确”，而是“没有不准确”。同样，“有效”的相反方不是“无效”，而是“没有有效”；“准确”的相反方不是“不准确”，而是“没有准确”。笔者把这种状况命名为“二元悖论”。实验表明，在“低感元素”维度（相对于“第一指征”）的最大努力只能消除人们的“不信任感”而不会带来“信任感”，只有“高感元素”维度（相对于“第二指征”）的努力才能给人们带来“信任感”（图 1）。

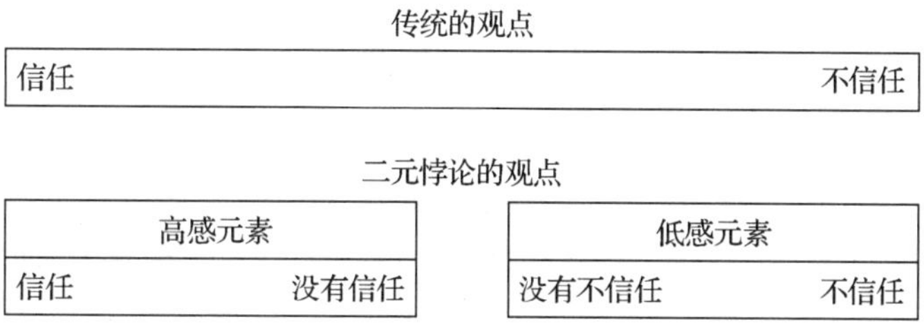

传统的观点

信任	不信任

二元悖论的观点

高感元素		低感元素	
信任	没有信任	没有不信任	不信任

图 1　两种认知观点的比较

按照二元悖论的观点，导致信任感增减的元素（“高感元素”）与导致不信任感增减的元素（“低感元素”）是相互独立且差异很大的。或者说，案主对皮纹检测（及皮纹解读师）的信任感与“高感元素”相关，而案主对皮纹检测（及皮纹解读师）的不信任感与“低感元素”相关，消除或改善解读过程中的“低感元素”只会减少案主的不信任感并不会增加案主的信任感。可以看出：使案主对皮纹检测（及皮纹解读师）产生信任并接纳的主要原因并非为皮纹学和皮纹测试技术本身，还有案主的经历、需求和心理特征等；而使案主对皮纹检测（及皮纹解读师）产生不信任并拒绝的主要原因反而是皮纹知识和测试技术，及案主本人存在的一些外围因素（图 2）。

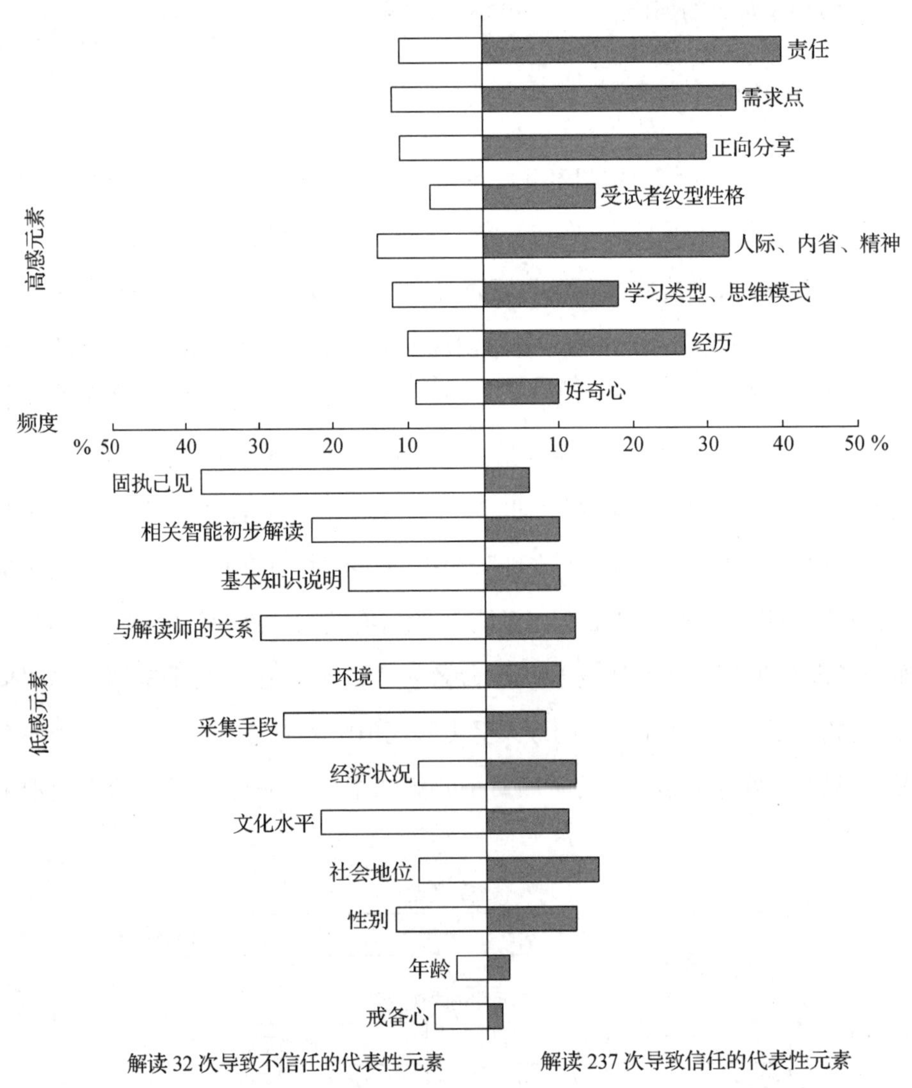

图 2　低感元素－高感元素影响频度

根据二元悖论的原理，前述3个问句回答的情形中，对案主而言，皮纹解读师的解读结果是否让人满意，也存在以下4种情形：

既满意，又没有满意。“我发现皮纹检测好像解答了我‘每到新的地方总要买一张地图来指导自己的行程’的原因，我确实是一个‘视觉型’的人。但好多人都这样做，没什么稀罕的，皮纹检测仅根据这些是不能让我有任何改变的。”

满意，且没有不满意。“我总是爱学几句地方方言，这确实是我在语言智能方面的特点，今天还让我意外地发现了我其他方面的特质和潜能，我很好奇，皮纹检测怎么能做到这些？我想了解它的原理和方法。”

没有不满意，也没有满意。“你的解释与我想的一样。我是一个很理性的人，我对自己很了解，可以对自己的行为和意图做出富有逻辑性的说明。皮纹也许对别人有用，但对我没用。”

没有满意，有不满意。“我心里的迷茫和困惑没有人能解开，皮纹只是一种相学游戏。”

以上情形的分类分析，对皮纹解读师而言，重要的是能够清晰地知道案主处于何种认知状态，解读师要学会以何种方式去应对和消除案主的哪些影响因素，从而找到“引爆点”，把关注力放在“刀刃上”，即在“高感元素”（第二指征）方面下功夫，才能直接解决信任的问题，以达到皮纹检测解惑助人的目的。

四、结　论

利用皮纹检测技术进行潜能特质、心理特征、性格特点、思维动机、智能风格等方面个性分析和解读时，出现测试双方对该技术及其分析、解读的认知偏差是正常的，解读师对此不必十分纠结。

在偏差困境情形下建立“第一指征”和“第二指征”及其对应的“低感元素”和“高感元素”体系，在“二元悖论”框架内，在“选择应对”环节上将二元对立状况转换为二元对应状况，可以找出案主产生“信任感”（满意感）和“不信任感”（不满意感）背后的原因和相关因素，分析其原因、给出相应对策。研究表明：使案主对皮纹产生信任并接纳的主要原因并非单纯为皮纹学和皮纹测试技术本身；而使案主对皮纹产生不信任并拒绝的主要原因反而与皮纹知识和测试技术本身有关。在“低感元素”维度的最大努力只能消除案主的“不信任感”（不满意感）而不会带来“信任感”（满意感），只有“高感元素”维度的努力才能带来“信任感”（满意感）。本结论有助于帮助皮纹解读师分析和应对出现的认知偏差困境并找到相应的方法。

当然，对于皮纹解读师自身而言，准确、深入地掌握皮纹理论、技术和解读方法是相当重要的，切忌解读时的言过其实、夸夸其谈；同时，也没有必要对各种负面反馈手足无措、无计可施。不同的解读师一定会有不同的解读，这也许会影响人们对皮纹的看法，所以，对解读师进行必要的培训和给出适当的、规范的解读模式及流程是今后应该完善的事情。

参考文献

[1] 翟桂鋆. 中国当代皮纹学研究 [M]. 北京：科学技术文献出版社，2015.
[2] 马慰国，郑怀林. 中国预测医学 [M]. 西安：陕西科学技术出版社，1995.
[3] 赵向欣. 中华指纹学 [M]. 北京：群众出版社，1997.
[4] 李崇高，玉陇德，冶福云. 皮纹与疾病 [M]. 北京：人民卫生出版社，1994.
[5] 孙维生，陈祖芬. 医学皮纹学与性格分析、心理咨询 [J]. 山西医科大学学报，1998（s1）：28－30.
[6] 北京大脑智库. 生命解读师导师手册 [Z]. 2016.

皮纹诊病三十年之研究与实践

王治明

（淮南市首智堂）

人类在发展，社会在前进。从古至今各国名人的发明，让人与人之间更加亲近，国与国之间缩短了距离。本研究的目的是在中华中医药与中国皮纹科学相关组织的倡导下为中医事业做点贡献！

中医手诊学是什么？是论述中医诊断疾病，辨别证候的基本理论，又是可行的方法，也是一门中医技巧，是中医诊断方法，是通过观察手掌上的纹线，指甲色及皮纹的变化与不同来了解人体健康状况。过去《黄帝内经》说过："有诸内者，必行其外"。用双眼看患者的手，便知百病是一种简捷、准确、无痛苦，省时的诊疗好方法。2000 年前，扁鹊神医之术就是观手知病。人的体表如眼、耳、鼻、毛发，望之知病称之为神矣。加上中医学诊法，望、闻、问、切和手诊，如虎添翼。

而手诊诊断时，掌中气色整体红润明亮者断为气血足，有精、气、神，较健康。掌中色黄暗断为吸收差，气血差，掌中呈现有黑色点点部较多说明患者已有气血郁滞，重者脏内有肿块……这与中医学阴阳，五行在掌上可表现五色变化一致。例如，用中医学八纲辨证法，来诊断脏内阴阳虚实、寒热，表里都易全面断病情，手诊与中医理念相辅相成，而且运用此非常方便，适合所有男女老少。患者被做过手诊珍断后都非常欢迎与信赖，主动请求传递此法，可见广大患者多么需要这种快捷、全面、省时、准确的手诊特技诊病。几十年的临床验明了手诊确有诊病优势具有全息（图 1）整体观念。

人体五脏——心、肝、脾、肺、肾相对应为金、木、水、火、土，与精神系统联为喜怒哀乐忧，那就是中医五行相生相克的理念，脏腑手诊用掌纹可断出人各种性格，各种体质，知己知彼，百战百胜，按需开方、对症下药，需忌戒必嘱咐，需运动要有运动方法，需开导者做心理询问。手诊具有较全面的性质，既诊病，也能看人性格，并有基因表现，也是智慧图解，同时有人的经历记录符号（喜过、摔过、急过、病过、困过、

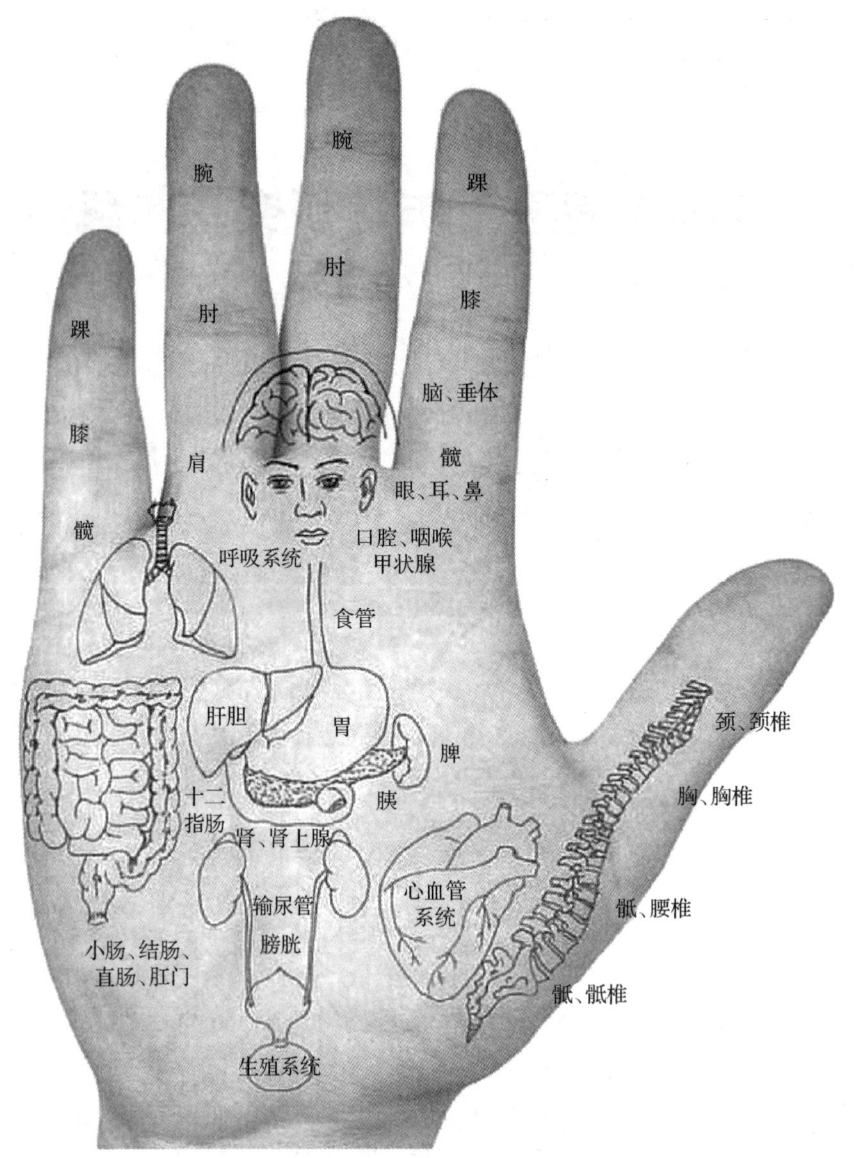

图1　人体全息经络

手指上为上焦信息，掌中部为人体中焦信息，掌根部为人体下焦信息

水淹过，受意者都表现出不同符号）。中医全息论完全可用手诊法表现其论点，神奇可观有趣，可视人体内脏屏幕，谓全息论据法之一。

而我国刘剑锋老师，潜心研究出气色形态手诊法诊断人们的疾病。王晨霞著有《手纹与健康》一书。福建林朗辉自学习了手诊法之后如获至宝。手诊法准确、可信、全面、省时、省事、省钱，方便应用。如取用此法，将会给整个人类带来福音。手诊法就是健康财富。

多年临床手诊的运用与不断验证和实践证明了手诊法是中医的最奇特诊断技术，人体任何部位都可做诊断，尤其人的双手，重要部位是手掌，人体内十四基本经脉有六条直通双手，仅手太阴肺经可治近40种病，手太阳、手阳明经，加在一起共可治更多疾病。这是中医理论技术基础。西医用验血设备、机器，西医检查局部较快捷，有相对优势。安全准确。手诊主要用眼去看掌中的气色、纹路、形状。例如，患者掌中气色灰暗有青筋，就表明气血虚，青筋在哪个脏腑位上就哪个脏腑血郁或出现疼痛或肿块等迹象。

世上在美国有人统计过这样一个数据，不同人的不同手纹居然有1.3亿人不同手形不同手纹，不同气色，也就是每人都有自己的特点。这特点就他本人的内脏基因与内脏状况的反映，他本人的成长记录本，根据中医药心肝脾肺肾与喜怒哀乐的关联，同时也是性格的见证纹。

我从学手诊至今已30年了，已诊断、研究体验淮南及周边城镇二十几万人次，从未误诊，从未错诊，从未有过任何纠纷，基本受患者称准，称好，解决了不少西医治不了的杂症，包括心理问题。

案例一：有个淮矿技术人员名叫沈晓雷，男，在39岁时因胃病住进当地医院，经过20多天抗生素吊水，不但没治好，后查为肝癌、胃癌并发症。妻子哭而不止，两孩子小。经友人介绍，他找我做了手诊，手上反映断为药物影响肝脏及胃肠吸收，果断让他停用抗生素，同时用单方抗坏血酸，用中成药保肝利胆助消化，和胃整肠法助吸收，又建议他适当运动，与他进行健康咨询，解除了他的压力与心理负担。综合治疗一段时间后，他奇迹般能运动了，能吃饭了，慢慢恢复了健康。不到半年时间上班工作了。现在在内蒙古矿井当工程师，生活、身体一切正常。十几年从未复发，这可谓治病治根。全息整体观念有益处。

案例二：1994年，学生高考前期，淮南五中有位学生突然出现头发大片掉落，记忆力猛减，成绩下降。在这人生关键时期，家长更为着急，全家进食不香，没精打采。尤其他母亲更是担忧。西医无法下手治疗。他经熟人介绍找到了我。看过他的手掌全息后，我说孩子爱学习，因用心学习，消耗脑细胞超了极限，营养与休息没搭配好，气血虚，吸收功能变差，造成脾肾肺功能虚，血不养发，掉落，免疫受损。发育阶段，营养与规律性休息很重要。我劝他放弃班干职务，规定了他的睡眠时间，同时，用健脑补脾补肾的中成药，只用2个多月时间，他记忆力提高了，头发长出来了，并且后来当年考取了上海交通大学，现在淮南交通银行工作。从此，他懂得保健知识，至今安然无恙。

案例三：当地工商部门工作人员，名叫王智慧，让我看手诊，我发现她子宫内有肿块，告诉她，你要到大医院复查妇科，但当时她没有多大感觉，她不太相信，后来年检时，医生告诉她子宫内有肌瘤，她才相信手诊的准确预测性很强，到肚子胀痛时到医院切除了。目前，他不仅正常在工商部门工作，而且成为我的忠实之友。

在临床上，验证手诊的病例不计其数，这都表明了手诊具有全面性、准确性，可大量推广，可用于临床，可继续探讨。不同年龄的人、不同性质的病，有更深、更多奥秘。

科学家爱因斯坦曾经说过："任何物体随时都向外辐射着一种波，而这种波的本身就是物质"。把这种物的形象用好，就能找到它的科学运用方法。

具体讲手诊是有科学道理的。

正如全息论科学家张颖清教授所言："某生物机体的局部都载有这个生物机体的全部信息反映。"我深感手诊法完全体现了这个理念。张颖清教授还亲自为刘剑锋《观手知病》一书题了词："气色形态手诊法是全息生物学在医学中的一种运用。实践证明具有较高的实用价值。"

科学家们给了手诊法一个很好的评价。同时也算给了手诊展示体验平台。非常感谢中华中医药学会。同时，感谢刘剑锋、王晨霞、王大有、鲁京硕等多年苦心研究探讨手诊法。令人喜悦的是，刘剑锋老师已在 27 个国家中传播手诊法并临床使用。我亲身也体会到世界上看病难、花费高、误区也大。当今为了广大民众，国家发令 53 种疾病不允许打抗生素，以保护免疫系统，保护人民健康，更有利于中医药事业的发展。为了人类健康，祖国兴旺，中医事业传承地更好，我愿与世界友人，中医的同仁们！把我有限的生命，把掌纹诊病的知识传播服务于众，造福社会，造福人类。学会手诊，一用就准。世界广交、有益事业、胜有千金、益寿长生。

皮纹采集技术在皮纹检测中的应用

朱元交，李文娟，聂芯愉

（济南朱氏教育信息咨询有限公司）

摘　要：目前，皮纹检测机构和医用遗传学研究机构，在提取指纹、掌纹和脚纹图案时，普遍采用油墨和单面光学仪器，很不方便，费时费力，并且采集的图案难以分类保存。采集的信息由于人工操作原因会出现图案不清晰现象，采集的指纹、掌纹和脚纹是在纸质的资料上，难以长久保存和实现网络资源共享。而且，无法做到后期的计算机自动计算。

本文系统地介绍了国内常用的皮纹采集方法和后期处理技术，方便皮纹检测机构可以快速地采集指纹和利用计算机自动计算分析。

关键词：皮纹检测；皮纹采集；指纹分析

一、引　言

（一）问题的提出

每个人都有天赋，只是大部分的天赋不是被摆错了位置，就是没有使用正确的方法被发掘出来。

大量遗传学和统计学的科研成果，已经证实：天赋不同的人群，在皮纹上会留下不同的纹路规律。

通过皮纹检测这个科学的检测工具，可以了解一个人与生俱来的天赋，为孩子的成长与发展提供因材施教的个性化培养方案，使孩子成为社会的有用之才！

然而，做皮纹检测，首先要采集客户的皮纹信息。

当前，全国的皮纹检测机构，有几十家、上百家，每个机构都有自己的采集方式。

当前，全国的指纹采集设备，有几十个、上百个，每个设备都有自己的性能指标。

因为，不同人群的手指形状、大小、干湿、深浅都不一样。所以，为了采集一个人的指纹、掌纹、脚纹，需要花费大量的人力。采集结束以后，在处理指纹信息的时候，又需要人工的参与，大大增加了人工操作的误差。

有没有一种方法可以快速地采集指纹，而且可以快速地对指纹进行判读呢？是当前亟须解决的一个问题。

（二）国内、外研究现状

1. 国外研究现状

美国国立研究图书馆有4916篇皮纹研究报告。1684年，解剖学家 Dr. Grew 发表拇指纹形态的相关论文。1686年，解剖学教授 Marcello Malpighi Barcelona 首次使用显微镜观察指纹并将它编入编年史。1788年，J. C. A. Mayer 首次提出指纹分析基本原则，阐述两个人的指纹排列不会有复制的情形。1823年，解剖学教授 John E. Purkinje Breslau 首次根据纹形将指纹分成9种类别。1833年，解剖学家 Sir Charles Bell 研究完成了手的结构与功能。1880年，Dr. Henry Faulds 医师在 *Nature* 期刊上发表论文，建议在犯罪现场应采集其指纹。1892年，英国学者、人类学家 Sir Francis Galton，出版了《指纹》一书专门探讨指纹，归纳出3个重要的结论：指纹终生不变，指纹可以辨别，指纹可以分类。同时，提出以斗纹、箕纹和弧纹3种纹形的基本分类法。1897年，Harris Hawthorne Wilder——第一位研究皮纹学的美国人，研究手掌的各指球区域，将它命名为 A、B、C、D 三半径点，并发明了主要纹线索引。1926年，美国学者 Harold Cummins 首创术语“dermatoglyphics”。因此，他被誉为“皮纹学之父”。1938年，美国 Dr. Walken 教授找到了皮纹和大脑的基本规律。1944年，Julius Spier 出版专著 *The Hands of Children*，将手掌分析集中于小孩心理性格发展是否有抑制或反常的迹象。1950年，加拿大脑外科教授 Penfield 指出手指皮纹与大脑间密切关联。1956年，Noel Jaquin-Chirological Pioneer 是手之研究的先锋，其最著名两本书是 *The Human Hand* 和 *The Theory of Metaphysical Influence*。1963年，索尔顿（Solton）明确指出染色体畸变时，皮纹异常发生率增加。1967年，Beryl B. Hutchinson 第一次提出生理模式研究协会（The Society for the Study of Physiological Patterns，SSPP），可为现今手相学研讨论坛的前身。1967年，英国伦敦举行了国际皮纹学研究会议，确定了分类法，用三叉点位置及数目来区分各种纹型的原则。分为三大类11种基本类型。1974年，Beverly C. Jaegers 论述可由手上显示的皮纹记号找出其个人拥有的心理学上的特性（psychological characteristics）。1992年，Francis Glton 发表指纹标示，并开始对兄弟、双胞胎进行遗传调查，发现指纹在遗传上，亲戚中有其共通性。2001年10月21日，英国《星期日电讯报》刊发了利物浦大学曼宁博士的研究手指比例与心脏病和性格关系的文章。

2. 国内研究现状

中国被公认为世界上应用皮指纹最早的国家。早在5000年前新石器时代，中国祖先就已经创造出了指纹术，应用到陶器上的彩色纹饰。2000多年前，中国的秦汉时期已开始在来往文书契约中“按指为信、画指为信”，这个做法一直延续到2000多年后的今天。

1947年，俞叔平在上海远东出版社出版了《指纹学》。至今，先后出版了《新指纹学》《中华指纹学》《指纹的奥秘》《手纹的奥秘》等著作。1956年，中国大陆由公安部根据中国人的指纹特点，制定了十指指纹分析法，实行在刑事、民事案件的侦查上。

1979年，我国成立了中国遗传学会，下设的皮纹研究协作组，揭开了皮纹学研究的新篇章，大规模的皮纹学研究自此开始。1990年，安徽医学院汤大钊教授在《中国学校卫生》上发表了《智力与指纹检测模型》这一论文。此后，有《人类指掌纹皮纹嵴纹与智力发育的相关性研究》《揭开孩子天资密码的皮纹分析法》《皮纹与智力测量的研究》《智力与皮纹关系研究综述》《多元智能皮纹检测在职业生涯规划中的应用》等文章。

1989年，中国第三任皮纹研究协作组副组长、河南省体育科学研究所邵紫菀教授，在人民体育出版社出版了《皮纹与选材》。1991年，其主持的“运动员皮纹选材模式的研究”获国家体委科技进步三等奖；次年3月在《人类学学报》上发表了《皮纹与运动员选材》。1992年，武汉大学东方智力研究测试中心主任翟桂鋆老师研究的皮纹生物识别多元智力测量通过了省级科技成果鉴定。2012年，中国解剖学会专家花兆合，发表了《皮纹采集和技术标准研究进展》。

在中国台湾地区，最早把皮纹作为一个体系，引入台湾的是美籍华人陈怡谋博士。1985年，美籍华人陈怡谋博士（哈佛大学）发表研究多年的遗传皮纹学与大脑的关系，结合了Dr. Howard Gardner多元智能的论文。皮纹学第一次运用在教育界和人脑结构学。

综上所述，我国现代皮纹研究，已公开发表了论文5000余篇，取得了许多令人瞩目的成绩：完成了56个民族的皮纹学调查分析，群体数量之多，样本数量之大都是空前的；在皮纹学应用于体育项目选材上提出了许多独到的见解，目前皮纹学的选材标准已进入国家体育总局的选材指导中；完成了200余种遗传性疾病的皮纹学特征分析，如原发性高血压、糖尿病、先天性心脏病、肿瘤、癌症、精神分裂等；皮纹学在皮纹与智力、性格、气质研究中取得了很多的研究成果。

因此，笔者将在前人基础上，用更高的视野，体现前辈的巨大价值。

（三）研究的意义

上述国内外理论研究，侧重的是皮纹与脑科学的关系，皮纹和遗传的关系等，但是，在皮纹信息的采集和判读领域的研究论文资料非常少。

目前皮纹检测机构和医学遗传学机构，在提取指纹、掌纹和脚纹图案时，普遍采用油墨和单面光学仪器进行采集。很不方便，容易弄脏手指，而且费时费力。并且采集的图案难以分类保存。采集的信息由于人工操作原因会出现图案不清晰，采集的指纹、掌纹和脚纹是在纸质的资料上，难以长久保存和网络资源共享。而且使用单面光学仪器，采集的信息容易不完整，无法做到后期的计算机自动分析。

笔者在深入了解各家皮纹检测机构需求的基础上，购买了国内外多家指纹仪生产厂家的设备十几个型号，进行开发测验。通过 7 年的大量的实践，研发出一套可以快速地采集指纹和自动计算分析的系统。

接下来，笔者将把 7 年来从事皮纹检测的经验和 15 种设备的亲身体验，做一个总结分析。

二、研究对象与方法

（一）研究对象

1. 皮纹检测机构采集的内容

目前，皮纹检测机构在做皮纹检测过程中，需要采集的信息主要分为三大类：

A 类：10 个手指 + atd 角度

B 类：10 个手指 + atd 角度 + 手掌三区 + 足拇指球部

C 类：10 个手指 + atd 角度 + 手掌五区 + 足拇指球部 + 5 个脚趾 + 手指长度 + 拇指弯度 + 手掌侧面。

因为，每个机构采集的内容不一样，所以出的检测报告的项目不一样。但是，每个机构都是科学地进行皮纹检测，只是检测的侧重点不一样。

2. 中国皮纹研究协作组（CDA）公布的采集内容

近 30 年来，我国皮纹学研究虽然发展很快，但由于标准不够统一，可供利用对比的资料还不到半数，其原因主要是没有执行国际通用的皮纹研究标准。为此，中国皮纹研究协作组先后于 1991 年和 2012 年公布了我国皮纹研究的技术标准。中国皮纹研究协作组建议，《ADA 标准 – CDA 版本》和 CDA 标准作为皮纹研究的技术标准和项目标准。

ADA 是美国皮纹学会（American Dermatoglyphics Association）的缩写；CDA 是中国皮纹研究协作组（Chinese Dermatoglyphics Association）的缩写。

自 1982 年以来，经过中国皮纹研究协作组会 7 次会议讨论，形成今天的标准文件。

实际应用表明，本标准具有可操作性和先进性。CDA 标准借鉴了《ADA 标准》，并对其进行了补充和完善。

依据 CDA 标准，模式样本分为三级模式：

1 级模式样本（first class model swatch）：含有指纹的 A、Lu、Lr、W 和 TFRC 项目。（指纹）

2 级模式样本（second class model swatch）：包含 1 级模式样本项目和掌纹的 a-b RC、T/Ⅰ、Ⅱ、Ⅲ、Ⅳ和 H 项目。

3 级模式样本（third class model swatch）：包含 2 级模式样本项目和足纹的 hallucal（A、L、W）、Ⅱ、Ⅲ、Ⅳ、H 和 calcar 项目。

CDA 标准的 3 级模式涵盖的内容，比皮纹检测机构的采集内容更多一些。示意图如图 1 和图 2 所示。

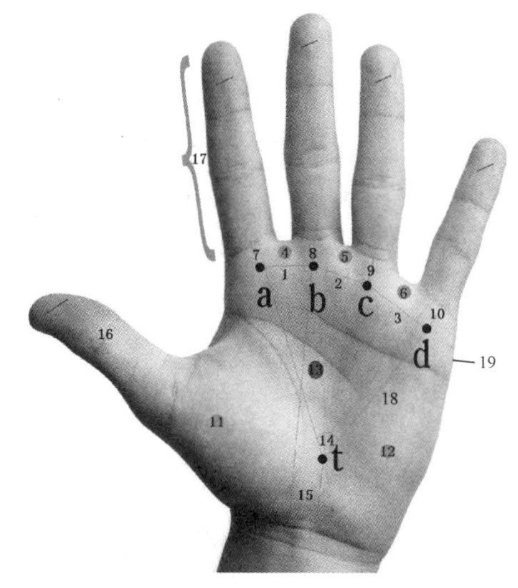

图 1　掌纹信息

1：ab 嵴线；2：bc 嵴线；3：cd 嵴线；4：指间Ⅱ区；5：指间Ⅲ区；6：指间Ⅳ区；7：指基第Ⅱ指；8：指基第Ⅲ指；9：指基第Ⅳ指；10：指基第Ⅴ指；11：大鱼际；12：小鱼际；13：手掌屈纹；14：atd 角；15：t 距比；16：拇指侧面；17：手指侧面；18：手掌正面；19：手掌背面

3. 各种皮纹采集设备的性能指标

笔者购买了油墨印盒、摄像头、扫描仪和国内外最知名的九大指纹设备厂家的指纹仪和掌纹仪，进行全方位的测试。各种皮纹采集设备如图 3 所示。

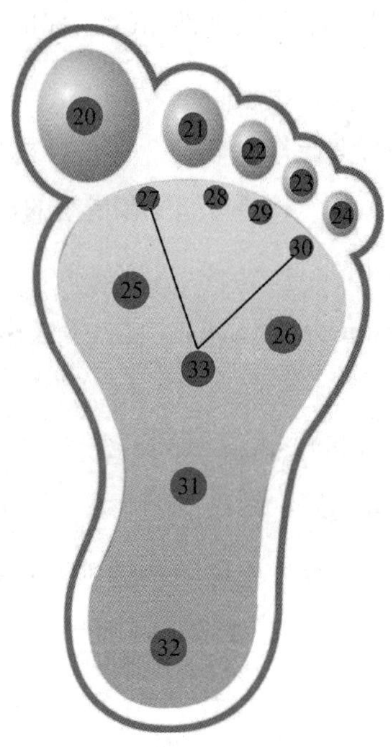

图 2　脚纹信息

20：足拇指；21：足食指；22：足中指；23：足无名指；24：足小指；

25：蹈趾球部；26：足小鱼际；27：足趾间Ⅰ区；28：足趾间Ⅱ区；

29：足趾间Ⅲ区；30：足趾间Ⅳ区；31：脚弓区；32：脚跟区；33：足 atd 角

（二）研究方法

1. 文献资料法

对国内外相关科研成果进行整理分类，笔者详细阅读了花兆合老师的《皮纹采集和技术标准研究进展》和《中国指纹学》《指纹的奥秘》等论文和图书中的油墨采集方法。

同时，笔者通过走访考察和客户反馈等方式，深入了解国内外几十家皮纹检测机构，了解他们的采集方法。

2. 亲自观察法

笔者请专业的工程师团队，开发了 15 款指纹仪和掌纹扫描仪的采集系统。

通过对 2000 多个孩子进行采集，分析、比较各个设备的性能、采集的精准度、采集范围、设备的兼容性、性价比等。

3. 软件比对法

笔者请专业的工程师团队，开发了指纹嵴线的自动计算和纹型的自动识别系统。把电脑识别的结果与人工判读的结果，进行对比分析。

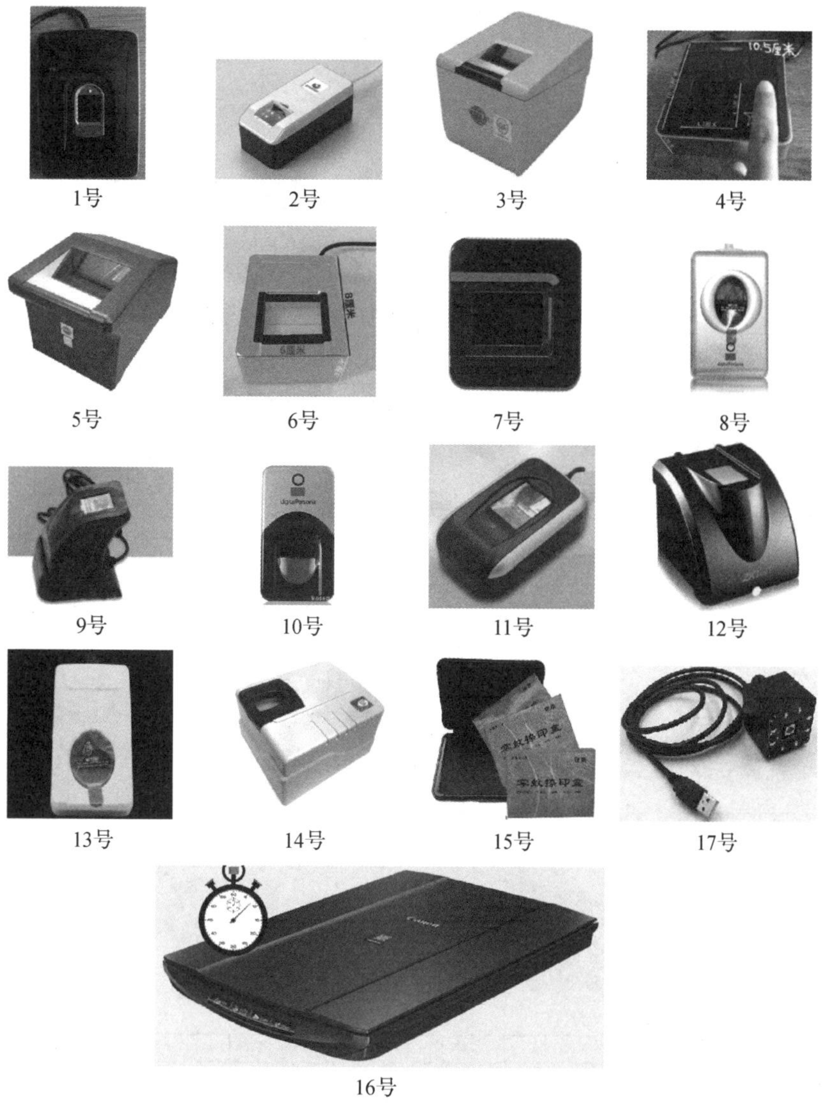

图3 皮纹采集设备

三、结果与分析

（一）高分子全掌纹捺印盒的采集效果

1. 指纹采集方法

手指侧面朝上（图4），放到硬质墨面，手指从左至右在油墨的硬质墨面，轻轻滚动两次。然后平行抬起手指，手指侧面朝上，放到白纸的边缘，手指从左至右在白纸上，轻轻滚动一次（白纸下面必须垫上硬质的垫板）。

指纹采集效果如图5所示。

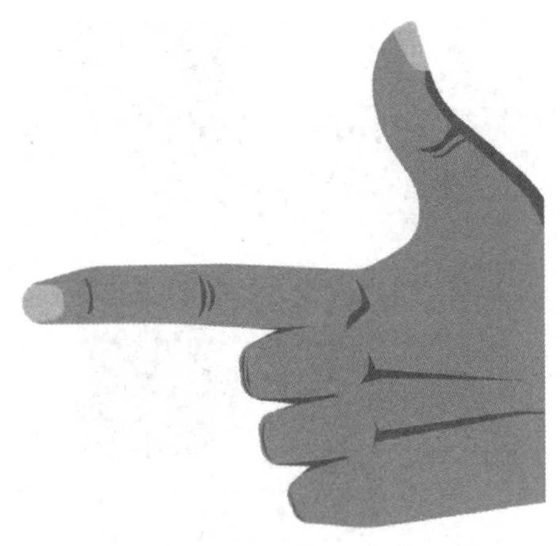

图 4　指纹采集方法

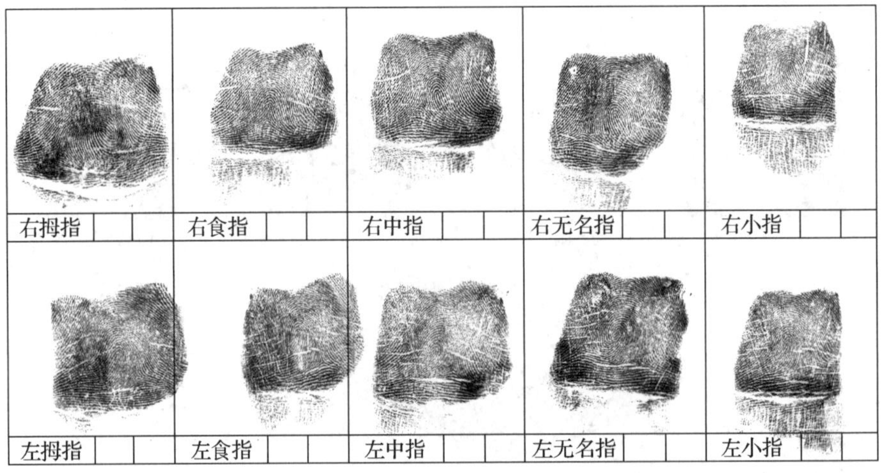

图 5　指纹采集效果

2. 掌纹采集方法

手掌张开，大张，手掌与硬质墨面保持平行，将整个手掌轻轻地放到硬质墨面上。接着，用另外一只手的手掌，轻轻按如图 6 所示的 1、2、3 三个位置，每个位置按压两下。

然后，平行抬起手掌，手掌与白纸保持平行，整个手指轻轻地放到白纸上，同样用另外一只手的手掌，轻轻按如图 6 所示的 1、2、3 三个位置，每个位置按压两下，最后平行抬起手掌。

掌纹采集效果如图 7 所示。

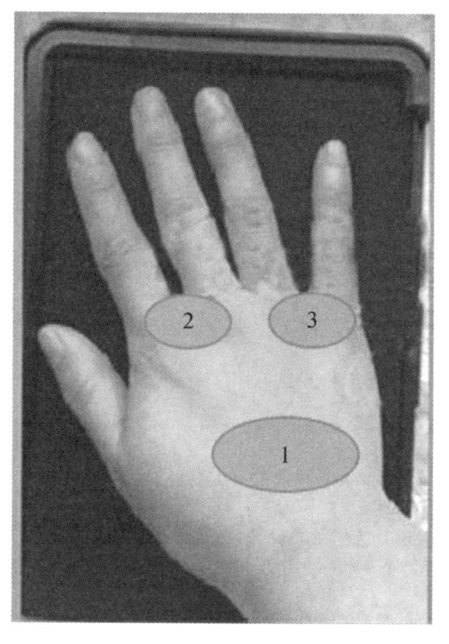

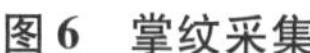
图6 掌纹采集

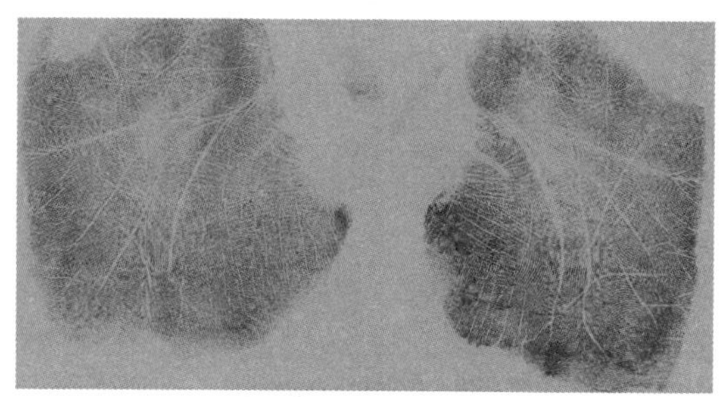
图7 掌纹采集效果

3. 高分子全掌纹捺印盒的优缺点

优点：成本低。

缺点：容易弄脏手，无法导入到电脑中自动识别。

（二）指纹仪的采集效果

单面采集：需要采集三面，左、中、右（图8）。

滚动采集：只需要滚动采集一张（图9）。

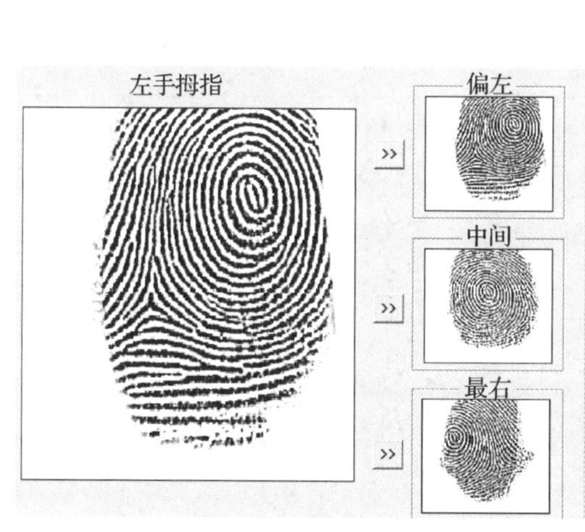

图8 单面采集效果

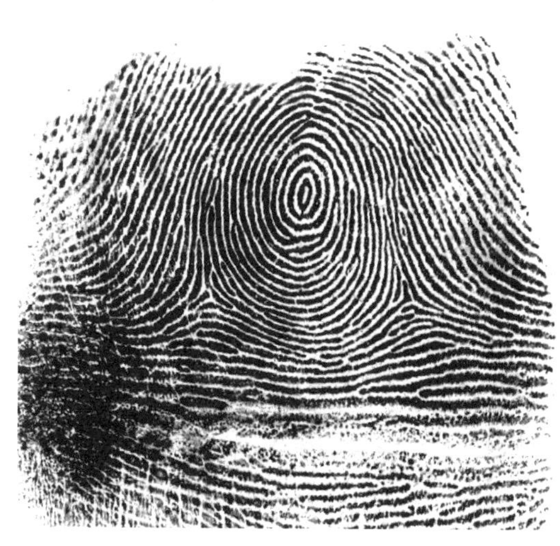
图9 滚动采集效果

（三）扫描仪的采集效果

扫描仪的采集效果如图 10 所示。

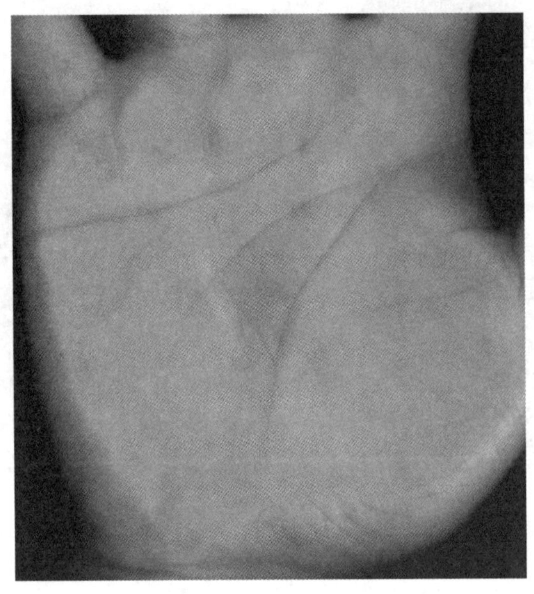

图 10　扫描仪的采集效果

（四）摄像头采集的效果

摄像头的采集效果如图 11 所示。

（五）各种型号设备的采集效果对比分析

各种型号设备的采集效果对比分析见表 1。

表 1　各种型号设备的采集效果对比分析

设备型号	采集方式	兼容电脑 Window	兼容手机	图像质量	开发难度	体积大小	市场价格（批发）	备注
1 号	单面	winXP、7	不兼容	低	高	小巧	300 元	电容
2 号	滚动	winXP、7、8、10	不兼容	高	中	小巧	1500 元	中国台湾生产
3 号	滚动	winXP、7、8、10	兼容	高	中	中号	2200 元	
4 号	滚动	winXP、7、8、10	不兼容	中	中	中号	2600 元	
5 号	滚动	winXP、7、8、10	不兼容	高	中	大号	3 万元	掌纹仪
6 号	滚动	winXP、7、8、10	不兼容	中	中	小巧	1200 元	经济实惠
7 号	单面	winXP、7、8、10	兼容	高	低	小巧	280 元	
8 号	单面	winXP、7	不兼容	高	低	小巧	220 元	
9 号	单面	winXP、7、8、10	不兼容	中	低	小巧	220 元	
10 号	单面	winXP、7、8、10	不兼容	低	低	小巧	280 元	
11 号	单面	winXP、7、8、10	不兼容	中	低	小巧	550 元	动态采集

续表

设备型号	采集方式	兼容电脑 Window	兼容手机	图像质量	开发难度	体积大小	市场价格（批发）	备注
12 号	单面	winXP、7、8、10	兼容	高	中	中号	650 元	动态采集
13 号	单面	winXP、7、8、10	不兼容	中	低	小巧	280 元	
14 号	滚动	winXP、7、8、10	不兼容	中	低	中号	2000 元	
15 号	油墨	按捺白纸	不兼容	低	低	小号	95 元	油墨
16 号	扫描	winXP、7、8、10	不兼容	高	高	大号	350 元	USB 接口扫描仪
17 号	拍照	winXP、7、8、10	不兼容	低	高	小巧	260 元	500 万像素 高清摄像头

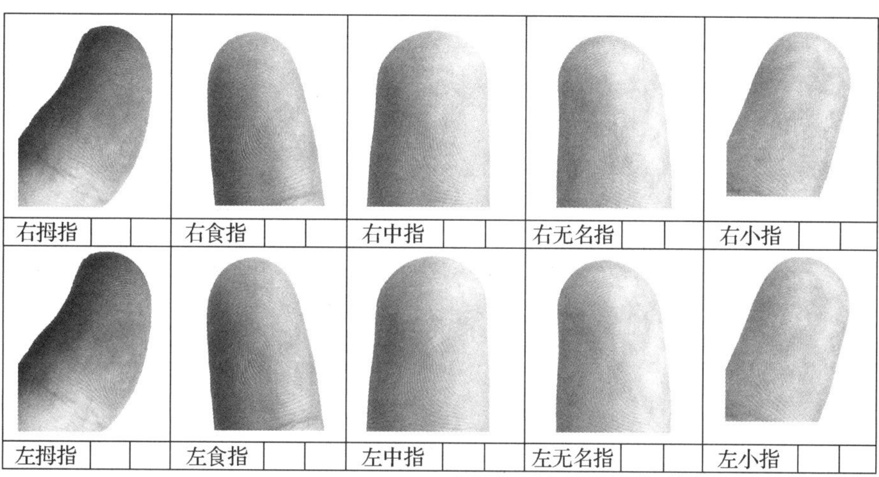

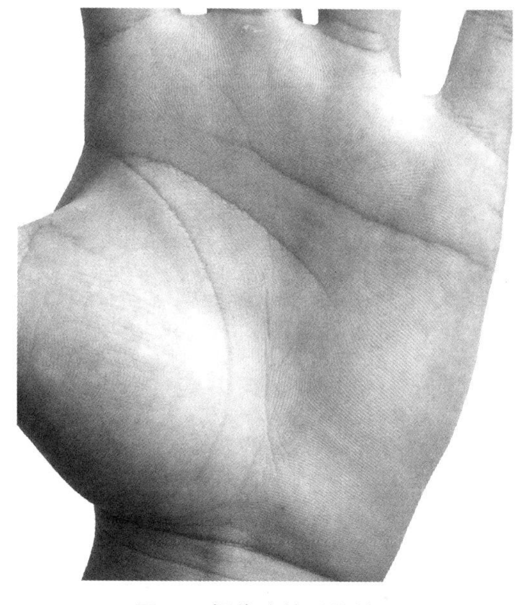

图 11　摄像头的采集效果

（六）嵴线自动计算和纹型判读的结果分析

嵴线（图 12）自动计算：点击中心点和三叉点，自动计算线条数。

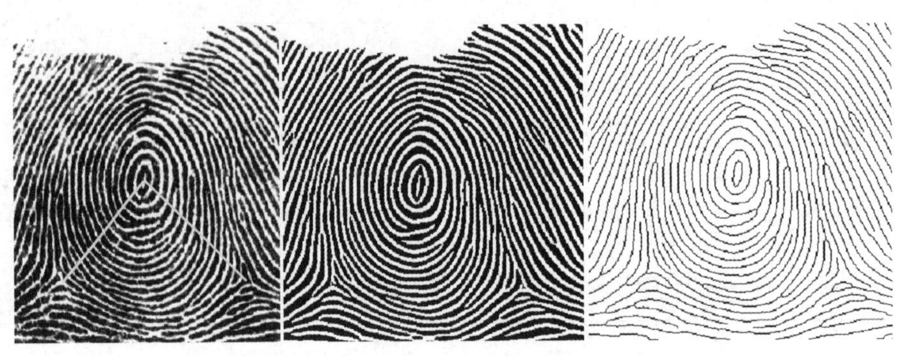

图 12　嵴线

自动计算的结果与人工数出来的结果基本一致，误差在 0 ~ 3 条线之内。

（七）纹型自动识别的效果

英国著名的人类学家、优生学创始人高尔顿在 1892 年出版的《指纹》一书中首次提出：根据指嵴纹走向、有无中心点和三叉点的多少，分成斗纹、箕纹、弧纹 3 种基本类型的方法。

以后的分类方法（表 2、表 3、图 13），都是在这个基础上进行的细化。

电脑自动计算结果与纹型人工判读结果只有 60% 的吻合度。

表 2　指纹分类方法

三分法		1. 斗纹；2. 箕纹；3. 弧纹
四分法	箕纹家族	1. 正箕；2. 反箕；3. 斗纹；4. 弧纹
六分法	斗纹家族	1. 螺旋斗；2. 双斗；3. 孔雀眼；4. 正箕；5. 反箕；6. 弧纹
13 分法	螺旋家族	1. 靶心斗；2. 螺旋斗；3. 伸长斗
	双斗家族	4. 双斗；5. 双箕；6. 内破斗
	孔雀家族	7. 孔雀眼；8. 侧向斗
	正箕家族	9. 正箕
	反箕家族	10. 反箕
	弧纹家族	11. 简单弧；12. 帐篷弧
	变形家族	13. 变形纹

续表

组合法（23）	螺旋家族	1. 靶心斗；2. 螺旋斗；3. 伸长斗
	双斗家族	4. 双斗；5. 双箕；6. 内破斗
	孔雀家族	7. 孔雀眼；8. 侧向斗（反孔雀眼；反侧向斗）
	正箕家族	9. 正箕（下降箕；小正箕）
	反箕家族	10. 反箕（反下降箕）
	弧纹家族	11. 简单弧；12. 帐篷弧（围住弧；弧正箕；弧反箕）
	变形家族	（斗变形；箕变形；弧变形）

表 3　纹型代码

中文	英文	缩写
简单弧	(Simple Arch)	SA
帐篷弧	(Tented Arch)	TA
弧正箕	(Ulnar Loop with Arch)	UA
弧反箕	(Radial Loop with Arch)	RA
大正箕	(Ulnar Loop)	UL
小正箕	(Small Ulnar Loop) SUL	SL
下降箕	(Falling Loop)	FL
反箕	(Radial Loop)	RL
反下降箕	(Radial Falling Loop)	RFL
靶心斗	(Target Whorl)	TW
螺旋斗	(Spiral Whorl)	SW
伸长斗	(Elongation Whorl)	EW
双斗	(Composite Whorl)	CW
双箕斗	(Double Loop)	DW
孔雀眼	(Peacock's Eye)	PEW
反孔雀眼	(Radial Peacock's Eye)	RPEW
侧向斗	(Lateral Whorl)	LW
反侧向斗	(Radial Lateral Whorl)	RLW
内破斗	(Imploding Whorl)	IW
环形二型斗	(II type Target Whorl)	2TW
变形纹	Variant/Accidental	X

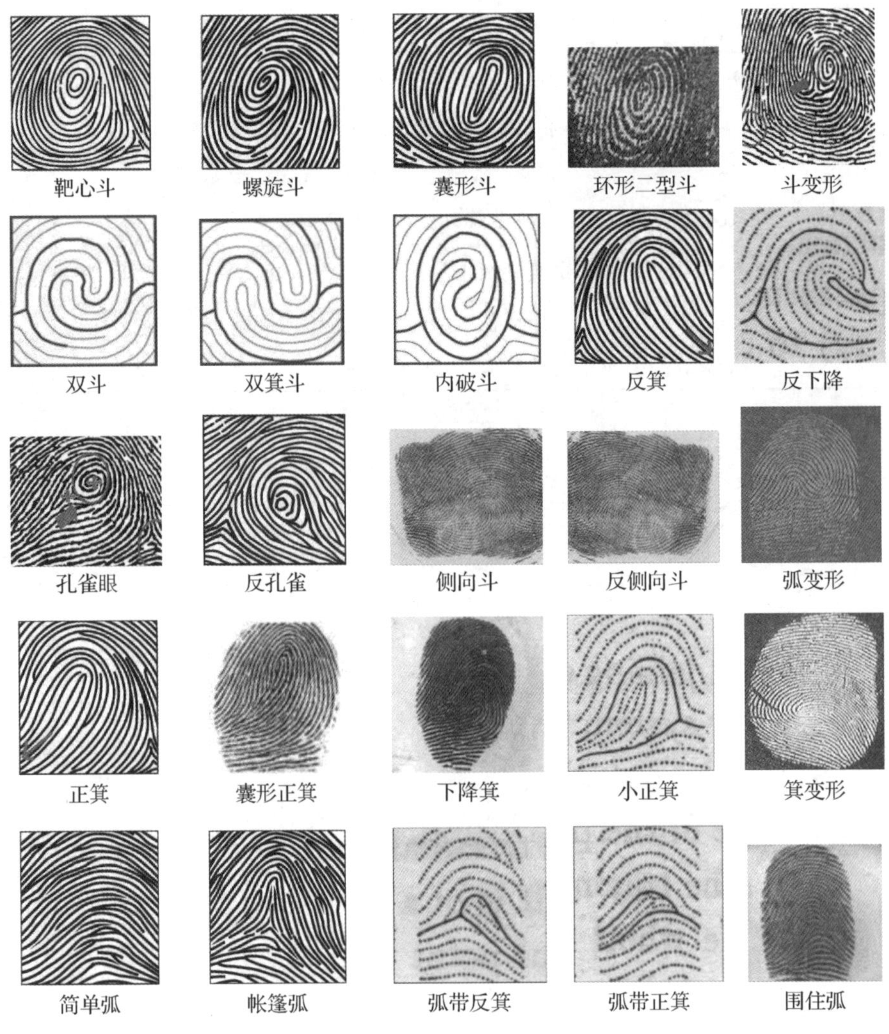

图 13　纹型

四、结论和建议

皮纹采集系统采用 Windows 操作系统和 Android（安卓）系统和 Visual Studio 可视化集成开发环境，采用 C + +/C#语言和跨平台数据库 MySQL4. 0。

采集系统用指纹仪、摄像头、扫描仪相结合的方式，将指纹、掌纹、脚纹信息转化成电子图片，可以永久保存，分类保存，网络传输，实现皮纹样本图片信息的资源共享。

同时使用自动计算和纹型判读的功能，可以实现皮纹信息的快速、准确分析。实现皮纹大数据的统计。

本套皮纹采集系统，可以基本满足皮纹采集的以下需求：

①滚动指纹仪，可以实现指纹的快速采集。

②佳能扫描仪，可以实现掌纹的快速采集。

③高清摄像头，可以实现掌纹和脚纹的快速采集。

希望各个皮纹学研究机构，可以使用这些方法实现皮纹的快速采集。

软件界面如图 14 所示。

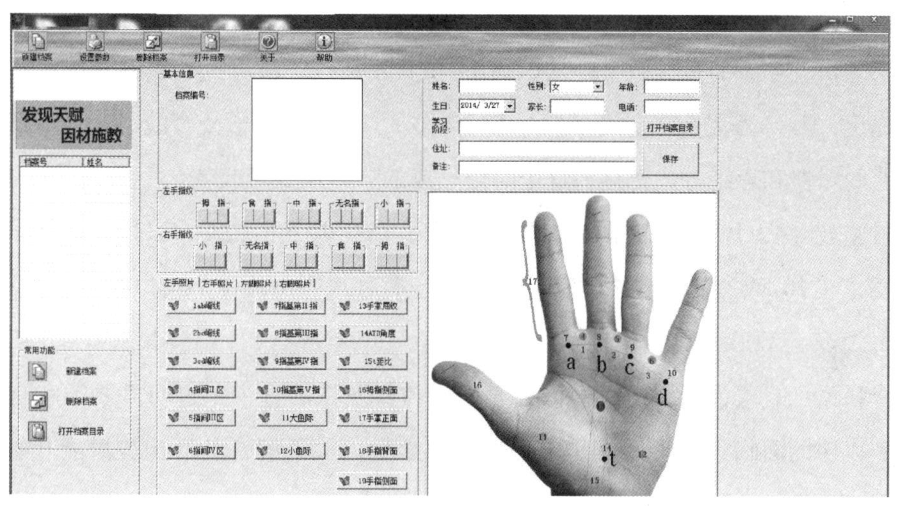

图 14　软件界面

五、效益分析

（一）市场需求

近 5 年来，大量推广机构将皮纹检测技术与教育、心理、职业、个人成长、家庭关系、特殊儿童诊断等领域结合，发挥了巨大应用价值。市场需求主要源于早教机构、幼儿园、教育机构、中小学、智力开发机构、特长班等。皮纹采集技术可以帮助皮纹检测机构实现快速的采集，减少人力和精力。

（二）社会效益

美国盖洛普民意调查机构的调查结果显示：每一个人都是天才，但只有 20% 的人摆对了自己的位置。通过项目研发和实施，可产生更大的社会效应。

让家长清楚孩子潜能的强势和弱势，从而因材施教，让孩子树立明确的目标，少走弯路，快人一步。让学生在成长的路上，多一盏明灯，可以根据自己的潜能去选择人生的方向、学习的方法，增强自信，成就未来。让成人在清醒认识自己的基础上，找到最适合的领域和职业，更有自信地在工作、生活中经营自己的长处，实现人生目标。让企业家了解员工的专长潜能及个性特质，把每位员工放在最适当的位置，充分发挥他们的专长和潜能。

（三）生态效益

人作为个体而言，有其生命发展历程。

幼儿潜质（0～3 岁的孩子）：随着科技的发展与教育的实践，人们教育理念的更新速度也越来越快，今天的家长越来越认识到 0～6 岁才是孩子教育的关键时刻，许多教育专家早就提出：0～3 岁是孩子教育的第一黄金期，3～6 岁是孩子教育的第二黄金期，孩子很多重要的习惯和思维方式都是在这个时候形成的，以后很难改变。

因材施教（4～12 岁的孩子）：对象为初中、小学以下小朋友，以协助父母了解孩子先天潜质，在 16 岁之前给予孩子适当的刺激与学习，让他的优势得以拓展，健康成长、快乐学习。

选择科系：对象为高中、大学以上学生群体，现在的青少年迫切需要了解自己的潜能所在。以协助面临选择科系或是未来方向的学生，从了解自己的优势潜能开始，开展自己光明的人生。

职场能量（成人）：对象为成人职场求职及企业求才，协助成人选择职场的方向与定位，了解自己先天学习特质，充分发挥职场工作魅力；协力企业选择更适合的人才，节省企业的成本与培训的投入，以节约人力资源成本等费用。

人际沟通：提供个人在亲子或家庭成员关系、社会关系相处沟通方式上的态度与思维，让亲子关系或夫妻，父母，同事，朋友等关系可以更和谐。

希望通过皮纹检测系统的开发，让更多人少走弯路，节省摸索时间，最终让每个人的天赋得到充分自由的发挥。

参考文献

［1］刘少聪．新指纹学［M］．安徽：安徽人民出版社，1984.

［2］赵向欣．中华指纹学［M］．北京：群众出版社，1997：12.

［3］刘持平．指纹的奥秘［M］．北京：群众出版社，2001.

［4］韩恩元．手纹的奥秘［M］．沈阳：辽宁科学技术出版社，2012.

［5］翟桂鋆，马细锟．皮纹与智力测量的研究［J］．中国优生与遗传杂志，2006，14（8）：107－109.

［6］马慰国．实用医学皮纹学［M］．北京：科学技术文献出版社，2008.

［7］花兆和．皮纹采集和技术标准研究进展［J］．清远职业技术学院学报，2012，5（6）：1－5.

基于皮纹遗传信息对细胞能量驱动生命程序的探索

郑吉恩

（359 生命能量全息科学研究院）

摘　要：人类皮纹独特的遗传信息应用在生命科学的探索，寻找细胞能量驱动生命程序的对应关系，提出细胞能量驱动心脑体程序的观点。揭示表象遗传信息研究与细胞生命内在运营的规律。借鉴皮纹学数据表达应用于细胞能量值（atp）和细胞敏感值（atd）。

关键词：遗传信息；生命程序；细胞能量；atp 值；atd 值

一直以来，人类对生命的探索从未停止过，不管是从宇宙维度还是从 DNA 分子角度，有太多科学家在研究生命运营的规律。1944 年，诺贝尔物理奖获得者、量子力学奠基人之一，奥地利物理学家埃尔温·薛定谔出版了《生命是什么》一书，开启了基于量子力学等物理理论研究生命系统整体运行规律的先河，成为分子生物学的先驱。一个无序的世界是不可能产生生命的，有生命的世界必然是有序的。生物进化是由单细胞向多细胞、从简单到复杂、从低级向高级进化，也就是说向着更为有序、更为精确的方向进化。人类遗传学从人类本源出发，研究人类的形态、结构、生理、生化、免疫、行为等各种性状的遗传规律和存在的发生机理，揭示人类生命运营的源程序。本文从人类皮纹获取的遗传信息中，探索细胞能量对生命运营程序的驱动关系。

德国著名哲学家康德曾说，“手是人类外在的脑”，它能反映大脑的技能和心理活动及相关生理功能。手指端有大量压觉、痛觉、温觉等感觉神经末梢，同时也是皮纹分布种类最多、最密集的部位。人类的皮纹在手掌面高度细化，它的产生与皮下组织—骨关节—肌肉—神经紧密相连，并受遗传因子和中枢神经系统的调控。1981 年生理医学诺贝尔奖获得者罗杰·斯佩里教授，在对裂脑人的研究中提出大脑两半球既分工又合作，各有优势的理论，使大脑功能理论有了划时代的里程碑之意义。依托生命能量全息科学，全息化进入脑科学和皮纹学、医学生理学及心理学研究发现，大脑及身体器官组织与手指存在对应关系与功能关联。细胞能量值（atp），生理功能对应的是大脑的神经系统，其基本单位是大脑神经元细胞，神经系统是人体内起到主导作用的系统，内外环境的各种信息，从接受与传递中协调体内各器官、各系统的活动，使之成为完整的一体，并与外界发生相互作用。拇指：反应我们大脑前额叶区的功能，拇指可以显示我们的精神能量，是大脑的指挥中枢；生理功能对应心血管系统。食指：反应我们大脑后额叶区的功能，食指可以显示我们的思维能量；生理功能对应消化系统。中指：反应我们大脑顶叶区的功能，中指可以显示我们的体觉能量；生理功能对应呼吸系统。无名指：反应我们大脑颞叶区的功能，无名指可以显示我们的听觉能量；生理功能对应内分泌系统。小指：反应我们大脑枕叶区的功能，小指可以显示我们的视觉能量；生理功能对应循环系统。

任何一个生命体都遵循自然界的演化规律，其中最重要的是能量守恒定律和熵定律。能量守恒定律又名热力学第一定律，它描述的是运动物质的能量变化规律，所有能量是守恒的，只是其表现形式不同而已。熵定律又称热力学第二定律，它揭示的是能量度量值熵消耗在封闭的时空系统中，从有序渐进至无序，随时间趋于最大。生命体也是遵循自然界的规律而存在。生命体运营是新陈代谢发生机制，表现在最小单位细胞上就是细胞代谢的生存机制。人体本身的生命代谢过程是一种必然的熵增过程，生命体不断地由有序走向无序，最终不可逆转地走向老化死亡。细胞代谢的能量需求是生命存在和不断维持的力量。人类生理功能和社会行为背后存在强大的驱动规律，也就是说存在驱动生命程序的力量。这些程序的驱动规律与人类遗传信息表达息息相关。今天生命科学揭示人类遗传信息通过基因组表达，但基因不是一个完整的生命体，生命基本单位是细胞，细胞是负载生命信息和驱动能量的重要因素。因此，生命程序运营的信息交互和动力驱动来源于生命的核心代表细胞能量。

生命运营的自然规律能否在遗传信息表达中找到依据或可以借鉴的方法。皮纹学研究中发现，人类指纹类型及特征点和大脑神经元触发功能有对应关系、存在关联。人体的皮肤纹理属多基因遗传，具个体的特异型。皮肤纹理于胚胎 14 周形成，一旦形成终生不变，所以皮纹具有高度稳定性特点。中国刑事科学技术协会指纹检验专业委员会委员刘持平，在国际上首次提出并论证：指纹是一种先天遗传性状，主要是由两个祖先种基因和 4 个突变型基因所决定。六大基因决定指纹观点，有助于进一步搞清基因是如何调控指纹的发育与遗传，从而达到利用指纹“重现”胚胎发育的环境，为利用指纹进行遗传病研究及检查、鉴别人的神经类型等提供了研究平台。指纹关联神经是因它们属同类细胞发育。指纹，是末节手指皮肤表皮上突起的纹线，指纹和基因及神经系统有何关联？胚胎学说认为受精卵在形成后，会不断地分裂生长，一个细胞分裂成两个，两个再分裂成4个，当受精卵分裂到8个细胞时，就开始向器官方向发展了。这时细胞分成了3层，最外面的那层主要发展为两大器官，一是神经系统，另一个就是皮肤。也就是说，皮肤系统与神经系统同属外胚层，是由同一类细胞（外胚叶）在胚胎3个月的时候，在遗传基因的作用下，同时间、同速度形成和发育的，皮纹（包括指纹）是神经系统发育的外在表现，与高级神经活动有着密切的关系。大脑中的神经元网络活动直接决定人类行为和心理及生理变化。神经细胞发育的完善程度可以通过生物遗传信息表达出来。

笔者在研究指纹信息识别中发现，80%以上与生命关联的心理、生理及社会行为表现，都是在生命感知和神经细胞作用下的直接反应。它的反应路径可以通过指纹类型（finger tip patterns）和指纹中的总指嵴纹数（total finger ridge count，TFRC）及掌纹中atd值计算来对应表达。与常规皮纹学研究不同的是，笔者对以上信息的研究，基于神经细胞延伸生理功能与指纹信息识别的对应关系的探索和应用。人类生命中以大脑为核心的神经系统是生命的中枢信息处理和交互中心，而眼耳鼻舌身意均为围绕大脑系统与外界接触交流的信息采集中心，以心脏为核心的循环系统是细胞能量中心，而肝脾肠胃肾等是围绕心脏系统与内外界交互获取的能量供给中心。它的运营机制：

人体信息采集输入反应（眼耳鼻舌身意信息采集中心）⟶激活细胞及能量阈值敏感反应（心脏为核心的能量负载中心）⟶驱动细胞信息和交互统筹反应（大脑为核心的信息处理中心）⟶身体器官组织的执行输出反应（人体辅助系统的运营执行中心）。

基于对生命系统的认识，将生命程序驱动要素以细胞能量值和细胞敏感值来表达。

细胞能量值（atp）。范围：0~300亿。ATP值表达中枢神经细胞激活的细胞能量总值（理论值）。表示单位时间和对应空间内有关处理内外信息和驱动信息表达的能量值。通常细胞能量数值为80亿~220亿ATP（细胞能量值单位）。数值的多少并不绝对代表强大与否。只是表示激活细胞能值可以分配的额度大小。分为3个区间值（表1）。

表1　细胞能量值atp的3个区间

细胞能量值（atp）	含义
80亿以下	同一时间内可交互信息量和细胞驱动激活1个重要系统功能值
80亿~140亿	同一时间内可交互信息量和细胞驱动激活1~2个重要系统功能值
140亿~180亿	同一时间内可交互信息量和细胞驱动激活2~3个重要系统功能值

续表

细胞能量值（atp）	含义
180 亿 ~ 220 亿	同一时间内可交互信息量和细胞驱动激活 3 ~ 4 个重要系统功能值
220 亿以上	同一时间内可交互信息量和细胞驱动激活全部系统功能值

细胞敏感值（atd）。范围：28° ~ 65°。atd 是指人体激活细胞对于身体内外系统驱动反应程度和信息负载能量阈值开关。通过眼耳鼻舌身意等器官与内外环境变化的感知敏锐程度、驱动速度与阈值强度及细胞反应的正向或负向作用及影响力。分为 4 个区间值（表 2）。

表 2 细胞敏感值 atd 的 4 个区间

细胞敏感值（atd）	含义
36 以下	细胞驱动反应敏感度极佳，信息负载能量阈值很低。细胞驱动很快和信息负载能量速度很快
36 ~ 42	细胞驱动反应敏感度佳，信息负载能量阈值低。细胞驱动快和信息负载能量速度快
42 ~ 48	细胞驱动反应敏感度适中，信息负载能量阈值居中。细胞驱动慢和信息负载能量速度适中
48 以上	细胞驱动反应敏感度慢，信息负载能量阈值高。细胞驱动慢和信息负载能量速度慢

笔者提出“细胞能量驱动的心脑体程序”观点，是结合自身进行持续深刻体验逐步形成的学习总结。“细胞能量驱动的心脑体程序”指对人体而言，心指心区，是人体对内外环境输入信息感受中心，也是细胞信息负载能量中心；脑指脑区，是人体对负载能量驱动的信息认知判断中心，也是内外信息统筹处理中心；体指身体各器官区域，是人体与外界接触信息输出联动执行中心。当人类面对外界事物做出不同反应时，不同类型的人会有不同的反应表现，以及反应的速度和程度也有很大的不同。人的身体内在存在一套非常严谨科学的信息处理和应急反应系统，用以针对外界因素入侵体内做出防御和对抗反应。而身体对不同事物的感受和认知及反馈是由心理、大脑和身体联动做出的相关反应。这是人类遗传和进化体系适应自然环境和人类生态环境构成的保护人体的一套复杂控制系统，是人体作为智慧生物的一个“中心、重心与核心”，终生影响甚至控制着人体的情感、感受、认知、欲望及行为等需求。

针对细胞能量值（atp）的不同区间情况，本研究认为细胞能量值在生命系统驱动中表现为单系统细胞驱动和多系统细胞驱动及全系统细胞驱动，表现为对内外信息处理和交互的空间延展表现状态。而针对细胞敏感值（atd）的不同区间情况，本研究认为细胞驱动激活速度与能量负载阈值的高低，表现为对内外信息处理和能量交换的时间延展表现状态。根据不同的表现方式，有“心源性反应”“脑源性反应”“身体本源性反应”及“综合源性反应”。具体来说根据眼耳鼻舌身意对内外信息采集和处理的不同，人体对外界事物和环境的反应速度和细胞驱动负载能量触发点不同来判断，分为心源性（驱动激活和能量负载），还是脑源性（信息处理和交互）及身体本能反应（信息处理执行和能量释放）。现有的行为心理学和医学遗传学研究针对的多是行为背后的心理反应和疾病所致推导的遗传因素。本研究是将生命程序发生的驱动能量与人类遗传信息表达结合在一起，探索生命程序驱动和遗传信息表达之间的关联性。

2017 年 6 月在京召开《生命能量全息科学》新闻发布会，用全息思维经营生命，是人类对生命的真相和健康与疾病的关系探索的核心，以往每一个学科都是从局部现象着手研究，通过科学整合逐步形成整体系统的认识。359 生命能量全息科学研究院以人类独有的具有唯一性和不变性特点的生物遗传信息为基础，挖掘生命程序行为驱动规律的关系，探索出心理、生理及行为驱动的触发因素和机理，在皮纹特征点上找到对应依据。通过实际案例比对和印证，提出了以“细胞能量驱动的心脑体程序”为核心的细胞能量观点，揭示生命程序驱动行为和社会心理背后的遗传信息显现依据，从另一个角度重新认识人体、生理学、心理学，为人类行为、思维、意识和精神活动，提供了一个新的思路。

皮纹生理多元测评在高中生生涯规划中的应用探究

杨永禄

（内蒙古中学生生涯规划指导委员会）

摘　要：科学的生涯规划对一个人的发展非常重要，中学阶段是树立生涯规划意识、实施生涯规划教育的黄金时期。本文通过分析生涯规划的发展背景，以及目前我国生涯教育现状，针对目前生涯规划实施中使用的测评工具应用情况，引入皮纹生理多元测评，全面立体地评估学生状况，进而更好地帮学生规划学业和职业生涯。

关键词：生涯规划；生涯规划教育；皮纹生理多元测评；翟氏智力测量

一、引　言

马斯洛的层次需求理论告诉我们，人有生存、安全、归属感与爱、自尊、自我实现的需求，归结起来就是生存与发展的需求。对这些不同层次需求的追逐与获取的过程，贯穿了人的整个生涯。要想达成理想的人生目标，实现人生的价值和意义，必须要做好科学的生涯规划。

中学生是生涯发展的重要阶段，是生涯规划观念树立特别是规划开始的最好时期。根据美国职业管理学家萨帕的生涯发展理论可以看出，中学生正处于生涯发展的探索初期阶段，这一时期的人正在综合认识和考虑自己的兴趣、能力与职业社会价值、就业机会，开始进行择业尝试。因此，做好中学生生涯规划教育，对学生未来的成长和发展非常重要。

二、生涯规划背景分析

什么是生涯规划呢？生涯规划也可叫“学业规划”“职业规划”或者“人生规划”，

是指个人与组织相结合，在对一个人职业生涯的主客观条件进行测定、分析、归纳的基础上，对自己的兴趣、爱好、能力、特点进行综合分析与权衡，结合时代特点，根据自己的职业倾向，确定其最佳的职业奋斗目标，并为实现这一目标做出行之有效的安排。通俗来讲，生涯规划就是对人生发展过程进行规划，通过规划让我们的人生目标得以更好实现。

“十二五”规划中，高中生职业生涯规划就成了热点话题，高中生能够尽早地进行生涯的规划，探索自己的特点的同时明晰自己生活的目标，无疑为学生整个人生的发展都能奠定良好的基础。

现如今，随着高考制度的改革，高中生生涯规划对学生发展又产生了更加至关重要的任务，如果学生在高中阶段尽快地完成初步的生涯规划，他在高中的学习侧重、专业报考、文理选择等内容上都能更好地做出安排，进而为其获得更好的高考结果奠定坚实的基础。

2018 年开始全国逐渐推行新的高考改革方案，其核心是“两依据、一参考”，即依据语、数、外 3 科的高考成绩和高中学业水平考试成绩，参考考生在高中的综合素质评价情况，高考将不再是升学的唯一决定因素。根据高考改革的变化，学生将根据报考高校要求及自身特长，选择 3 个科目报考。如何选择、报考及发现自己兴趣、特长，都需要专业指导和规划。因此，科学的规划，对每一位高中学子具有重要的意义。

三、目前学校生涯规划教育现状

由于受到旧有的教育观念和模式的影响，我国中学生生涯规划教育目前正处于摸索阶段，与西方发达国家相比，还存在明显的差距。但是，在目前高考改革“倒逼”生涯教育工作的背景下，生涯规划教育已经得到了前所未有的重视。具体而言，我国中学生生涯规划教育的现状体现在以下几个方面：

首先，国内的生涯规划教育起步较晚，并且主要集中在大学阶段。目前，在各大高校，生涯规划课已经是学生的必修课。但是，中学生的生涯规划教育还处在起步阶段，目前我国较发达地区的中学生生涯规划课开展得较为成熟，但在广大的不发达地区，生涯规划教育并没有引起足够的重视。

其次，我国现阶段中学生生生涯规划教育存在模式化、单一化的问题，许多地方的生涯规划课形式主义严重，实际效果不好。根据笔者的调查，许多地方的中学确实开设了职业生涯规划课程，并且配有专门的教师和硬件条件，但在具体的实施过程中，教师把职业生涯规划仅仅当成一门简单的课程，只是通过上课、讲座的方式，给学生传授一些职业生涯规划的理论知识。

最后，中学生生涯规划教育师资力量整体欠缺，教育水平良莠不齐。我国大部分中学在职业生涯规划教育方面没有配备专业的指导老师，许多学校的生涯规划课教师由思想政治类科目的教师兼任，专业性不强，效果大打折扣。

总体而言，高中学校还处于思想意识欠缺，缺乏专业人才、缺乏教学制度、缺乏课程体系等状态，偶尔零散地开展的各类选修课、实践活动也缺少生涯背景下的理论支撑，简单地说就是整体行业或者生涯规划教育内容还处于探索阶段，没能形成一套统一的标准或者体系。

四、生涯测评工具简析

准确地说，测评工具是一种支持手段，它可以用来了解自我、进行职业探索、帮助进行职业决策，建立发展目标、进行职业调整等。

目前在国内生涯规划的实际应用中多半是心理学领域内的测评手段，具体分为标准化和非标准化测评。

1. 标准化测评

所谓标准化是指测评的编制、实施、计分和测验分数的解释必须遵循严格统一的科学程序，保证对所有人来说施测的内容、条件、计分过程、解释都相同，从而保证测验的客观性和标准性。测评设计目的就是为了尽可能客观地搜集被试者的相关信息。

常用的测评工具：

①职业兴趣量表。职业兴趣测评是帮助回答“我喜欢什么?”“我想要做什么?”等一类问题。职业兴趣一般是指任何能唤起你的注意、好奇心或者投入的事物。职业兴趣量表一般有霍兰德兴趣量表和斯特朗兴趣量表（SVIB）。

②价值观测量，有职业锚和工作价值观测评。

③人格测量，用到的是梅尔斯－布瑞格斯类型指标（MBTI）。

④技能测评。技能测评可以浓缩成一句话，即“你能做些什么?”目前，采用最普遍的是 EUREKA 技能问卷。

以上测评是基于西方经典职业发展理论之上的，均用于评估个体的职业探索及发展程度，是欧美国家进行职业辅导的基本工具。目前，实用的中国版本也仅有少数，如北森公司开发的职业天空（CareerSky）在线测评等。

2. 非标准化测评

特别需要注意的是，因为测评技术的局限性，规划者配合程度的差异性，所谓“标准化”应看作是相对的，在指导学生时相对准确些。但职业测评绝不是用少数工具“以不变应万变的方式”对付所有个体对不同职位的测量要求。实际上，每个学生的特点都是不尽相同的，各个职位的素质要求也是相当多样化的，因此可能产生的测评组合也就十分丰富。要想真正做到人－职匹配，必须根据个体的特点和岗位需要有效地选择测量工具。除此之外，还可以采用以下多种非标准化测评加以辅助，以便帮助学生更好地认识自己。

（1）分类卡

这是一种有趣的彩色卡片游戏。通过对卡片的分类能够鉴别出学生的价值观及适合他们的职业。

（2）发展清单

让学生列出在今后两年的教育/职业生涯中最为重要的价值因素，然后根据直觉来描述它。

（3）访谈

访谈作为一种非正式的测量方法是半结构化或完全无结构的。

由此可见，非标准化测评不是通过结构化的方式来搜集有关个体的信息，而多是采用行为观察或学生自我称述等。在运用这些手段和工具的时候并不存在统一的程序，也没有对结果的标准化解释，老师需要根据自己的经验和职业技能来对评价结果进行分析和解释。这些工具大多是为了某一特定的情境而设计，不适用所有的情况。

3. 测评工具应用中常见的问题

（1）忽视测评工具的选择

老师在选用测评工具时，往往忽视开发机构的专业背景，及从事工具开发的人员是否具备相关的专业知识和专业技能等，测评工具的效度、信度如何，以及是否适用于学生。

（2）过度依赖测评工具

老师要适时引导学生既要通过测评完成一定的探索，又不能过度依赖测评工具，因为测评是一项复杂、动态的过程，测评工具也各有其优点及不足。测评结果是一种外源性的参考，而非起决定性作用。

（3）测评结果的解释

很多时候，学生同时完成几个测评，如兴趣、个性、技能等。测评结果有时候看上去有矛盾，学生就很疑惑。其实，产生这个结果的原因并非真的矛盾，而是测评的理论背景不同，评价的角度也有差异，例如，具有某种技能但并一定对职业或活动的本身感兴趣，而感兴趣的职业或活动却不一定适合自己。这就需要老师进行必要的解释。

总之，在教学过程中，专业老师不仅要通过标准化测评工具来进行诊断，同时还需依据自我的经验，采用非标准化工具综合考虑，以全面客观地了解学生，要把测评的信息放在环境条件和个人成长背景中来分析和解释，这样才能较为科学准确地帮助他人解决职业生涯中的问题。

五、皮纹生理多元测评工具的引入

1. 概念

皮纹生理多元测评全称“翟氏生理多元智力测量”或“翟氏智力测量”，是北京市东方科奥人类智力潜能研究所（原武汉大学东方智力研究测试中心）主任翟桂鋆历经 30 多年艰辛探索而研究成功的，故以他的姓氏命名。此测量于 1992 年通过了科技成果鉴定（豫科院成字 9212 号）。2006 年 4 月 15 日，通过了由中国遗传学会、中国心理学会和中国医促会妇儿医疗保健委员会共同主持的国家级认证。2013 年 7 月 7 日，科技部科技促进会对本研究论证道：对实现因材施教与教育改革意义重大；呼吁纳入国家自然科学基金资助项目；认为本研究具有获诺贝尔奖的潜力。

其研究验证了智力的本质是生理学意义上的东西，是由遗传基因决定的。智力是个体的聪明程度，是学习的潜在能力，是人们认识、适应、改造外部客观环境的潜在能力。是由思维力、记忆力、反应力、悟性创造力等智力诸因素组成。先天遗传是决定智力的内因，是决定的因素；后天环境是外因，是开发智力潜能的重要条件；二者交互作用，缺一不可，但先天遗传是基础，是前提，是先决条件。

2. 实用性

翟氏智力测量能准确地计算出初、高中生现时应达到的成绩；能提前计算出小学生和幼儿到初中二年级后应达到的学习成绩；能计算出成年人过去中学时期的学习成绩；能计算出大学生、研究生应是主修文科或理科。

该技术自 1991 年 7 月应用于社会，已为近 5 万名青少年、儿童进行了测量。经 20 多年之研究，翟桂鋆已从皮纹生物识别的角度基本破译了人类智力密码。不同的智力参数值就代表不同的智力类型。例如：A 参数值，这就是抽象思维值，若 A 值占主导者，数学成绩将会非常优秀，科学家特别是数学家、物理学家都是 A 参数值占主导。

又如，f 参数值，若此值占主导者，小学至初一阶段数学和语文成绩都会优秀，但到初二以后，语文成绩继续保持优秀，数学成绩则直线下降。按百分制计，一般都在 70 分左右。f 参数值的定位，解答了为什么有相当一部分学生小学阶段学习成绩非常好，到初中二年级后学习就差了的原因。这也是“初二大分化”现象的根本原因。

再如，fm 参数值，若此值占主导者，小学、初中、高一以前数学成绩都是优秀，但高二后，数学成绩就降至中等或中等以下。有 fm 值者，因数学成绩受影响较晚，往往认为自己数学好，到高二数学成绩不如以前了，认为主要是自己学习不努力，或是学习方法不当，或是老师没教好，或是身体有病所致，总而言之，从不认为是自己本身的遗传基因所致。有 fm 参数值的这部分学生往往选择主攻理工科，因选择失误而影响学业，即本应该能考取重点大学的，只能进入四五流的大学；本应该考取本科的，只能进入专科或中专了事；有的则导致高考失败；有的甚至是复读后还不知改变所选攻读方向，结果是屡考屡败……

3. 最佳引入时机

毋庸置疑，越早测量越好。提早了解自己的强弱项，扬长避短，才能游刃有余。虽然新的高考改革取消了高二的文理选班，但是要求从高一开始根据自己的意愿选择考试科目以至于这时候开始的生涯规划就要决定自己将来从文还是从理。据统计，高考失败者，有 78% 是选错文理科所致。目前，高中学校采取的方法是在高一学年期末进行文理选科考试再结合自己兴趣最终决定自己的学业方向。其实这就耽误了一部分孩子，他们在高一前文理都是优秀，恰恰在高二开始后因生理原因导致的抽象思维限定，理科成绩不论自己多大努力也只能是中等水平，最终高考落败悔之晚矣，更痛心的是复读一年、两年仍然在错误地坚持。经翟氏测量后能使这一问题得以避免。

4. 操作

翟氏智力测量挑战了在世界上流行近百年的心理学智商测试，不用被测试者回答任何问题，完全消除了文化的因素，仅从人的真正 DNA 指纹图识译智力遗传密码，代入 DNA 指纹遗传智力参数公式即可准确计算出一个人的智力高低、智力（思维）类型、反应力、创造能力、记忆力、理解力、分析归纳能力、学习风格及艺术、体育潜能等 200 多项指标。

5. 相比其他测评工具

翟氏生理多元智力测量从生物学、生理学和遗传学的角度对巴甫洛夫提出的“三种神经思维（智力）类型”和加德纳提出的多元智力进行直接地测量，可以准确地测量分析出孩子的多元智力潜在天赋。

不用答题，不受环境、文化、情绪等诸方面的影响，真正客观的给出结果，效度和信度极高（80%~98%）。经笔者近几年的亲身实践测量以及被测试者的跟踪反馈，可靠性极高，是一种很好的测评工具。在指导高中生学业及职业生涯规划中，结合后天性格的改变和兴趣的养成，可以起到很好的作用。

六、指导意义

翟氏智力测量的研究成功，是遗传学、皮纹学和脑科学及教育学、心理学、社会学研究的突破性进展，是人类智力研究和智力测量的突破性进展，基本攻克了智力遗传及其测量这一世界性难题，使我国智力研究和智力测量从此进入世界领先地位。

对充分发挥每个人（尤其是青少年）的智力优势和潜在天赋，精准地规划学业和职业生涯；对提前发现各类杰出人才，提高民族整体素质和在国际上的竞争力，对建立具有世界领先水平的科学教育新体系，真正实现2500多年前孔子提出的“因材施教”教育理念，具有极其重要的意义。

人的智力水平是呈正态分布的，高智力的人是需要“保护”甚至是“呵护”的，就像大熊猫或者是名贵花木一样是需要精心伺候的。怎样及早地辨别？可以借助本文提到的翟氏智力测量这项工具提早甄别人才。

在学业和职业生涯规划方面，这项工具可以起到重要的关键作用，比如测出有 *f* 值，孩子在初中二年级就会出现成绩的大分化，而 *fm* 值却是在高二时出现状况，如上文所示。

案例一： 1995年天津大学一女生测量后，其智力类型为语言形象思维型，应学文科。但她读了数学专业，毕业后在天津大学应用数学所工作5年后，领导给她下的结论是其不适合数学研究。她文采好，要调她到校部当秘书。她的潜质本来就是应该学人文学科并从事相应的工作的，大学的几年教育，所工作的5年时间，都耽误了职业生涯发展。

案例二： 1993年，许昌市文化街幼儿园保健医和园长的孩子测量后，智力型都属于语言形象思维型，应选学文科。保健医的孩子按建议高中选学了文科，一举高考成功，进入了本科院校。园长的孩子未按测量建议选择，选学了理科，结果导致高考失败，第二年复读才调整到文科班学习，最后高考成功。

案例三： 2006年，北京海淀实验小学的赵子昂同学经翟桂鋆老师测试后，发现他体育天赋非常高。他的家长就让他进入专业体育训练。后获得过北京市网球比赛12岁组少年冠军，还获得了全国网球比赛16岁组第四名。

案例四：2016年，呼和浩特市一中高三理科班李同学，经测试有*fm*值，应选学文科才对。其实际情况却相反，理科成绩提不上去还在名师班补课，可是效果不明显，家长着急，和孩子关系也紧张。本来孩子特长在文科，在这方面的表现也有目共睹，后经调整发挥优势，大学选了财经和商管类专业，考取了东北师范大学。

七、结　论

测评工具的选择，不能全部照搬西方的，还要考虑我们自身的特点，尽量多维度，先天与后天结合，生理与心理结合，内因与外因结合，才能全面立体地较为准确地帮每个孩子规划好前程。笔者通过理论和实例的分析，给大家一些思考。

参考文献

[1] 翟桂鋈. 中国当代皮纹学研究 [M]. 北京：科学技术文献出版社，2015.
[2] 刘会金，谢斌. 中学生生涯规划读本 [M]. 深圳：海天出版社，2014.
[3] 刘会金. 中学生生涯规划的理论与实践 [M]. 武汉：武汉大学出版社，2014.
[4] 尤敬党，吴大同. 编织生命的辉煌：青少年生涯规划指南 [M]. 南京：南京师范大学出版社，2004.
[5] GCDF 中国培训中心. 全球职业规划师资格教程 [M]. 北京：中国财政经济出版社，2006.
[6] 吉姆·贝瑞特. 职业测试手册：帮你找到理想工作 [M]. 刘悦欣，译. 北京：中央编译出版社，2003.
[7] 郭莲花. 中学生生涯规划教育现状调查 [J]. 中国教育学刊，2014 (12)：92-95.
[8] 李宏图. 关于大中学生生涯规划教育纵向一体化设计的思考 [J]. 华章，2012 (3)：106.

大数据时代皮纹检测数据的应用

王朝兰

（天津格致教育咨询有限公司）

摘　要：人易知晓万物，却难以认识自己和他人。因而，面对烦琐的工作，您有时会感到难以胜任；面对复杂的人际，您只得疲于应付；面对朋友的误解，您感到十分孤独；面对孩子的叛逆，您竟然束手无策……

如何才能轻松地应对人生中的困难、挫折，从而走向成功？

其实，成功人士之所以成功，不是因为他们拥有超常的能力，而是因为他们都懂得扬长避短，把自己的优势发挥到极致！

大数据与时代——以先天皮纹检测数据和多元智能理论为依据，全新个体教育发展规划咨询工具，开创高技术服务领域新商业模式，帮助个体找到实现自我生命价值的先天优势智力资源！

关键词：大数据；皮纹检测数据；多元智能理论；个体教育发展规划咨询工具

皮纹检测数据的应用是一门技术：是通过将计算机软件录入的先天皮纹数据样本，运用统计学原理对数据常模进行反向推理后的结论依据，与多元智能理论相结合判断出受测者的先天特质和智能的优弱顺序，将结果应用于个体的行为和发展中。完成这一过程需要建立3个系统：皮纹数据采集系统、皮纹数据分析系统、皮纹数据分析系统中各项指标对应描述的大数据资料库，最后生成一份《多元智能先天优势测评报告书》。

《多元智能先天优势测评报告书》——可帮助教育者快速了解被教育者（儿童）的先天智能个性特点，核心类智能在敏感期内扬长补短，非核心类智能错过了敏感期后扬长避短，优势智能重点培育，实现“因材施教”。帮助被教育者（青少年）正确选择学习、受教育的环境和自我发展方向；帮助个体（青年）在社会化进程中，从了解自己的先天智能优弱入手，结合自身教育和成长环境，并匹配优势智能所对应的专业领域，正确选择高考后读大学的专业方向和大学毕业后初入社会的职业生涯发展方向；帮助已社会化的成年人了解自我，理解和接纳他人，使他们在生命过程中少走弯路，获得事业的成功和家庭的幸福，以实现生命中的高峰体验为目的。

《多元智能先天优势测评报告书》——理论基础是皮纹学、统计学、发展心理学。

一、皮纹学

皮纹学是研究皮纹形态及应用的学科，是一门严肃的科学，是与遗传学、胚胎学、脑神经学、人类学等多学科的交叉学科。最早应用于人类的身份识别、遗传背景的研究和相关疾病的初步诊断等范畴，20 世纪从西方传入中国台湾，近半个世纪随着社会的发展和人们对“因材施教”观念的重视，逐步被应用于教育领域。

二、发展心理学

发展心理学（developmental psychology），旨在鉴别和解释个体跨时间的连续性和变化的一门心理学分支学科。

发展指的是个体从受孕（父亲的精子与母亲的卵子结合形成新的生命）到死亡的过程中，连续性和系统的变化。用“系统”来描述“变化”，意指它们是有序的、承上启下的、模式化并且相对持久的。人的发展变化有两个重要的过程：第一是生理成熟的过程，指个体按照遗传基因中预先设定的生物程序长大成人；第二发展过程是由学习和刺激决定，也就是环境的作用决定，通过这个过程，我们人类产生了思想差异化、行为相对持久、稳定、多样化的不同个体，在这个过程中，前一阶段的发展为后一阶段的发展打下基础。

笔者认为：以上的理论观点，也正是人类社会中社会不良人群存在的根源所在。提出个体教育发展规划咨询服务的目的，正是为了减少和杜绝社会不良人群的产生。

《多元智能先天优势测评报告书》——根据个体不同发展阶段应用的侧重点不同分为：学前、小学、中学、高考、职业、社会化成人、企业等版本。

《多元智能先天优势测评报告书》——在学前和小学年龄段的教育发展规划咨询中，重点传授家庭教育知识和实用方法；在中学、高考和职业等年龄段教育发展规划咨询的人群中，侧重于运用启发、引导的方式让每个青年人思考“我是谁？我从哪里来？我要到哪里去？”等问题；在社会化成年人人群中通过对个体先天特质的描述，启发他们发挥优势，完善不足，激励受测者积极向上，勇于探索，找到并发挥自己的优势潜能，成就未来美好人生！

三、多元智能理论

由于人类社会的知识越来越多元化，传统智力测验已经无法代表人类的智力表现。美国哈佛大学发展心理学专家霍华德·加德纳（Howard Gardner）教授经过研究，在 1983 年提出“多元智能”（multiple intelligences）观念，包括人际、内省、语言、音乐、空间、逻辑数学、肢体运动、自然观察等智能。

加德纳教授突破传统的单一量化智能和一元化认知论的观点，反对一般标准化测验和只依赖语文与数理能力来窄化人类智能的测量。

霍华德·加德纳教授的多元智能理论在全球教育界引起了轰动，也为教育领域开启了新篇章。

四、皮纹检测数据应用

《多元智能先天优势测评报告书》的内容主要包括以下几点：

①先天学习潜量（TRC）。是 10 个手指上皮脊纹数量的总数，它代表一个人大脑神经元数量的多寡，单位为亿，由此可得知“大脑皮质细胞量”。

②先天学习（操作）敏锐度（atd）。也叫先天智慧角、先天学习敏锐度、先天情绪敏感度，它反映的是大脑与肌肉的配合情况，是代表触觉的直觉敏锐度和对于新事物的学习与接收能力，通过这个指标可以了解一个人在学习操作上的灵巧度与精细度及情绪的敏感度。

③先天行为特质。是指每个人学习、沟通、思考、行动时的反应模式。可分为 5 种基本类型：认知型、模仿型、开放型、逆思型和多种混合型。

④先天行为（心理）导向。是指个体对待事物通过心理反应给予肢体或思维的现象反映，思考或行动时的切入点。可分为：动机型、构思型、综合型（也叫均衡型）。

⑤先天学习（管道）类型。是指每个人对外接受信息的最佳感、知、觉系统，可分为 3 种基本类型：体觉型、听觉型、视觉型。

⑥先天多元智能（人际、内省、语言、音乐、空间、数学逻辑、肢体运动、自然观察等）的优弱顺序。

1. 皮纹检测数据应用于个体教育发展规划咨询

个体教育发展规划咨询——当代对儿童、青少年成长影响最大的观念！

人从出生开始，在生命过程中的各个阶段都会产生各种各样的困惑、迷茫、阻碍。个体教育发展规划咨询是帮助处在不同年龄阶段的个体顺利完成该阶段的成长与发展，更好地认识自己和适应社会、开发潜能，在人生的十字路口选对方向，少走弯路，避免心理问题的产生。

个体教育发展规划咨询的目的在于帮助个体避免各个成长阶段过程中发生障碍，最大限度地发挥他们的潜在能力，形成更强的社会适应力和竞争力。

2. 皮纹检测数据应用于幼儿园、少年宫、学校、培训机构

教育工作者通过使用这个被教育者先天个性特点的“说明书”，根据测评数据快速了解每个学生，高质量地“因材施教”。

3. 皮纹检测数据应用于思维训练、全脑训练

思维功能可视为大脑思考方法的枢纽与发动机，是创造力的源泉！思维功能的发展关系到个体一生的发展及未来职业的竞争力。根据测评数据精神功能数值大于思维功能数值一定的标准差，建议孩子在关键期参加思维训练或全脑开发课程（大量的数据证明，测评结果显示思维功能数值是“开放”或“补”时必须在关键期强化训练，否则，影响未来发展）。

4. 皮纹检测数据应用于专注力训练

根据测评数据精神功能、听觉功能、视觉功能等数值之间的标准差判断孩子是否专注。如孩子不专注，必须在 12 岁之前加以训练，否则孩子年龄越大，专注力的问题越明显，影响孩子学习效果和学习成绩。

5. 皮纹检测数据应用于语言类培训

语言是所有人类交往中最直接、最简单，也是最复杂的沟通交流工具。语言类培训机构可通过《格致测评》中对个体学习类型的描述，帮助个体选择最佳的学习管道来学习记忆，有效提升学习效果。

如测评结果显示语言功能是“开放”或“补”时，必须在关键期补强训练，如错过，将给个体带来终生遗憾。

6. 皮纹检测数据应用于情商训练

根据测评提供的数据，快速协助家长和教育工作者引导被教育者学会自我情绪管理和行为的调节方法，学会与人相处，提升情商指数，获得良好的人际关系、自我发展规划，实现快乐学习与成长。

如个体在上述 5、6、7 项智能对应的项目上显示是“开放”或“补”时，必须在敏感期内强化训练，未来将不会产生弱势特征，否则，会影响个体一生的发展。

7. 皮纹检测数据应用于艺术特长培养

舞蹈选材——需要启动肢体运动智能、音乐智能和 atd 角共同来完成。美术选材——

需要启动自然观察智能、肢体运动智能和空间智能共同来完成。音乐选材——需要根据音乐项目（声乐、乐器等）的不同启动音乐智能、atd 角和生理素质共同来完成。

8. 皮纹检测数据应用于体育选材

需要根据体育项目的不同启动肢体运动智能、逻辑数学智能和 atd 角共同来完成。需要启动逻辑数学智能、空间智能和自然观察智能共同来完成。

9. 皮纹检测数据应用于中学和高考生

个体到了中学阶段，生理和心理正处于青春发育期，各项智能的发展基本完成，生理上和心理上也急剧地变化，即进入了人生发育的第二次“生长高峰”。中学学习规划和高考志愿填报帮助、启发每个个体思考“我是谁？我从哪里来？我到哪里去？”等问题，以此设定 5 ~ 10 年的学习目标，为大学的专业选择打下坚实基础，在未来的社会化进程中少走弯路，避免先毕业后待业的现象发生。

10. 皮纹检测数据应用于职业生涯规划

很多大学生对自己所学的专业不知所措，对毕业后的职业选择也很迷茫，皮纹检测能帮助个体了解自己的优势、明确择业方向，看清自己，减少因选错行业而造成的烦恼，选对位置、扬长避短、脚踏实地，成就一生事业。

11. 皮纹检测数据应用于婚姻情感

为什么有的人性格外向，自高自大？有的人性格腼腆，缺乏自信？很多父子、母子、夫妻、情侣或朋友在沟通过程中经常彼此误解，需要花费大量的时间来寻找沟通模式建立信任？同时辨识对方的性格特点？

通过皮纹检测数据，可以直接、准确获得个体先天特质及相关行为表现，快速识别受测者先天行为特质、先天行为（心理）导向、先天学习敏锐度、先天学习潜量、先天学习类型等，并根据不同类型人的不同表现，本着积极正向的原则，给予相应的建议。更可帮助受测者思考“我是谁？我从哪里来？我要到哪里去？我的先天优势是什么？我的弱势和需要改善的行为在哪方面？”等问题，引导受测者完善自己，了解、理解、宽容、接纳他人，获得和谐、快乐、幸福人生！

参考文献

［1］SHAFFER D R. 发展心理学：儿童与青少年［M］. 邹泓，译 . 8 版 . 北京：中国轻工业出版社，2009.

［2］车文博 . 心理咨询大百科全书［M］. 长春：吉林人民出版社，1991：252.

［3］艾尔发 . 先天智能及学习优势分析报告［Z］.

［4］FBI. “Coaching Skill”皮纹检测技术的来源［EB/OL］.［2018 - 05 - 10］. https：//www. fbi. gov/.

论天赋优势皮纹检测在中学生涯规划中的指导意义

李佳慧

（国际儿童青少年成长规划研究院）

摘　要：本文介绍的天赋优势皮纹检测是集人类脑科学、皮纹学、遗传学、胚胎学、基因科学、心理学及统计学的有机融和，针对人的先天优势潜能检测的科学分析系统。从这一角度入手，解析自我认知和自我发现对高中学生的发展和生涯规划的重大意义。生命是有限的，人生是一张永不复返的单程票，为了让孩子们在成长道路上少走弯路，自我认知和探索是中学生生涯规划中的基本程序的第一步。

关键词：天赋优势；皮纹检测；脑科学；皮纹学；自我认知；自我探索；中学生涯规划；指导意义

中国有句老话：3 岁看大，7 岁看老。父母对孩子的爱从古至今都是不会改变的。韩国作家金龙燮提出：未来得用“天赋”找定位，用“创造力”扭转局面，别人偷不走的“能力”讲的是孩子的生存竞争力。“知道自己有能力做什么，比知道不会做什么更重要”。我们都知道每一个孩子都是独一无二的，那么我们如何知道孩子的天赋和特长呢？如何给孩子选择他适合的兴趣班、才艺班呢？当我们疑惑孩子成绩不好的原因时，是否发现他是体育健将呢？当我们发现无力与孩子沟通时，是否发现他更喜欢独立思考？作为家长，最好的教育就是在这个高精专细分的时代，发现他们最好的自己，而天才其实就是放对位置的人。天赋优势皮纹检测系统使我们可以科学地发现孩子的先天优势，通过专业的解读，找出孩子的先天学习模式是什么，可以提前规划好孩子的专业选择、就业选择，甚至是未来的发展方向。

一、天赋优势皮纹检测分析系统的应用和价值

天赋优势皮纹检测分析系统，就是透过人的手指、手掌和脚掌等处的皮脊纹的形态，依据人类脑科学、皮纹学、遗传学、胚胎学、基因科学、运用统计学和大数据等现代科技来解读大脑密码的手段和工具，简单、直接地透过皮纹发现每个人的天赋潜能，善用人的天赋优势让特质潜能有效地发挥。“天赋优势报告”就是人类大脑使用说明书，是因材施教的科学依据。

1. 天赋优势皮纹检测分析系统的科学性

（1）人类皮纹与大脑的关联

我们的大脑并不是一个简单的整体，而是包括脑干、小脑、端脑和间脑。间脑还包括丘脑与下丘脑。端脑是“认知脑”，下丘脑是“情绪脑”，前者是智囊团，后者是元帅。“认知脑”（端脑，也就是大脑皮质层）是功能上最高级的部分，负责我们的理性认知——思想、记忆等，是进化中产生最晚的部分，只有1亿年。许多人都知道爱因斯坦之所以称为天才就是因为大脑皮质层的沟回比较多。这是人与动物有区别的最大原因。大脑皮质层以中心沟、外侧沟为界，分为额、顶、颞、枕4区，其中，额叶占41%，掌管精神及思维功能；顶叶占21%，掌管体觉功能；颞叶占21%，掌管听觉功能；枕叶占17%，掌管视觉功能。直到最近人类才发现，脑的各种功能是由不同部位分别负责，且以“分散平行处理”的模式运作，而不是整个大脑同时启动，所以每个人皆可依先天大脑各项功能强度，发挥天赋才能。

大脑是神经系统中最复杂的部分。由大约1000亿个多极神经元（neurons）及神经突触（synapses）组合而成。借由这些神经突触，信息得以在神经元和其他神经元间相通，促使人类从事各种思维或活动。人类大脑演化过程中，经历最大转变的区域就是脑部的外层——大脑皮质层（cerebral cortex）。大脑皮质层的总表面积约为2090平方厘米，大约是全版报纸的大小。皮质层面积愈大，个体愈能因应复杂环境的需求，以做出适当的反应。

神经元之间先任意建立联系，再消除“不必要的”突触，也是形成最终神经网络的有效机制。我们大脑神经网络是在青春期前会进行删除与改建的浩大工程，哪些因素决定脑神经网络的保留与淘汰呢？就是“用则保留、不用则淘汰”的自然法则，也就是说，对于天天接触音乐艺术的人，其保留加强的便是这些相关的神经网络；而对于科学、天文、地理、文学等知识，无所不爱、无所不学的人，其保留加强的也是这些网络，且让

这些网络更加紧密地结合，成为一个信息互通的大数据库。

神经细胞的构造如图 1 所示。

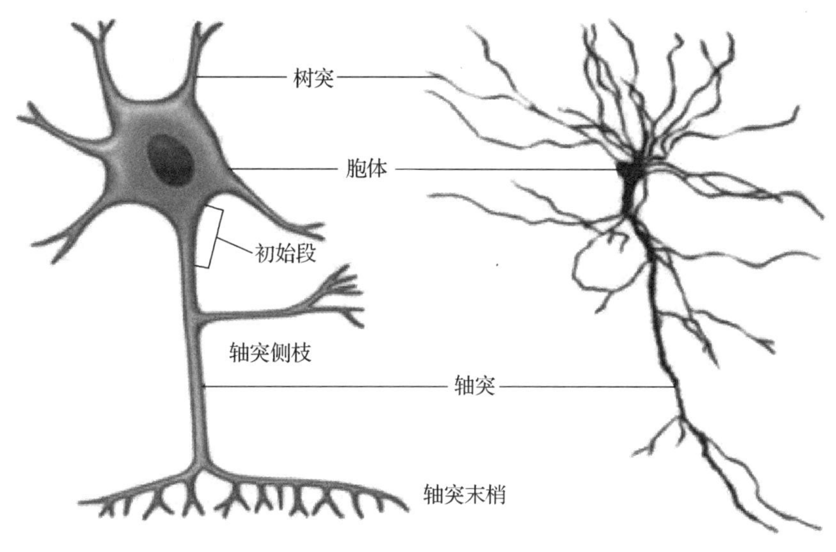

图 1　神经细胞的构造

美国国家卫生研究所最新的研究（于 2006 年发表）指出：聪明与否、智商高低，与大脑皮质发育模式、是否成熟发展、是否有效运用开发等因素，有密切关系。因此人类的智商并非在出生时就已定型，学习经验会改变大脑的内在结构。因此，要把握高中生 18 岁前关键时期，给予孩子多元的学习机会，凡学过必留下痕迹，用学习来活化大脑，只要曾经开发过的区域，脑神经网络就会保留下来，成为未来天赋发展的竞争优势。智能发展三部曲各阶段如图 2 所示。

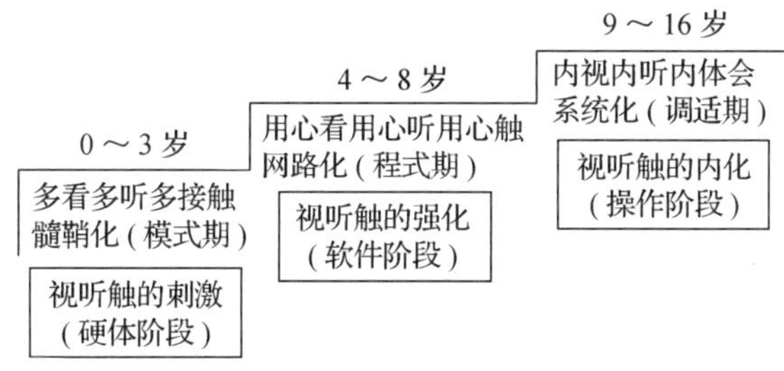

图 2　智能发展三部曲

（2）皮纹的特性

①皮纹的特性之一：唯一性。不仅与别人不一样，而且自己的 10 个手指的指纹都是

独一无二的，右手的指纹也不会和左手的指纹完全相同。

②皮纹的特性之二：不变性。胚胎成长至 13 周时开始形成，19 周就已长成，从此不会有变化。虽然指纹会随着年龄的增长而变大，但是却不会有所改变，而且不论是割伤、烧烫伤、撕裂伤或者擦破皮，指纹都会随着伤口的愈合而恢复原状。

③皮纹的特性之三：遗传性。皮纹的形态受染色体基因调控，遗传学家对皮纹遗传的研究证明，皮纹的排列形式是一种多基因遗传。

（3）皮纹检测方法

德国著名哲学家康德就曾说过："手是人类外在的大脑。"自 20 世纪 20 年代，许多科学家与医学家以《遗传学》《胚胎学》《皮纹学》《脑神经科学》为根据，并运用观察、记录、比对、归纳的统计方法，形成天赋优势皮纹检测系统，发现皮纹与人的各种先天智能及潜在个性之间的规律。依据科学家们的研究及 20 世纪 80 年代 PET 大脑断层扫描技术和 MRI 核磁共振成像技术的精进，已经证实左手与右脑，右手与左脑，大拇指与精神功能区，食指与思维功能区，中指与体觉功能区，无名指与听觉功能区，小指与视觉功能区的关联关系。它是采用专业指纹仪采集 10 个手指的指纹和双手的手掌掌纹。分析出人的个人先天遗传特质，如体质、智力，天赋，性格等。

透过皮纹学研究工具可以科学地解读大脑密码，进而准确地分析出人类的多元智能及潜在个性，可以提早发掘人的先天优势与劣势，因材施教，及早帮助孩子做好成长规划，选择合适的职业生涯发展方向。

（4）皮纹检测的主要项目和作用

根据人的大脑和指纹的对应关系不同的机构皮纹检测的项目各有侧重，国际儿童青少年成长规划研究院天赋优势皮纹检测系统可以检测先天遗传特质的 20 多个项目，全面、立体地了解一个人的体质、智力，天赋，性格等方面。主要项目如下：

第一，遗传生理智力：智力是人类认识、适应和改造外部客观环境的潜在能力，是学习的潜能。是聪明程度。智力由反应力、专注力、记忆力、创造力、理解力、思维力等诸因素构成。智力是由遗传基因决定的。智力就像体力、视力、听力一样，是一种生理能力。体力是由肌肉、骨骼结构决定的；视力是由眼睛结构质量决定的；听力是由耳的结构质量决定的；而智力是由脑神经结构与质量决定的人类的最重要的最高级的生理能力。

第二，先天学习优势潜能：由于大脑纹路与手指皮纹同步成长，所以通过对指纹的测量、分析，能准确获悉人不同部位中脑细胞的含量，知道大脑功能结构中的优越顺序，从而让学生了解自身的潜能。

第三，先天学习敏锐度：通过 atd 值的测量可以了解一个人的肢体敏锐度，了解一个人的脑与其肌肉的协调度及接受新资讯时的反应速度。教师能从中知道学生生理、行为和智能方面的特质，从而真正实现“尊重个体差异，因材施教”的教育准则。

第四，最佳学习管道：人在接受外界信息时，都是通过视觉、听觉、体觉三大学习管道。大脑新皮质层分成 4 个脑叶区——额叶、顶叶、颞叶、枕叶，掌管不同的功能。由于各脑叶区的分布数量高低的不同，由此形成学习上不同的优越功能。通过皮纹测试，充分了解大脑皮质各区的主要功能，得知学生在视、听、体觉的学习顺序，进而因势利导，突破学习障碍，给予更好的学习刺激，发挥优势学习管道的作用。

第五，先天学习风格：不同的指纹形态代表不同的学习风格，主要包括：认知型、模仿型、认知兼模仿型、逆思型、开放型。认知型的学生比较以自我为中心，具有探索精神，喜欢自己去发现和解决问题，但常常被认为太主观，不易沟通；模仿型的学生易受环境等因素的影响，好坏都能学，所以是非观念的奠定对他来说相当重要；逆思型的学生拥有极强的创新能力，以结果反推过程的思维方式与他人不同；开放型的学生拥有大量吸收的能力，以极强吸纳和包容的思维模式为主。皮纹测试可以帮助教师清楚地了解学生不同学习风格，从而采用适合的沟通模式，提高学习成效。

第六，多元智能的潜在能力：美国哈佛大学的霍华德·加德纳教授提出了多元智能理论，即语言、逻辑（数学）、音乐、肢体（运动）、空间、人际、内省、自然八大智能。通过测评，可了解学生八大智能的强度，开启潜在智能，关注智能平衡发展，增进智能的广度与深度。

①语言智能：是指有效地运用口头语言或文字表达自己的思想并理解他人，灵活掌握语音、语义、语法，具备用言语思维、用言语表达和欣赏语言深层内涵的能力结合在一起并运用自如的能力。他们适合的职业是：政治活动家，主持人，律师，演说家，编辑，作家，记者，教师等。例如，艾略特 10 岁时创办《壁炉旁》杂志，为杂志唯一撰稿人。寒假中，3 天时间出了 8 期，每期均有诗歌、探险小说、随笔、幽默故事，其中一些流传至今。又如，我国儿童文学家郑渊洁是《童话大王》半月刊的唯一主编、作者，至今畅销不衰，最高期发行量曾达百万册。这种由一人作品支撑的纯文学大发行量已持续 21 年的半月刊，在古今中外文学出版史上尚属罕见。其笔下的皮皮鲁、鲁西西、舒克、贝塔和罗克在中国拥有亿万读者，连成年人也被吸引。医学证据：大脑中的“布罗卡区（Broca）”负责产生合乎语法的句子。该区域受损伤，能理解单词和句子，思维也可能不

受影响，但除最简单者外，不能将单词组合成句。特别是语言智能应是独立的，与输入、输出无关。

②数学逻辑智能：是指有效地计算、测量、推理、归纳、分类，并进行复杂数学运算的能力。这项智能包括对逻辑的方式和关系，陈述和主张，功能及其他相关的抽象概念的敏感性。他们适合的职业是：科学家、会计师、统计学家、工程师、电脑软体研发人员等。如 1993 年美国诺贝尔医学生理学奖获得者麦克克林的一次神算。医学证据：大脑的特定部位在计算方面起作用。如数学计算能力特别突出的白痴天才学者。特别是天资优异的个体在解决问题时的速度快得惊人，问题的答案在语言表达之前已经得出。

③空间智能：在脑中形成一个外部空间世界的模式并能运用和操作该模式的能力，如水手、工程师、外科医生、雕刻家、画家。例如，环绕西太平洋卡罗林岛上的土著民航海时不用仪器，主要依靠视线中的岛屿、气候特点、海水颜色等。医学证据：大脑右半页掌管空间位置判断。大脑右半后部位受伤，会失去辨别方向的能力，易于迷路。

④音乐智能：是指人能够敏锐地感知音调、旋律、节奏、音色等能力。这项智能对节奏、音调、旋律或音色的敏感性强，与生俱来就拥有音乐的天赋，具有较高的表演、创作及思考音乐的能力。他们适合的职业是：歌唱家、作曲家、指挥家、音乐评论家、调琴师等。如美国梅纽因 3 岁时听了一场交响音乐会，生日时要小提琴做礼物，10 岁成为世界知名小提琴家。医学证据：右大脑对音乐感知和创作起重要作用。脑损伤会造成“失歌症”或音乐能力消失。特定的智能有生理或先天的渊源。

⑤身体运动智能：运用整个身体或身体的一部分解决问题或制造产品的能力。如运动员接球刹那的精确计算过程，如舞蹈家、运动员、外科医生、手工艺师。例如，罗斯 15 岁时就表现出投垒球天赋。医学证据：身体运动由大脑运动神经皮层控制。大脑运动神经皮层出问题，会造成运动失调症。

⑥人际关系智能：理解他人的能力。核心是留意他人差别的能力，特别是观察他人的情绪、性格、动机、意向的能力——能看到他人有意隐藏的意向和期望。如销售商、政治家、教师、心理医生、宗教领袖。例如，安妮·沙利文因为对海伦的行为反映很敏锐，故能很好地教育原本桀骜不驯的海伦。医学证据：大脑前额叶在人际关系的知识方面起主要作用。

⑦自我认识智能：建立准确而真实的自我模式并在实际生活中有效地运用这一模式的能力。如伍夫尔的日记《往日随想》。医学证据：大脑前叶对人的性格变化起重要作用。脑前叶下部区域受伤，易激动、烦躁或表现出欣快症（莫名其妙地容易高兴）；脑前

叶上部区域受伤，易现冷淡、散漫、迟钝等沮丧人格。

⑧自然观察智能：是指善于观察自然界中的各种事物，对物体进行辩论和分类的能力。这项智能有着强烈的好奇心和求知欲，有着敏锐的观察能力，能了解各种事物的细微差别。他们适合的职业是：天文学家、生物学家、地质学家、考古学家、环境设计师等。医学证据：大脑枕叶对自然界的变化和感受起重要作用。

二、中学生涯规划的理论依据和意义

1. 什么是生涯?

生涯，《庄子·养生主》："吾生也有涯，而知也无涯。"原谓生命有边际、限度。后指生命、人生。

2. 生涯的特征

生涯有以下特征：①方向性：它是生活里各种事态的连续演进方向。②时间性：生涯的发展是一生当中连续不断的过程。③空间性：生涯是以事业的角色为主轴，也包括了其他与工作有关的角色。④独特性：每个人的生涯发展是独一无二的。⑤现象性：只有在个人寻求它的时候，它才存在。⑥主动性：人是生涯的主动塑造者。

3. 什么是生涯规划?

简单说来，所谓生涯规划就是一个人根据社会发展和个人志向，对自身有限资源进行合理配置，对未来的发展道路做出预先的策划和设计。每个人根据自身的条件不同，在进行测定、分析、总结的基础上，对自己的兴趣、能力、特质、价值观进行综合分析和权衡，结合时代特点，做最佳的职业发展安排和管理。确定职业奋斗的目标，以在工作中充分了解自我的能力，发挥自我的潜能，做最好的自己，在生活中，人与人不同，其职业要求也是多种多样的。人们需要通过各种渠道了解、把握信息，也需要对"自我"进行多层面的认识与调整，最终实现个人生涯规划的职（业）、趣（兴趣）、能（力）匹配。

4. 中学生涯规划的必要性

2018 年的高考改革政策，已过了犹抱琵琶半遮面的阶段，而 2020 年我国也将全面实行新高考改革政策，对于新高考改革引发的开展学生生涯规划教育的必然要求，越来越引起中学的重视。学校如何适应新高考改革？学生如何选课？如何探索自我，发现自身优势与特长？报考什么专业和大学？高中学业如何规划？未来如何发展？这一系列问题一直困扰着中学生。面对生涯规划教育这一革命性教学内容出现的新冲击，中学学校如何才能把握住这一教学新潮流的风向？

（1）中学生涯规划教育的政策指引

①2010—2020 年，《国家中长期教育改革和发展规划纲要》明确要求建立普通高中学生发展指导制度。

②2013 年，《普通高中学生发展指导纲要》具体提出学校应积极开设学生发展指导讲座、课程，建立发展指导室，对学生开展团体辅导和个体咨询，为学生建立发展成长档案。

③2014 年，教育部印发《关于全面深化课程改革落实立德树人根本任务的意见》，提出要建立普通高中学生发展指导制度，指导学生学会选择课程，做好生涯规划。

（2）中学生涯规划的现状

生涯规划在没有新高考政策出现以前的狭义含义是指人生的职场规划，也就是一个人未来发展的职业目标规划，如何一步步实现理想目标的一个规划，但是将生涯规划放在新高考中学生生涯规划的大背景下，生涯规划的含义就在于增加学生选择权，促进多元化、特色化高素质人才的选拔。特别是考试科目的选择就是让学生根据自己的兴趣和特长，做到会选择、能选择，由被动选择变成主动选择，真正实现把学生的选择权交给学生。让学生对自己的未来从高中阶段开始就做出相对明确的生涯规划。

全国范围内的数据调研显示，全国只有不到 30% 的学生接触或者接受过专业的职业生涯规划课程，且多数中学没有引进生涯教学课程体系及生涯工作室，对于生涯教育教学实操处于迷茫阶段。全国范围内的新高考大潮让中学生涯教育规划课程的开展成了势在必行的大趋势！

现代的年轻人缺乏对事业的热爱，一副什么都无所谓，也无所为的样子，其根源就是从小就没有“因材施教”。因材施教的最大困境就是识才。识才需要用科学的测评。在市场经济大潮中，社会竞争日趋激烈，“预则立，不预则废”，生涯规划显得十分重要，尤其是中学生，其前提是正确认识自我。因此，客观上要求初、高中阶段学生在中、高考前就应通过选校生涯规划系统测评工具探索自我，制定符合自身实际情况的生涯规划，选择满足社会发展需要和自己有兴趣的专业，还要重新认识自我，调整自己的生涯规划，并积极做好知识、技能、思想、心理诸方面的准备，努力实施生涯规划。实际上，中学阶段是认识自我的主要时期，是职业生涯规划形成的关键和基础时期，此阶段的生涯规划教育重点应是学业规划。

在了解自我方面，生涯规划教育测评系统可以起到很好的作用。在西方，每个学校都有心理学系，潜能测评很完善。在中国心理学专业比较少一些，学生在大学期间很少有机会接受系统的心理学教育，很难系统科学地了解自我。这时候就需要专注于中学阶段生涯规划教育与对口升学指导综合服务平台，其中生涯测评就可以起到重要的辅助作用，帮助学生系统地了解自我。

三、天赋优势皮纹检测对促进高中学生生涯规划的意义和作用

1. 认识自我——遇见独一无二的自己

2014 年，来自郧西农村的刘超（化名）以总分 713 分（高考得分 663 分、农村专业计划加分 50 分）的成绩考入清华大学化学工程系，成为该县当地高中 13 年来考上清华第一人。但是在清华读了两年书之后，大二暑假结束，刘超提出了退学的想法。家人十分不解，劝他把大学读完再说，但是他却说“专业不好，学起来没劲头，就算上了清华大学，最后毕不了业也是徒劳”。上大一时可以转专业，到大二下学期后，因不喜欢科研，他学习起来已没了劲头，成绩开始下滑。清华大学对学生的学业要求非常高，如果课业没有学好，挂科太多，就会影响到毕业及就业。刘超目前即将升大三，想换专业为时已晚。从刘超的例子我们也可以看出，他在中学阶段甚至在清华大学两年里都没有认识自己，没有自我探索和发现自己的风格，经历两年发现自己不适合做研究，再加上报志愿时，对所报专业并不十分了解，所以在得知所学专业是科研领域时，学习就没有了劲头。一个人的性格与职业的适应性有很密切的关系，性格没有好坏之分。在天赋优势皮纹检测分析报告中，先天风格可以了解一个人的主要风格、全脑风格、辅助性格及性格色彩等性格特质，认知型或超级认知型的人更适合选择能够充分发挥自己行动能力和积极性的专业，若性格色彩又是黄色或红色的话更适合管理、法律、经济、市场营销等专业；模仿型或超级模仿型的人更适合选择能够发挥自己的计划性、包容性的专业，若性格色彩又是绿色或蓝色更适合研发人员，会计，专业技术人员等职业。

2. 发现自我——遇见有趣的自己

兴趣是一个人力求认识某种事物或从事某种活动的心理倾向，是我们内心动力和快乐的最终来源。俗话说：兴趣是最好的老师。浓厚的兴趣是取得成功的关键，如果对一件事情兴趣盎然，就会乐此不疲，创新不断。例如，有的人很喜欢跟人打交道，喜欢组织、管理性质的活动，有的人就喜欢操作一些模型，做一些动手的活动。中学生的兴趣点不一样，直接影响了他们将来上大学对所学的专业的兴趣，以及事业的发展。

1967 年，阿依达 · 戈麦斯出生于西班牙马德里一个贫寒的家庭，她从 3 岁开始爱上

舞蹈，虽然家境不好，但是她的父母花了很多的时间与金钱来培养她。她最初学习的是西班牙古典舞蹈，但是 10 岁时她得了罕见的“脊柱侧弯症”（据悉，脊柱侧弯是指脊柱的一个或数个节段向侧方弯曲伴有椎体旋转的三维脊柱畸形，较重的脊柱侧弯可影响生长发育，使身体变形，可致残废）。她的舞蹈生涯被 12 名医生宣告将永远不能登台表演和判她舞蹈生涯的死刑。而小小年纪的她却不管医生的意见执意继续跳舞，她从那时起带上了 10 千克的金属矫正器整整5 年，忍受了常人无法忍受的痛苦。“我爱跳舞，我喜欢舞蹈，在舞蹈的世界里，我能尽情地表现自己，宣泄隐藏在内心深处的情感。它已经成了我生命的一部分，离开了它，我的生活将毫无意义”。12 岁时，阿依达就以优异的成绩毕业于国家舞蹈艺术学院。14 岁她加入西班牙国家芭蕾舞团，“舞蹈是我的最爱！最爱！”这位杰出的舞蹈家担任了西班牙国家舞蹈团多年的首席领舞，还进入西班牙国家民族舞蹈团并受命于西班牙王国文化部出任团长，创下西班牙历史上最年轻的“团长”之最，这应该是西班牙舞蹈界对她艺术才华的最大肯定。在多年的舞蹈生涯中她曾多次代表国家在世界许多著名的歌舞剧院演出。1988 年被纽约大都会评论评为年度最佳外国舞蹈家。

从阿依达的故事看到，3 岁的她就酷爱舞蹈，说明天赋优势中的肢体运动智能和自我认知智能是她的绝对优势，舞蹈生涯的选择和追求从有趣到乐趣最终成为志趣。职业选择是人格特质的一种表现，工作兴趣即是人格类型，所以兴趣是由人格特质决定的，培养孩子的兴趣，先天风格和智能的发现是首要的。

3. 探寻自我——遇见有能力的自己

如果一个人在从事的职业是其先天优势潜能所在的领域，则工作起来悟性就会比别人高，付出同样的努力，却容易取得更大的成就。为此，通过皮纹测试，学生可以充分了解自己的先天遗传特质，包括生理、行为和智能三方面。在此基础上，找到自己先天优势特质，寻找和创造机会展示自己的强项，形成独特的长期竞争优势。同时，及早发现自己的先天不足之处，有针对性地进行自我完善，实现让优势更优，让劣势弥补的目的。

高中生的潜能在高一已经初现端倪，有的人擅长逻辑推理，有的人擅长形象思维，有的人对数字非常敏感，有的人有很好的文笔，这些潜在的能力和优势如果能够在专业上得到发挥，那会事半功倍，轻松地完成学业，轻松地取得成功。

那么，作为教师，该如何帮助学生认识自己，对自己进行全面分析呢？总结起来，方法大致有以下两种：

①通过进行皮纹检测，来帮助学生了解自己，认识自己。

②接受标准化的心理测验，通过专业的测验结果客观地了解自己，如各种能力测验，气质测验，兴趣测验等。

4. 实现自我——遇见更好的自己

新高考改革背景下，学校必须开展生涯规划教育，高中生生涯规划必成常规课。设定自己的发展目标和发展路径，提高自身的职业素养和综合素质。在全面了解了学生们的潜能之后，我们就该帮助孩子将潜能、职业目标和主客观条件进行最佳的匹配了，也就是我们常说的职业选择。职业选择正确与否将直接关系到人生事业的发展。因此，在进行匹配时一定要考虑到以下几方面的因素。

（1）个人主观条件与职业的匹配

与个人职业生涯规划相关的个人客观条件主要包括：自己的兴趣、爱好、性格、能力、气质等。职业定位过程中要考虑自身气质与职业的匹配、性格与职业的匹配、特长与职业的匹配、能力与职业的匹配等。世界上的职业可以说有千万种，看似千头万绪，杂乱无章，但心理学家已通过多年的研究，发现了将这些职业归类的方法，例如，有些职业要求从业者喜欢与人打交道，如企业中的公关人员，而如果一个公关人员偏喜欢整天在家做学问，那他很有可能做不好这个职业；有些职业要求从业者喜欢钻研思考，如科研人员；有些职业要求从业者喜欢感性创造，如画家等。那么，我们可以把职业活动兴趣分成以下 9 个方面，老师们可以通过这几个方面来帮助学生进行匹配。

①喜欢使用工具：喜欢运用技能、操作方法和工具、机器打交道，典型职业有机械师、电脑组装与维护人员等。

②喜欢感性创造：喜欢想象，并加以具体化地制作或创造某种东西，具有创造力。典型职业有画家、作家、建筑师等。

③喜欢表现自己：喜欢引人注目，展示自己的特长。典型职业有演员、模特、主持人等。

④喜欢控制与影响：喜欢管理或经营活动，对事件或他人形成影响。典型职业有企业顾问、销售人员等。

⑤喜欢帮助别人：喜欢帮助他人，为他人提供支持。典型职业有护士、教师等。

⑥喜欢计划与细节：喜欢有计划和规则，希望遵照既定的安排完成工作任务，关注细节或数据。典型职业有会计、审计师等。

⑦喜欢挑战冒险：喜欢接受有挑战性、有风险性的活动，典型职业有警察、登山运动员等。

⑧喜欢与人打交道：喜欢与人沟通，与人接触的活动。如公关人员，人事主管等。

⑨喜欢钻研思考：喜欢运用分析与推理，花工夫进行思考和深度研究。典型职业有哲学家、投资分析家等。

（2）外界环境与职业的发展

外界环境对每个人的职业生涯规划也有着重大的影响，如我们所处的时代特点，社会环境特点，行业环境，组织环境等。社会环境主要是指社会经济、法制建设和发展水平，人口环境，社会科技、文化环境等。行业环境主要是指行业的发展现状、国际国内重大事件对行业的影响及行业发展前景的预测等。组织环境主要是指组织特征，组织发展战略、人力资源需求等。只有对“我喜欢干什么”“我能干什么”及“环境允许我干什么”这3点有了清醒的认识，并找到三者的最佳结合点，才能走向成功。

（3）根据不同环境，适时调整目标

列夫·托尔斯泰曾经说过“要有生活目标，一辈子的目标，一段时期的目标，一个阶段的目标，一年的目标，一个月的目标，一个星期的目标，一天的目标，一个小时的目标，一分钟的目标”。的确，社会环境是不断变化发展的，我们要想取得成功就得不断地适时调整自己，适应周围环境的变化，职业生涯目标的设定也是如此。生涯规划目标包括人生目标、长期目标、中期目标与短期目标的确定，它们分别于人生的总体规划、长期规划、中期规划和短期规划相对应。我们要根据个人的经历和所处的组织环境制定相应的中期目标和短期目标。

一切的规划都是为了更好地实现目标，生涯规划就是为了遇见最好的自己，成功就是做最好的自己，人生价值才能最大化。

生涯教育以满足学生多元化的生涯发展需求为基础，关注每一个个体的发展特点，包括学习障碍、行为不良、家庭社会经济地位较低等有特殊需求的学生，为学生的成长提供精神动力和人文关怀，从而提升个人在生涯发展中的幸福感，使具有不同需求的个体都能得到自我实现的机会，让每个学生的潜能都能够得到最大限度的发展，都能找到适合自己特点的发展路径。生涯教育是为了促进教育公平，提升当代青少年学生发展的质量、促进和谐社会构建的重要举措，是为中国社会主义建设培养新型创新人才，最终实现中华民族的伟大复兴而奋斗。

参考文献

[1] 花兆和，陈祖芬. 皮纹探秘［M］. 宁夏：黄河出版传媒集团，宁夏人民出版社，2010.

[2] 翟桂鋆．中国当代皮纹学研究［M］. 北京：科学技术文献出版社，2015.
[3] 谭昆智，韩诚，吴建华，等．创新潜能开发研究［M］. 广州：中山大学出版社，2016.
[4] 金树人．生涯咨询与辅导［M］. 北京：高等教育出版社，2007.
[5] 台湾艾尔发．皮纹学习秘笈［Z］.
[6] 朱元交．皮纹检测培训手册［Z］.

人类指端斗形纹的逆向思维特征研究

张大中

（浙江商业职业技术学院）

摘　要：本研究针对很多具有斗形纹但不具有反箕的人有时候也表现出逆向思维特征的现象开展了样本数据比较研究，得出结论：斗形纹的脊数差（桡侧FRC—尺侧FRC）的大小可以反映个体逆向思维倾向的高低，当个体的斗形纹的脊数差出现负数时样本普遍具有比较显著的逆向思维特征倾向。

关键词：皮纹；指纹；逆向思维；斗形纹

逆向思维，它不是人们日常所说的意为“反省”的反思，而是大脑思维活动的一种运作模式。人类的思维模式从逻辑顺序上说有正向思维和逆向思维之分，逆向思维是从事物发展的反方向出发进行思考和处理问题的一种思维模式，其模式本身除了逆向性还具有结果性、批判性、风险性3个核心特征。逆向思维作为一种重要的人类思维模式一直以来都在各个领域被人们所重视。

皮纹学作为一门前沿学科，在人的多元智能方面的研究和应用也越来越深入，国内翟桂鋆等学者的相关研究已充分揭示了人类指端皮纹蕴藏了人类大脑智能模式特征的诸多信息[1]。人类皮纹是人体表面所具有的特定纹理，人的手纹在胚胎第13～第19周形成，之后随着人体发育成熟，花纹不断扩大，但其纹型始终不变，是一种人类学性状，具有遗传性、稳定性和特异性的特点，是体表明显的遗传标志[2]。因此，基于指纹研究所揭示出来的人类智能模式是先天不变的，是一切表象特征背后的核心运作程序。

当前，关于桡侧箕形纹的逆向思维特征已有诸多充分的研究和应用验证（如翟桂鋆、陈明吉、黄学诚等学者的相关研究和应用系统）[3]，在实际应用中非常有指导意义。不过，笔者在开展学生职业生涯指导的时候时常发现很多具有斗形纹但没有桡侧箕形纹

（反箕）的人也具有非常明显的逆向思维倾向，因而针对斗形纹的逆向思维特征进行了本研究。

一、资料与方法

（一）研究对象

选择浙江商业职业技术学院餐饮管理专业14级、15级、16级、17级具有斗形纹且不具有弓形纹和桡侧箕形纹的同学共62名。男性30名，女性32名，年龄为19～23岁。

（二）研究方法

（1）样本选取方法：先用指纹采集仪采集登记所有志愿者（共81名）的指纹图片信息，并登记和保存，然后在具有斗形纹的样本中剔除指纹残破的、具有桡侧箕形纹的样本和具有弓形纹的样本。剔除有残破指纹和弓形纹样本的目的是减少干扰因子，剔除桡侧箕形纹的原因是已有前人研究得出桡侧箕形纹与逆向思维特质具有高相关性。

（2）分析计算样本的斗形纹中心点到桡侧三叉点的脊线数和中心点到尺侧三叉点的脊线数，计算两者的脊数差（桡侧FRC—尺侧FRC）并登记（图1）。

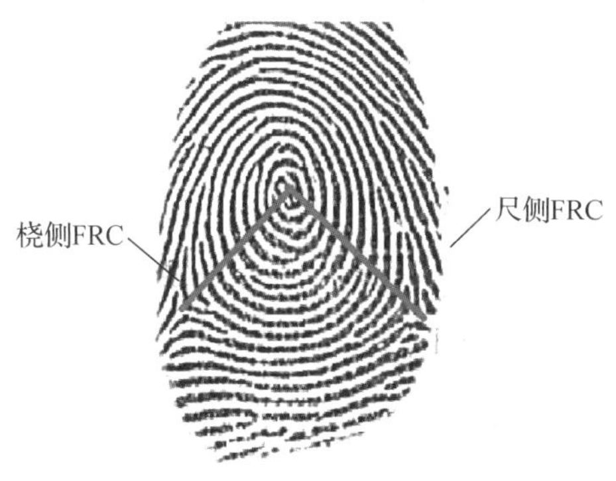

图1　桡侧FRC与尺侧FRC示意

（3）将样本分为两类：脊数差均为正数的样本和脊数差有负数的样本。

（4）采用某网站上的逆向思维心理能力学问卷测试法（其被认可度显示为99.9%）对以上样本进行问卷测试，并对测试结果进行统计分析。

二、结　果

脊数差均为正数的样本一共32个，脊数差具有负数的样本共有30个，其逆向思维心理学量表测试结果见表1和表2。

表 1　脊数差均为正数的样本其逆向思维心理学量表测试结果

序号	性别	脊数差										求和平均值	最大正数	逆向思维级别	比例
		左手					右手								
		拇指	食指	中指	无名指	小指	拇指	食指	中指	无名指	小指				
1	男	L	12	L	6	L	L	6	5	L	L	7.25	12	低	
2	女	10	L	L	5	6	L	L	9	L	5	7.00	10	低	
3	女	9	L	L	L	L	7	L	10	L	7	8.25	10	低	
4	男	L	L	L	10	8	L	8	5	5	L	7.20	10	低	
5	女	L	L	L	L	L	6	10	L	5	L	7.00	10	低	
6	女	9	L	L	5	5	L	L	L	L	6	6.25	9	低	
7	男	6	5	L	7	L	L	L	L	6	5	5.80	7	低	
8	男	L	L	L	7	5	L	L	5	5	7	5.80	7	低	
9	男	2	6	4	7	L	6	4	L	L	L	4.83	7	低	共 16 个，占比 50.0%
10	女	L	6	L	6	L	L	L	L	5	5	5.50	6	低	
11	男	L	5	L	5	6	6	5	L	L	L	5.40	6	低	
12	女	L	5	L	L	L	5	L	6	L	L	5.33	6	低	
13	男	L	6	5	5	L	L	L	L	L	5	5.25	6	低	
14	女	5	L	L	L	5	6	5	L	L	L	5.25	5	低	
15	男	5	L	L	5	L	L	L	L	L	L	5.00	5	低	
16	女	L	2	L	L	2	4	5	L	L	4	3.40	5	低	
		均值 $\bar{x}$										5.91	7.56		
		标准差 S										1.19	2.25		
17	男	L	2	3	1	L	L	L	2	8	L	3.20	8	中	
18	男	L	4	8	4	L	L	L	L	L	2	4.50	8	中	
19	女	L	L	L	L	3	L	L	L	6	7	5.33	7	中	
20	女	6	3	L	L	L	4	L	L	L	L	4.33	6	中	
21	女	L	4	3	2	5	5	2	3	L	L	3.43	5	中	
22	男	L	5	2	L	3	2	L	L	L	L	3.00	5	中	
23	男	L	L	L	L	L	L	L	5	3	L	4.00	5	中	共 11 个，占比 34.4%
24	女	L	L	L	4	L	L	L	L	3	L	3.50	4	中	
25	女	L	3	4	L	2	L	L	L	L	L	3.00	4	中	
26	男	L	L	L	L	L	3	2	L	L	L	2.50	3	中	
27	女	2	L	L	3	2	L	L	L	L	2	2.25	3	中	
		均值 $\bar{x}$										3.55	5.27		
		标准差 S										0.92	1.79		

续表

序号	性别	脊数差										求和平均值	最大正数	逆向思维级别	比例
		左手					右手								
		拇指	食指	中指	无名指	小指	拇指	食指	中指	无名指	小指				
28	男	2	1	2	1	2	0	2	1	8	2	2.10	8	高	共5个，占比15.6%
29	女	L	L	L	L	7	1	2	0	L	L	2.50	7	高	
30	男	1	0	L	1	3	0	L	L	4	3	1.71	4	高	
31	男	L	L	0	3	1	L	2	1	0	L	1.17	3	高	
32	女	1	L	L	L	1	0	1	1	L	1	0.83	1	高	
均值 $\bar{x}$												1.66	4.60		
标准差 S												0.68	2.88		

注：L代表该指纹为箕形纹。

表1数据分析与结论如下。

（1）脊数差（桡侧FRC—尺侧FRC）均为正数的32个样本中逆向思维级别为“高”的有5个（占比15.6%），级别为“中”的有11个（占比34.4%），级别为“低”的有16个（占比50.0%），数据显示脊数差均为正数时逆向思维级别呈显著低倾向。

（2）分析表1“低”“中”“高”3组求和平均值可以看出，脊数差越大逆向思维级别越低，计算3组之间的Z值查出P均小于0.05，差异显著，具有统计学意义。

（3）分析各样本的脊数差最大值的情况可以看出，其数值越大逆向思维级别越呈现低倾向，与求和平均值的规律指向相符。其中，“中”与“高”差异无统计学意义（$P>0.05$），但“低”与“中”（$P<0.01$）、“低”与“高”（$P<0.05$）差异显著，具有统计学意义。

表2　脊数差具有负数的样本其逆向思维心理学量表测试结果

序号	性别	脊数差										求和平均值	最大正数	逆向思维级别	比例
		左手					右手								
		拇指	食指	中指	无名指	小指	拇指	食指	中指	无名指	小指				
1	女	−1	0	−2	5	L	L	L	L	L	1	0.60	−2	低	共5个，占比16.7%
2	女	−2	L	L	0	2	L	L	L	1	−1	0.00	−2	低	
3	女	L	−2	−1	1	2	8	L	L	−2	−1	0.71	−2	低	
4	男	−2	0	−2	2	3	−1	−2	L	L	L	−0.29	−2	低	
5	男	L	L	−2	−2	4	L	L	L	7	L	1.75	−2	低	
均值 $\bar{x}$												0.56	−2.00		
标准差 S												0.79	0.00		

续表

序号	性别	脊数差										求和平均值	最大正数	逆向思维级别	比例
		左手					右手								
		拇指	食指	中指	无名指	小指	拇指	食指	中指	无名指	小指				
6	女	L	L	-3	2	L	L	L	L	-1	L	-0.67	-3	中	
7	男	-3	1	4	5	L	L	0	-2	L	L	0.83	-3	中	
8	男	L	L	L	L	L	L	L	-3	-3	L	-3.00	-3	中	
9	女	L	L	7	3	L	-3	-4	L	L	L	0.75	-4	中	
10	男	6	L	L	-3	L	L	L	-1	-4	L	-0.50	-4	中	共 7 个，占比 23.3%
11	男	2	2	-4	L	L	L	L	L	8	-3	1.00	-4	中	
12	男	L	-4	-1	4	L	L	L	-5	1	2	-0.50	-5	中	
		均值 $\bar{x}$										-0.30	-3.71		
		标准差 S										1.39	0.76		
13	女	L	L	-2	4	3	L	L	L	-4	L	0.25	-4	高	
14	男	L	-5	L	L	L	L	L	-4	3	0	-1.50	-5	高	
15	女	-5	L	L	-2	L	8	L	-3	-2	0	-0.67	-5	高	
16	女	-4	-5	3	2	-4	0	1	2	-5	-2	-1.20	-5	高	
17	男	L	L	L	L	L	-5	3	2	L	-2	-0.50	-5	高	
18	女	-5	-3	-4	L	L	L	L	-5	-1	6	-2.00	-5	高	
19	女	4	4	3	L	-2	-2	-6	-5	L	L	-0.57	-6	高	
20	女	-6	7	L	L	L	-2	-5	L	L	L	-1.50	-6	高	
21	男	L	-6	L	L	L	L	L	-2	L	L	-4.00	-6	高	
22	女	L	L	-6	5	L	1	2	-6	L	L	-0.80	-6	高	共 18 个，占比 60.0%
23	女	1	1	L	-6	L	-6	-2	3	L	L	-1.50	-6	高	
24	男	0	-7	L	L	3	L	L	L	1	L	-0.75	-7	高	
25	男	1	-2	-7	L	L	6	L	-6	L	L	-1.60	-7	高	
26	男	L	L	L	-7	L	L	L	-3	5	L	-1.67	-7	高	
27	女	L	-7	L	L	L	L	L	L	L	3	-2.00	-7	高	
28	男	L	L	-8	3	4	-3	-7	-1	L	L	-2.00	-7	高	
29	女	3	-3	L	L	-9	L	-5	5	L	0	-1.50	-8	高	
30	女	L	-9	L	L	L	0	-10	L	L	L	-6.33	-9	高	
		均值 $\bar{x}$										-1.66	-6.17		
		标准差 S										1.47	1.25		

注：L 代表该指纹为箕形纹。

表 2 数据分析与结论如下。

（1）脊数差（桡侧 FRC—尺侧 FRC）具有负数的 30 个样本中逆向思维级别为“低”

的共5个（占比16.7%），级别为“中”的共7个（占比23.3%），级别为“高”的共18个（占比60.0%），数据显示脊数差具有负数时逆向思维级别呈显著高倾向。

（2）分析表2“低”“中”“高”3组求和平均值可以看出，脊数差越小逆向思维级别越高，其中，“低”与“中”差异无统计学意义（$0.05<P<0.10$），但“中”与“高”、“低”与“高”均具有显著差异（$P<0.05$），有统计学意义。

（3）分析各样本的脊数差最小值的情况可以看出，其数值越小逆向思维级别越呈现高倾向，与求和平均值的规律指向相符，且差异显著（$P<0.01$），具有统计学意义。

三、讨　论

（1）综合分析表1和表2可以得出，斗形纹的脊数差（桡侧FRC—尺侧FRC）大小可以反映个体逆向思维倾向的高低，当个体的斗形纹的脊数差出现负数时样本普遍具有比较显著的逆向思维特征倾向。

（2）当个体的斗形纹的脊数差出现负数时，最小的负数能够反映逆向思维显著性的程度。

（3）本研究所采用的逆向思维检测量表来自网络（其被认可度显示为99.9%），且由于答题时志愿者存在主观因素的影响，因此，测量出来的逆向思维级别只能初步反映逆向思维特征倾向，其脊数差的大小与逆向思维的深度量化关系有待进一步研究。

（4）志愿者总数81名，实际供分析样本62个，样本数量偏少，同时本研究中未考虑斗形纹的各种不同类型，可能是造成个别数据跳跃及个别P值大于0.05的原因，也不能全面反映指纹规律。

（5）本研究未考虑个体斗形纹脊数差与总脊数的比率问题，这可能是部分个体逆向思维级别不符合整体规律的原因，有待进一步论证。

（6）根据本研究表1和表2的数据，也可以初步得出一个方向性的结论：当个体出现斗形纹脊数差$\leqslant -5$时，该个体的逆向思维特征显著；当$-5<$斗形纹脊数差<5时，该个体的逆向思维特征为待定。此± 5的界限需要扩大样本开展深入研究。

（7）综合前人关于桡侧箕形纹具有明显逆向思维倾向的研究结论，可以初步得出另一个方向性的结论：斗形纹是胚胎形成指端皮纹的核心程序，当桡侧FRC为0时，指纹呈现为桡侧箕形纹（反箕），其逆向思维倾向最大；当尺侧FRC为0时，指纹呈现为尺侧箕形纹（正箕），其逆向思维倾向最小；当桡侧FRC和尺侧FRC均为0时，指纹呈现为弓形纹，其逆向思维和正向思维具有激变特质。如果此方向性结论能够进一步深入研究，或许可以解释人类指纹特别是斗形纹出现各种各样纹型的根本机制。

参考文献

[1] 翟桂鋆，梅建，马缃锟．皮纹与智力测量的研究［J］．中国优生与遗传杂志，2006，14（8）：107-109.

[2] 柳爱莲．人类 ABO 血型与手纹相关性研究［J］．河南大学学报（医学版），2005，11：40.

[3] 陈明吉，黄学诚．揭开孩子天资密码的皮纹分析法［M］．新北：世茂出版社，2003.

[4] 吴越，吴沫欣，姚明明．人类智力的奥秘［M］．上海：上海文化出版社，1987.

[5] 张春兴．现代心理学［M］．上海：上海人民出版社，1994.

[6] 霍华德·加德纳．多元智能［M］．沈致隆，译．北京：新华出版社，1999.

变形指纹揭示青少年儿童的心理问题及对策

陈健华

（广西梧州市乐源心理咨询中心）

摘　要：随着经济的迅速发展，个人与社会环境不相适应，人们的心理问题越发普遍，并呈现出低龄化趋势。其中，许多有严重心理问题的儿童和青少年不仅影响到家庭的安宁，甚至对社会安定造成一定的威胁。经研究，有变形指纹的儿童和青少年更容易出现严重心理问题。因此，本文研究分析变形指纹的形成及其引发的心理问题，并提出相应的对策。本文根据案例，从皮纹学的角度初步分析产生变形指纹的根源，结合心理学提出应对改善方案，最后总结出如何从源头上尽量避免变形指纹的出现。

关键词：变形指纹；青少年儿童；后天因素；心理问题；对策

一、引　言

北京大学精神卫生研究所研究员王玉凤称，中国 17 岁以下的青少年儿童中，至少有 3000 万人受到各种情绪障碍和行为问题的困扰。中、小学生心理障碍患病率达到 21. 6%~32. 0% 。[1]广西梧州市乐源心理咨询中心在给来咨询的有严重心理问题的人群进行皮纹测评后发现，有相当一部分人都拥有不同程度的变形指纹。因此，我们对这些来访者进行追踪了解，并对变形指纹展开了近 4 年的研究。首次发现变形指纹的出现除遗传因素外，与母亲的恶劣心情有关，首次总结出后天环境的刺激会对变形指纹带来的心理问题产生引爆作用，并首次提出防范和改善这一系列严重心理问题的策略。

二、什么是变形指纹

指纹就是人的手指上突起的纹线。正常人一个手指只有一种纹型，一般是斗形纹、箕形纹、弧形纹和反向纹。

那什么是变形指纹呢？变形指纹就是在同一个手指上有两种或两种以上的指纹，或者是不成形的指纹（以下简称“变形纹”）。

变形纹纹型的模式多样，没有一定的标准。有的变形纹似箕非箕，似斗非斗，又不属于弧形纹，或者是弧形纹和斗形纹结合在一起，或者是斗形纹和箕形纹结合在一起，甚至 3 个纹形都有一些特点在其中，而三叉点和中心点的数目也不确定，或者 1 个，或者 2 个甚至 3 个，但是我们可以肯定的是它们不可以具体归入任何一种纹型中去（图 1）。

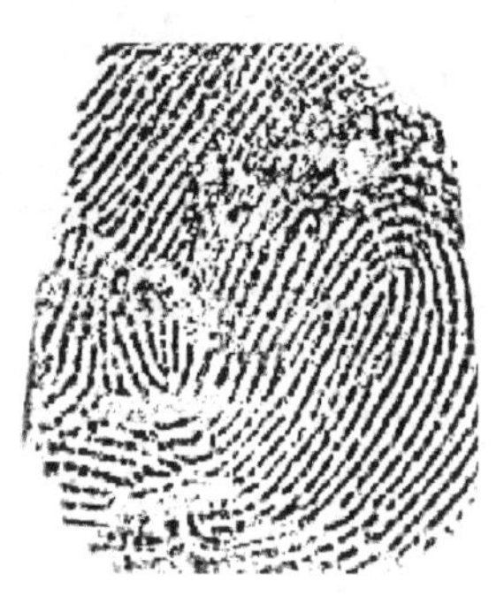
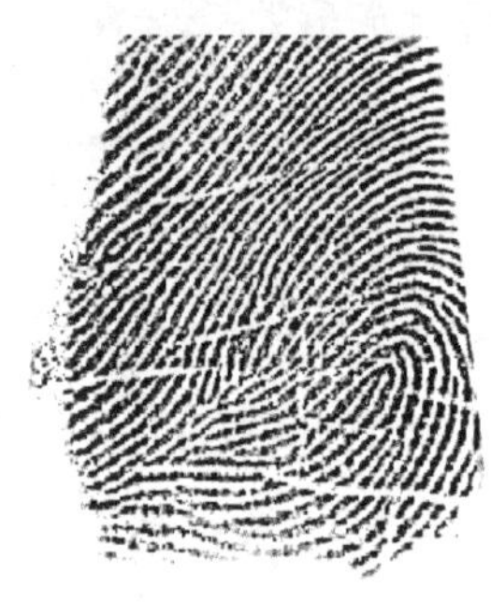
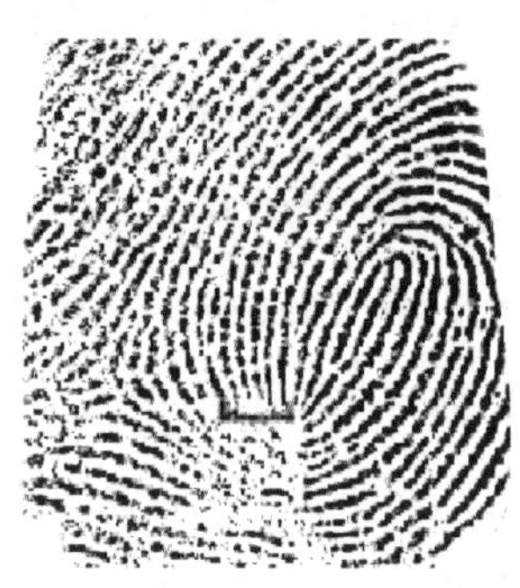

图 1　变形纹

三、有变形纹的人的一般特征

（1）内心比较复杂。经常会有许多的想法，而且这些想法基本上都带有浓厚的负面色彩。

（2）神经比较敏感。很容易受到他人的行为或者是语言影响，自身行为和情绪具有很明显的冲动性，用心理学的专业术语来说，就是“易激惹”。

（3）想象力丰富、性格捉摸不定。

（4）按主观判断事物，不容易接受别人的观点。

（5）经常为自己和家人带来麻烦。

（6）多数长得比较帅气或者漂亮。

从以上的特征不难看出，变形纹的人有着“变化无常”的性格和行为特点。

四、初探变形纹形成的根源

据现代生物学、皮纹学、神经学得出的论证：指纹是大脑神经末梢的外现。

人的大脑和皮纹都是由同一个外胚层发育而来的，而皮纹的形成周期是胚胎期的第13～第24周。

那么，变形纹是如何产生的呢?

新中国第一代指纹专家赵向欣在其主编的《中华指纹学》一书中指出：在指纹遗传变异中，根据遗传学对变异的分类，需要分辨出指纹遗传的变异和不遗传的变异。但是，这两种变异无论何种都使指纹产生独特性。因为遗传变异能够产生新的类型和亚型。正是由于遗传变异，才使得指纹类型、亚型具有多样性、复杂性，这种变异对形成的指纹各个不同是一个十分重要的原因。而不遗传的变异，也是发生在遗传过程中的。这种不遗传变异是产生指纹特定性最根本的原因。[2]

此外，安徽师范大学生物学教授花兆合和苏州大学副教授陈祖芬在《皮纹探秘》一书中提到：在皮肤嵴线正式形成以前，任何影响手足发育的综合征和宫内外因素都可能使皮纹发育异常。[3]

从胎儿期母体环境的角度出发，经研究发现母亲的恶劣情绪会影响胎儿大脑的发育。因此，胎儿脑神经发育是否完整，会从指纹中反映出来。

我们通过皮纹检测结果和心理咨询了解并验证了母亲经常心情恶劣与遭受重大意外事情也会引起胎儿形成变形纹的观点：产生有变形纹的这些来访者，其母亲在怀孕的第13～第24周，几乎都遭受过来自身体上的意外伤害或者精神上的重大打击。以下是我们研究过的其中4个案例。

案例一：一个4岁的女孩经常发脾气，甚至表现出歇斯底里的状态，母亲带她来测评，发现她右手食指出现了一个变形的纹路——反下降箕（图2）。

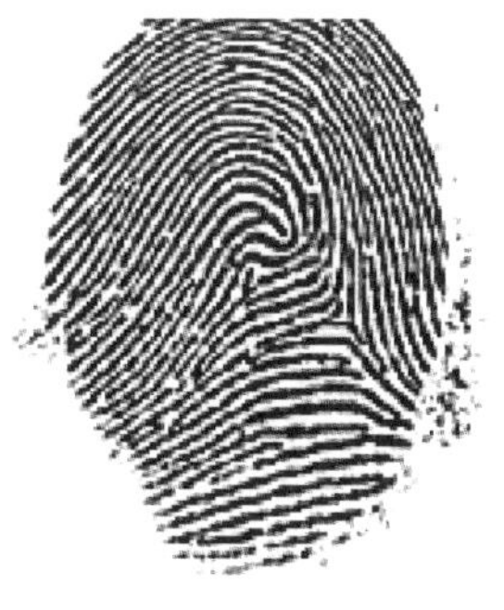

图2　反下降箕

从与孩子母亲的谈话中了解到，她几乎在整个孕期都处在激烈矛盾和不安宁当中，并有明显的产前抑郁症状。

另外，我们发现这个孩子有4种类型的指纹：斗形纹、箕形纹、弧形纹和变形纹，这是非常少见的，更进一步说明了这个孩子在母体中经历了较多深受刺激的事情。

案例二：一个初中三年级的女生，因刻意减肥导致体重直线下降，1.6米的身高，体重仅有29千克，父母带其来咨询，在测评后发现她两个无名指都有不同形状的变形纹（图3、图4）。

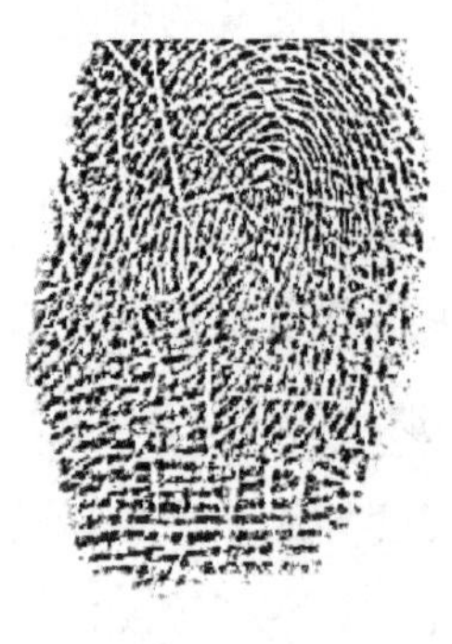

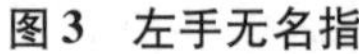

图 3　左手无名指

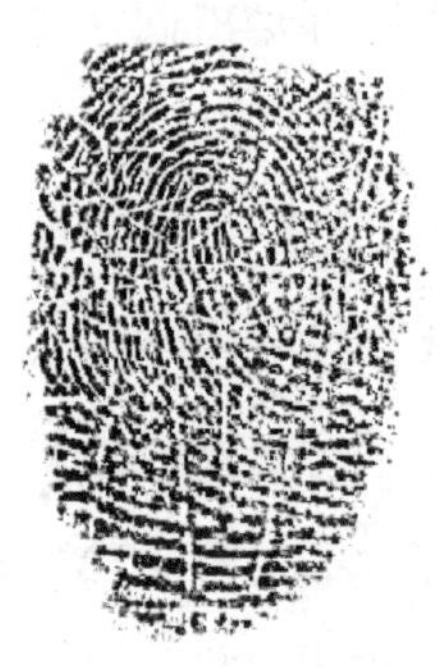

图 4　右手无名指

经了解，母亲在怀她第 13 周时，遭遇电梯突然停止运行的故障，母亲受到很大的惊吓并引发大出血，送医院抢救时医生表明胎儿很难保留下来。后来，胎儿是保住了，但孩子的大脑神经留下了大起大落的印记，导致其出生后的性格带有敏感多变的倾向。

案例三：一个高二的男生因容易心情烦躁而来咨询，我们为他做了皮纹检测，发现他的双手食指均有变形纹。在与他的交流中得知，他母亲在孕早期，因父亲突然意外去世而遭受重大打击，整个孕期都郁郁寡欢。母亲的情绪影响到胎儿大脑神经的良好形成，这一信息呈现在了孩子的变形纹上（图 5、图 6）。

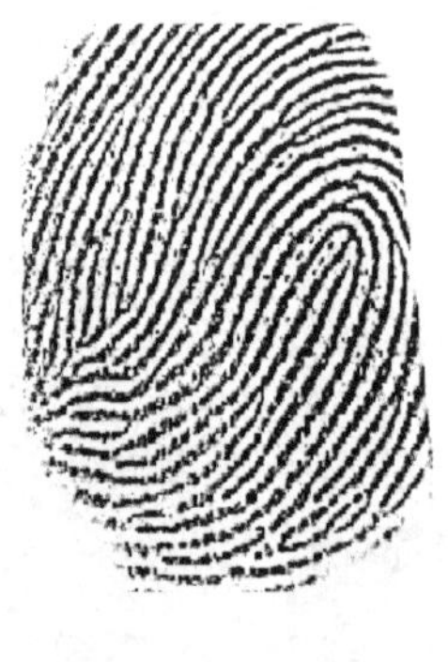

图 5　左手食指

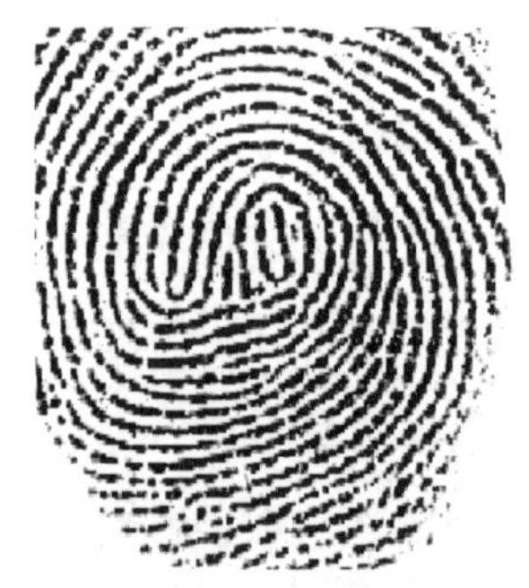

图 6　右手食指

案例四：一个初一的女生因坚决要和父母断绝关系，并扬言若父母不同意便要自杀。父母叙述孩子在近两年经常情绪失控，因一点小事大吵大闹，情绪时好时坏，甚至出现失眠。带去精神科被诊断为躁狂症，但同时又觉得问题不是那么严重，所以带她来咨询。我们为她做了皮纹测评，发现她有两个变形指纹（图 7、图 8）。

从她母亲的叙述中了解到，她在怀孕第 14 周时，孩子的外祖父突发恶疾，住进了重症监护室，同时也因为单位解体被迫下岗，加上和丈夫经常争吵，心情非常糟糕。

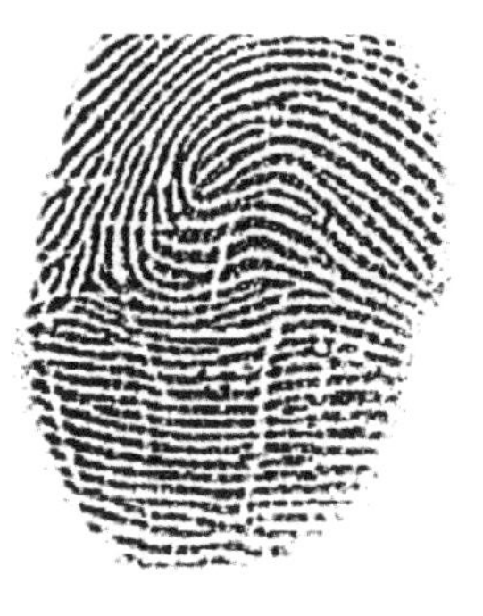

图 7　左手食指

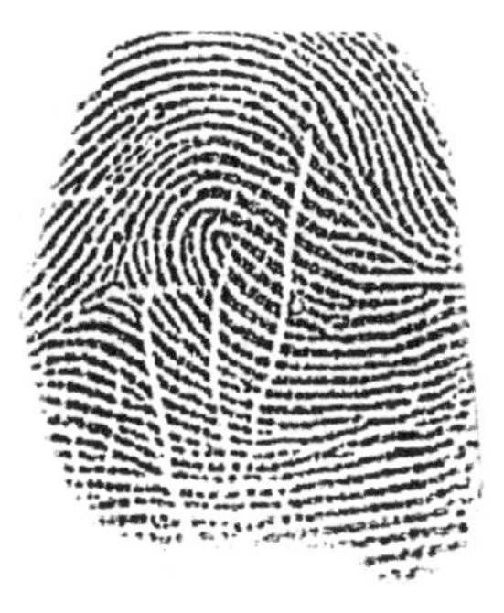

图 8　右手拇指

从上面的 4 个案例中我们不难看出以下信息。

（1）在怀孕第 13 ~ 第 24 周时，孕妇对胎儿的去留犹豫不决，最后带着无奈的心情把孩子生下来。

（2）遭受到意外惊吓或伤害，致使情绪大起大落或有先兆流产现象。

（3）怀孕期间——特别是第 13 ~ 第 24 周，孕妇生活动荡或工作环境压抑。

以上这 3 个因素不排除会促使变形纹的形成。

指纹具有遗传和变异这两方面的生物属性。作为人体皮肤组织一部分的指纹，当然也受遗传与变异这一普遍规律的支配。[4]

刘持平在《指纹的奥秘》中提到：任何内在或外来因素的干扰均可能导致皮嵴及汗腺分化的紊乱。[5] 当神经不能长入皮层时，皮纹便发育不良，因此不正常的神经发育总是与异常的皮纹相关出现的。[6]

综上所述，得出以下推论：在怀孕第 13 ~ 第 24 周时，孕妇的恶劣情绪使身体的内分泌系统发生不良的变化，影响到胎儿的脑神经正常形成，进而导致变形纹的产生。

以下是案例一中 4 岁女孩一家三代的指纹图（图 9 至图 14）。

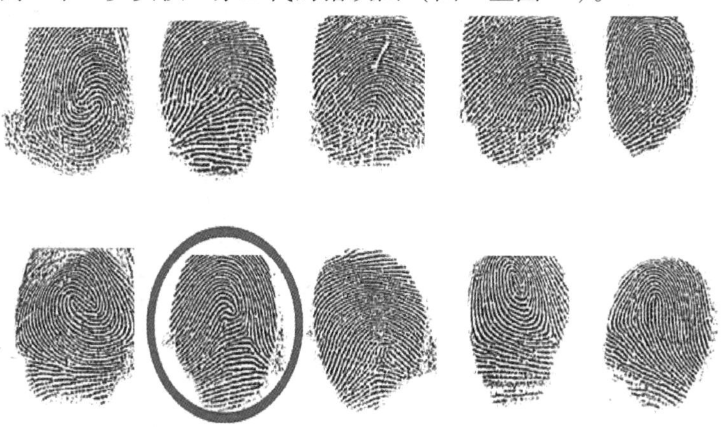

图 9　女孩十指指纹

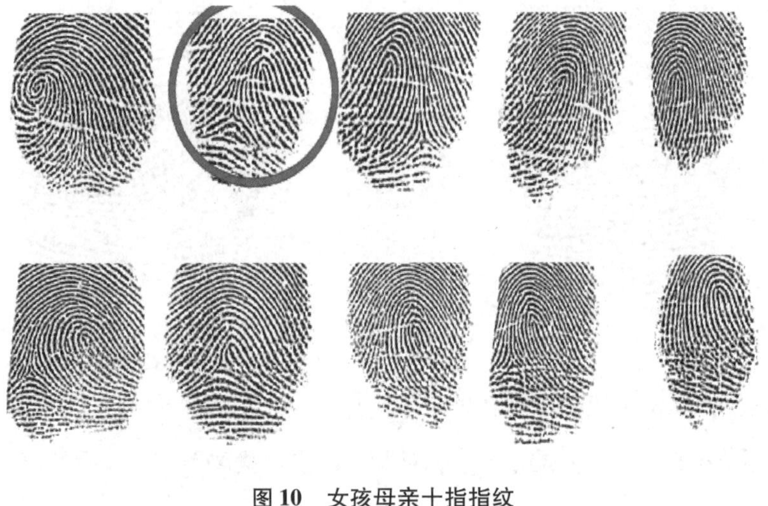

图 10　女孩母亲十指指纹

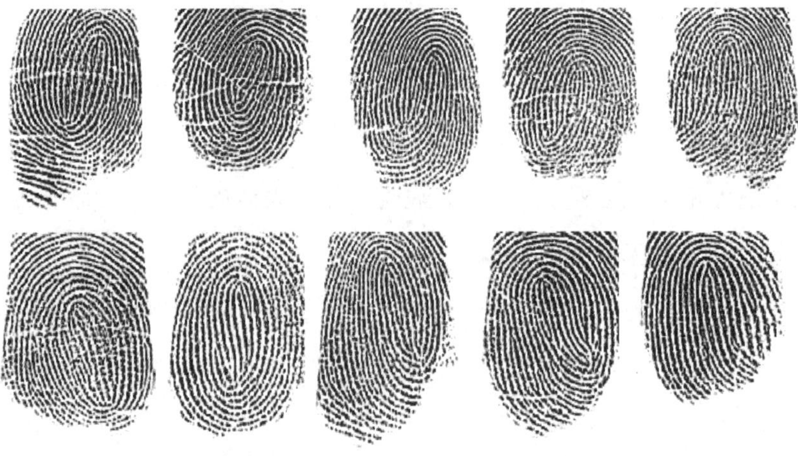

图 11　女孩父亲十指指纹

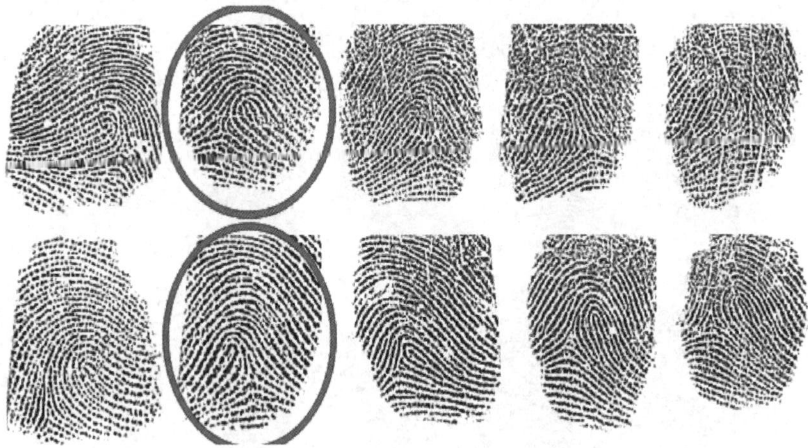

图 12　女孩外公十指指纹

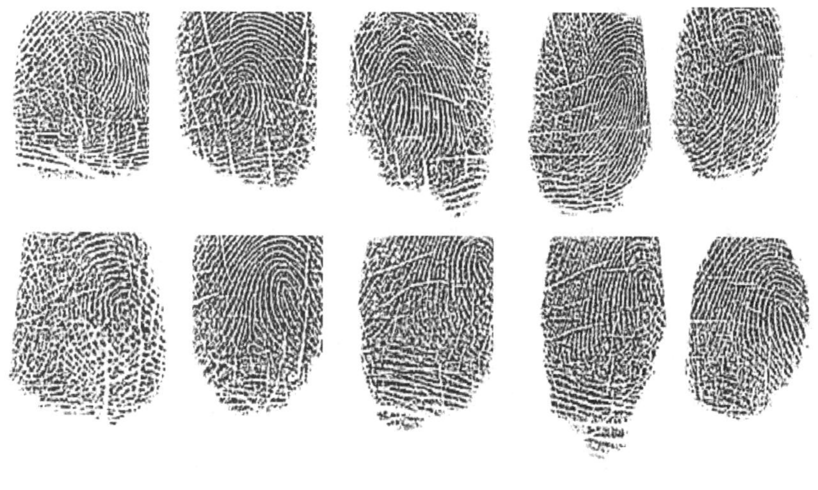

图 13　女孩外婆十指指纹

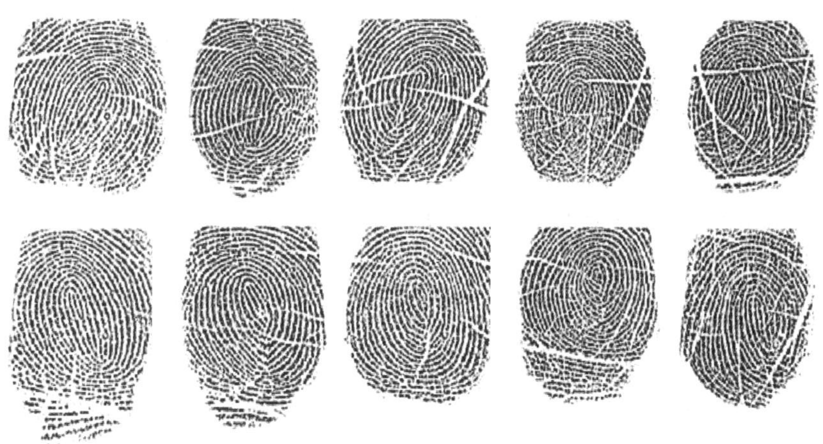

图 14　女孩奶奶十指指纹

五、对于先天因素导致的变形纹引起心理问题的对策

首先，作为拥有变形纹孩子的父母必须要反省自己曾经的无意过错，真正地意识到孩子今天出现的变异行为，是由于父母当初主观上和客观上的原因造成的，不是孩子自身的问题。

其次，父母要接纳孩子这种因先天神经变异带来的变化无常的性格特点，并引导孩子去接纳自己的这个特点。

最后，父母必须要有担起责任的勇气，尽量减少后天环境对孩子的这种变化无常的刺激。

六、后天因素对有变形纹的人的影响

有变形纹的人有先天情绪变化大的神经特质，以下的关系或环境会强化其特质。

（一）父母关系不好

如果父母关系不好，经常争吵或打架，甚至闹离婚等，在这些环境下生活的孩子，其先天性格中的反复无常会在后天被更大地强化或激发。

如案例四的初一女生，父母经常吵架甚至打架，在女生年纪小的时候，遇到不如意的事情还会把气撒在她身上。这些不良的父母关系和亲子关系都是引发女孩情绪失控，引爆其体内多变性格的导火索。

（二）家庭环境不安定

这里所说的家庭环境是指父母所提供的养育环境。在动荡的家庭环境中成长的孩子通常会引发严重的心理问题，同时也对家人造成较大影响，必须通过专业的心理辅导和心理治疗才能解决。

具备以下任何一种情况都属于家庭环境不安定的体现。

（1）频繁变换居住环境，包括把孩子寄养在亲友家中。

（2）频繁更换就读学校。

（3）过早进入寄宿学校就读。

（三）父母教养观念不恰当

有变形纹的孩子，情绪容易受到父母影响，父母的言行举止是健康正向的，孩子的心态会倾向于健康正向，反之不然。

案例二刻意减肥的初三女孩，其父母在孩子的成长过程中没有起到主导作用，孩子的一切几乎都由外婆包办。家里长期处于一种妈妈只管赚钱，爸爸只管当家庭司机，孩子只需要把书念好，外婆和保姆负责家里的大小事务的不当氛围当中，成了引发这个有变形纹的女孩严重心理问题的后天重要因素。

（四）父母对孩子的关注度不适当

什么叫关注度不适当呢？

（1）在关键时期没有给予关注和有效的引导。

在孩子 3 岁及进入小学、初中、高中的前期，没有重点关注孩子，没有给予孩子有效的引导。

（2）父母对孩子的关注度不均衡，一方多一方少。

多的一方容易使孩子感到啰嗦或烦躁，少的一方容易使孩子感到冷漠或自卑。

（五）孩子自身的受挫能力差

受挫能力指的是人在遇到挫折时的抗压能力。如果父母对孩子的受挫能力培养得不好，则应对重大变故的能力会很弱。

以上这些情况都容易加剧有变形纹的孩子变化无常的一面。

七、解决后天不良影响导致变形纹孩子严重心理问题的策略

（一）父母应处理好彼此间的关系

父母应该多为对方着想，就自己的错误行为向对方道歉，努力修复夫妻关系，让孩子真正感受到父母关系融洽。这才是帮助解决有变形纹孩子心理问题的首要因素。

（二）降低家庭环境的不安定

针对上面提到的家庭环境不安定会引发有变形纹的孩子出现严重心理问题的情况，父母应该马上停止造成不安定因素的行为。例如：

（1）对没有固定居住地方的孩子，确定固定居住地；把寄宿于亲友家里的孩子接回自己身边居住。

（2）对经常转学的孩子，选定学校就读。

（3）关于寄宿学校采取两种做法：①对身心都没有完全做好准备的孩子，不去寄宿学校就读；②若身心准备较为充分的孩子，家长应该尽量在孩子寄宿期间每周前往探望一次。

（三）父母应修正不当的教养观念

针对父母教养观念不当对有变形纹的孩子造成的影响，给出以下建议。

（1）家长应该端正教养观念，以父母为第一教养责任人，避免直接隔代教养，一旦发现角色错位，必须立即纠正。

（2）家长要正确培养孩子的生活自理能力。

（3）全家人都需要纠正偏差的价值观和人生观。

（四）父母应对孩子进行适当关注

若家庭成员完整，尽量避免出现越俎代庖的现象，即母亲既当妈又当爸，父亲既当爸又当妈。若父母其中一方不在身边，要经常通过打电话、视频等方式与孩子交流，把这份属于母亲或父亲该给的关心传递给孩子。

（五）提高孩子应对挫折的能力

首先，父母要有正确的言行，在自己面对挫折时有好的心态和行动，并把真实感受

用孩子能理解的语言传递给孩子；其次，父母要根据孩子的年龄特点，对孩子可能遇到的挫折用讲故事、看电影等方式，让孩子明白输赢、苦难等经历都是人生必经的，培养孩子面对挫折的平常心态；再次，父母在面对孩子的挫折时，要有正确的态度，不要让自己也陷入孩子所处挫折的焦虑中，有足够的能力去处理和安抚孩子的情绪，陪伴并引导孩子度过受挫期。

案例一中经常发脾气的4岁女孩，其父母一直注重对孩子受挫能力的培养，通过和孩子做游戏、讲故事、举例子等多种方式，让孩子正确认识输赢的概念。例如，孩子在第一次参加校园舞蹈比赛便获得第一名的情况下，在第二次参加比赛时母亲问她，如果你跳舞比赛不能得到第一名怎么办？孩子这样回答：不要紧的，我下次努力就可以了，我也可以有时候厉害有时候不厉害的。这个案例显示，父母能通过身边的事培养和提高孩子应对压力的能力与心态。

根据以上解决后天不良影响导致变形纹孩子严重心理问题的策略总结，我们给出的关键对策是：教育要走在发展的前面。也就是说，父母要根据有变形纹的孩子呈现出来的特点，结合他的年龄发展特点和该阶段孩子的身心需求，提前做好应对准备，给予孩子有效的关注和引导。

八、变形纹给我们的启示

（一）提前做好备孕十分重要

从优生优育的角度来看，准父母做好孩子出生前“负二岁”的身心准备十分必要。

在孩子出生前两年，准父母必须要调养好自己的身体，并处理好自己还不够成熟的心理状态，让自己真正具备作为父母的责任担当；在孩子出生的前一年，也就是怀上孩子的时候，准父母要做好哺育孩子的准备，除了学习喂养孩子方面的知识，还要多学习心理学、教育学等相关知识，为孩子出生提供一个良好的身心成长环境做准备。

只有夫妻双方有充足的身体和心理准备，才能更好地提供孕育的环境，让母亲尽可能心情平静，没有太多杂乱情绪，加上若能在怀孕的第13～第24周避免出现过于冲突的事件，胎儿的脑神经发育才会相对平稳，避免了出现变形纹的一大可能，日后孩子就减少了一项出现性格变化无常的先天基础。

（二）越早发现变形纹，越容易减少其所带来的不良影响

皮纹检测显得尤为重要。当通过检测知道自己的孩子有变形纹时，严格按皮纹测评分析师开出的“良方”处理这个“先天遗留问题”，并尽量避免这个遗留问题在后天愈演愈烈。

（三）智慧地爱

根据孩子的年龄特点和性格特点去爱孩子。

九、效能监督策略

为了让有变形纹的人和他们的家庭能够过得更幸福，把对症开的“良方”落到实处，我们制定了以下的效能方案。

（1）量身定制测评者和父母的心理暗示语。

（2）量身定制解决家庭成员心理问题的方案。

（3）设立特色交流平台。

十、总　结

个体变形纹所揭示的先天因素和其在后天环境影响下的发展，体现了皮纹学和心理学之间的相互作用。皮纹学是了解人的先天特质的一门学科，心理学是研究人类心理现象及其影响下的精神功能和行为活动的科学。因此，将皮纹学和心理学进行有机结合，形成一个新的研究方向——“皮纹心理学”很有必要。我们可以运用皮纹学所提供的科学的先天依据，结合心理学后天的理论和实证，量身定制地帮助到测评者或求助者，从而为他指出一条身心健康发展的道路，造福于家庭、有利于人类社会的和谐发展。

我们一直致力于这一方面的研究和运用，对指纹的五大纹型的心理特征和有可能产生的心理毛病都有一定的研究基础。因此，从皮纹心理学的角度出发，把如何避免出现变形纹及如何处理由此产生的严重心理问题，归纳为以下 6 个“早”，共 18 个字，就是：早意识，早调整；早发现，早接纳；早调整，早转化。

最后，希望更多的皮纹研究人员和心理学的有识之士及相关机构，加入皮纹心理学这个行业中来，把皮纹心理学这门学科，更系统地建立、运用、推广起来，让更多的个人和家庭受益。

参考文献

[1] 3000 万儿童找不到快乐［EB/OL］.（2006－03－20）［2019－02－25］. http：//news. sina. com. cn/o/2006－03－20/08418481366s. shtml.

[2] 赵向欣. 中华指纹学［M］. 北京：群众出版社，1997：72－73.

[3] 花兆合，陈祖芬. 皮纹探秘［M］. 银川：宁夏人民出版社，2010：6－7.

[4] 赵向欣. 中华指纹学［M］. 北京：群众出版社，1997：98.

[5] 刘持平. 指纹的奥秘［M］. 北京：群众出版社，2001：149.

[6] 刘持平. 指纹的奥秘［M］. 北京：群众出版社，2001：153.

优势评量是读懂大脑地图的导航仪

戴莎力，王煜舒

［伊诺生泰（天津）科技公司］

摘　要：随着家庭教育被重视起来，如何成为合格父母的问题逐渐成为一个群体性的难题，真正懂孩子、因材施教又是家庭教育中的薄弱环节。霍华德·加德纳的多元智能理论为家庭教育提供了全新视角，通过先天优势·多元智能评量，家长可以全方位、立体化、科学便捷地了解孩子天性特质和潜能优势，扬优辅短，定制有利于孩子人格发展且富有动力的家庭教育方案；同时，深化家校互助模式，共同打造提高孩子道德素养和知识技能的环境，有效搭建学与教双通互动平台，发挥家庭教育的积极作用，让家成为孩子快乐学习的翻转学堂。

关键词：皮纹检测；多元智能；家庭教育

随着我国教育改革，孩子教育的核心从“知识教育”向“素质教育”转变，频繁曝出的教育问题已经成为社会关注的热点和教育工作的难点。面对迅速发展和竞争激烈的社会，一边是教育资源参差不齐，一边是家长望子成龙，教育资源和求学家庭之间匹配不甚理想。面对这种现象，有效提高家庭教育质量就显得尤为重要。为此，笔者以先天优势·多元智能评量（皮纹检测）为家庭教育的导航仪，从读懂自己和孩子的大脑地图入手，帮助家长多维度、科学准确地了解自己和孩子，充分发挥自身优势，推动孩子生命潜能，走出最适合孩子发展的家庭教育之路。

一、家庭教育现状分析

家庭教育是指以孩子为视角的父母教育。以孩子的正向成长和道德品格发展为导向，着手于孩子行为的辨别与问题的校正，为孩子的生长经历赋予正向感知与积极信念，同时针对孩子已有的优势潜能进行激发和提升，最终达到父母与孩子共同成长的教育过程。

（一）中国家庭教育，历史源远流长

家庭教育曾经是中国文化的优势资源，《周易》中的《家人》《渐》《蛊》《节》等卦，是最早讲到家庭及家庭教育问题的。如以《周易》之作在殷周为据，则中国有文字记载的家庭教育已有3000多年历史。我国从魏晋南北朝开始，出现了一系列“家训”“家教”等专门论述家庭教育的著作。

（二）家长教育缺位，孩子问题频发

当今，简单、粗暴的家庭教育方式普遍存在，家长把孩子视为私有财产，过度重视孩子考试分数，导致孩子没有自己的空间和发展余地。据调查结果显示，有些家庭在教育孩子过程中，出现爸爸缺席，妈妈焦虑，老人溺爱的现象，以至于孩子变得叛逆骄纵，难以管教。如今，问题孩子越来越多，孩子的问题更是花样百出。

然而，“养不教，父之过”，孩子的问题绝大多数是家庭教育出了问题。笔者在咨询中，经常会听到家长反映“孩子胆小，不爱说话”“孩子爱打人，脾气暴躁”“孩子做事磨蹭，自理能力差”，诸如此类问题，通过咨询挖掘问题真相后发现这都不是孩子本身的问题。孩子的成长痕迹和行为问题，在父母身上是有迹可循的。

（三）觉醒父母欲改，无奈教子无方

目前，各种家庭教育培训如雨后春笋般涌现。据调查显示，家长们通过学习，普遍承认原来的教育方法有问题，可是改用什么方法适合孩子，又成了一大难点。大多家长都不是教育工作者，对于孩子心理成长的需求和特点一无所知。

同时，家长对孩子的要求理想化，择校功利化，习惯重视眼下的成绩，忽略孩子自身优势潜能，很少考虑适合孩子的发展路径。不少学习成绩一般，擅长艺术或体育的孩子，在成长中缺少培养。

二、先天优势·多元智能评量（皮纹检测）的概述

（一）原理

1. 皮纹概念

皮纹是指人类某些特定部位，如指、趾、手掌和足底上出现的特殊纹理图形。本文主要是对指纹应用的研究和探索。

2. 指纹特性

人的指纹从胚胎发育第13周开始出现，到第24周指纹形态稳定，随年龄增长，指嵴线逐渐扩大、变粗，但嵴线数和形态终生不变。指纹具有稳定性和复原性。勃太柴教授用数学

方法证明，指纹嵴线经过排列组合，以 4 的 100 次方计算，得出 61 位数，目前全球人口约 60 亿，因此，在世界上活着的人中是不可能出现两个相同指纹的，指纹具有唯一性。

3. 皮纹心理学与大脑的关系

根据科学家们的研究已经证实左手与右脑、右手与左脑的关系。从皮纹学研究得知各手指皮纹与大脑功能的关系：

拇指：反映大脑前额叶功能，主要展现意志决策及情绪调控能力，与自我认知智能和人际智能相关。

食指：反映大脑后额叶功能，主要展现创意想象及推理判断能力，与空间智能和逻辑－数学智能相关。

中指：反映大脑顶叶区功能，主要展现体觉感受及操作理解能力，与身体－动觉智能相关。

无名指：反映大脑颞叶区功能，主要展现听觉感受及语言理解能力，与音乐智能和语言智能相关。

小指：反映大脑枕叶区功能，主要展现视觉感受及观察理解能力，与博物学家智能相关。

（二）检测方法及意义

1. 检测方法

先天优势·多元智能评量是根据科学家、医学家以遗传学、胚胎学、皮纹学、脑神经学等科学为依据，运用观察、记录、对比、分析等方法，结合临床经验，融入多元智能理论，深入探索人的行为模式与皮纹的相互关系，评量人的智能轮廓，配对组合脑与认知行为的关系，从而准确地分析出人的多元智能轮廓及优势潜能。

2. 主要检测项目及意义

第一，大脑各功能区优弱顺序：脑神经与指纹同步生长，通过对指纹的测量、分析，能得知各脑叶脑细胞含量及各功能区优弱顺序，从而家长能了解孩子的优势和潜能。

第二，atd 角度：通过测量 atd，可以得知大脑与肌肉的协调性、对新事物接收的快慢等，从而家长能充分掌握孩子的学习节奏。

第三，学习管道：各脑叶的细胞分布数量不同，因此形成学习时在接收新知识上体、听、视觉不同管道的优势倾向，从而家长可以得知孩子体、听、视觉的优弱顺序，选择恰当的学习方法，突破学习障碍。

第四，沟通模式：不同纹型代表不同行为模式，主要包括：认知型、模仿型、开放型、逆思型。家长能了解孩子的特质与风格，从而采取合适的沟通模式。

第五，多元智能轮廓：霍华德·加德纳提出了多元智能理论，即音乐、身体－动觉、逻辑－数学、语言、空间、人际、自我认知、博物学家智能。通过测评，家长能了解孩子智能轮廓，激发优势及次优势智能的发展。

三、先天优势·多元智能评量对家庭教育的作用

（一）优势评量是读懂孩子大脑地图的导航仪

在家庭教育中，最难的莫过于“为理解而教”。每个家长都希望做到因材施教，然而，凭经验教育孩子是不够的。即使是双胞胎，他们大脑各功能区的强弱也不同，因此呈现的性格特点与行为模式也不同。

其实，每个孩子都有自己独特的优势潜能和发展路径，只是家长没有认识到，所以不知道教育孩子的路怎么走才对。目前，优势评量所给出的优势报告就是家长读懂孩子大脑地图的导航仪，家长根据报告的分析和建议可以真正实现因材施教。

（二）先天优势·多元智能评量应用案例解析

1. 爱打人的问题孩子

李妍（化名）和丈夫自开公司，生意顺利。由于忙于打理公司事务，没有时间陪儿子，孩子从小跟着姥姥。后来上幼儿园，虽然淘气，但还比较懂事。

自从姥姥回老家后，孩子就频繁被老师请家长，有时一天就被请多次。每次不是因为孩子打人，就是因为跟老师作对。老师说，孩子上课根本坐不住，老师讲什么都不听。每次听老师说完，爸爸气得回家对孩子又是打又是讲理，但都以失败而告终。

老师一再要求夫妻二人带孩子去做智商检测。无奈之下，他们到妇幼保健院做了智商筛查，结果不如人意，儿子的分数低于常人水平。这说明儿子可能有智力障碍，夫妻俩心里压上了大石头，因为怕被退园，这份智商结果始终没敢跟老师说。后来，经朋友介绍决定做优势评量检测，并接受咨询。

2. 家长描述的孩子现状

（1）老师说经常打小朋友，而且不道歉。

（2）跟他说话窜皮不入内。

（3）上课不听讲，随意下位溜达。

（4）跟老师顶嘴、作对。

（5）就喜欢玩乐高，玩时能坐住。

3. 优势评量报告分析

（1）打小朋友，且不道歉。据优势评量，孩子的行为模式属于认知型，说明孩子固执有主见，不易认同别人，吃软不吃硬。当他不知道如何表达反对时，最直接的反应就是动手。

（2）跟他说话像没听见。据优势评量，孩子的听觉功能明显弱于体觉功能，且听觉辨识是补。所以，孩子不是故意不听，而是对声音的感受能力弱，对语言的理解比常人都要慢很多。

（3）不听讲，随意溜达。据优势评量，孩子体觉功能是优，且听觉辨识是补，说明孩子天性好动。所以，常规的授课方式孩子听不明白，坐着不动就会很累。

（4）跟老师顶嘴、作对。据优势评量，孩子食指有反箕纹，说明孩子有逆向思维，想法与众不同。所以，在被老师批评时，会不自觉地还嘴。

（5）玩乐高时能坐住。据优势评量，孩子属于认知型的体觉型小孩，做事有较强的目的性，喜欢动手。所以，孩子喜欢玩乐高，且想拼出自己的目标物品时，就会表现非常专注。

4. 调整方案

运用孩子优势智能，带动弱势智能的补强。每天陪孩子跑步，释放过剩体能；给孩子报跆拳道班，学会正确使用力量；每天玩搞笑表演，将逆思用于创作；跟孩子比赛讲绘本，分享感受，培养同理心；每天早晚拥抱孩子，让孩子在爱中学会爱。

5. 效果

经过 3 个月的行为调整，孩子与小朋友的关系逐渐融洽，打人的行为得到了良好改善。家长说："老师觉得孩子完全变了个人似的，特别爱帮老师干活，孩子变得比以前开朗，懂得帮助人了。"

现在，孩子已经顺利上小学了。

参考文献

［1］浦卫忠．中国古代家庭教育选萃［M］.北京：北京理工大学出版社，2008.
［2］彭立荣．家庭教育学［M］.南京：江苏教育出版社，1993.
［3］花兆合，陈祖芬．皮纹探秘［M］.银川：宁夏人民出版社，2010.
［4］赵向欣．中华指纹学［M］.北京：群众出版社，1997.
［5］张海国．人类肤纹学［M］.上海：上海交通大学出版社，2006.
［6］陈明吉，黄学诚．揭开孩子天资密码的皮纹分析法［M］.新北：世茂出版社，2003.
［7］霍华德·加德纳．智能的结构［M］.杭州：浙江人民出版社，2013.
［8］翟桂鋆．中国当代皮纹学研究［M］.北京：科学技术文献出版社，2015.

皮纹纹型大数据浅析

荆　羽

（北京大脑智库教育科技有限公司）

摘　要：本文根据数据库中随机抽取的 10 178 份皮纹数据，概括出汉族人群为主的皮纹参数，着重对指纹的纹型进行分类和统计，进一步丰富和完善指纹纹型数据，并根据以往研究，对各手指纹型的特点和分布进行了分析与预测，同时对于这些特点提出相应建议。

关键词：皮纹；指纹；纹型；分布

皮纹，又称肤纹，是人类皮肤纹理的简称，是指人体体表皮肤各部分由表皮和真皮隆起形成的皮肤嵴纹（dermal ridge）（凸纹）及皮沟（dermal furrow）（凹纹）所组成的皮肤纹理。据遗传学家研究，皮纹是人类一种重要的遗传性状，能反映出人的基因遗传信息和体质强弱情况。指纹会随着人类的发展产生遗传和变异，指纹具有独特性、终生不变性。指纹纹型是指纹研究的重要内容之一，是人类更深入地研究、认识指纹的前提和基础。

一、指纹纹型综述

（一）指纹的特性

唯一性：每一个指纹都具有可与其他指纹相区别的独特性，不仅与他人不同，就是自己的 10 个手指也不相同。1877 年，英国驻印度的内务官赫斯查尔（Hersche）统计了居民的契约、收据及犯罪登记等按印指纹后，最先证实指纹不会重复，而且因人而异。

不变性：指纹具有高度的稳定性，出生后只要此人没有接受过手指的植皮手术，指纹就终生不变。即使劳动磨损或者受伤，再生的皮纹样式、数量、纹型都还是与原来的相同。1856 年，人类学家威尔克（Welker）把自己 55 岁与 35 岁的指纹进行对比研究，首先证实了指纹的不变性。

遗传性：皮纹的形态受染色体基因调控，遗传学家对皮纹遗传的研究证明，皮纹的排列是一种多基因遗传，主要表现为遗传物质、基因（染色体上的片段）是决定皮纹特性的物质基础；正常人体细胞中有23对染色体，如果染色体的数目或结构发生变化，就会引起相对应的皮纹产生变异，因此，皮纹的变异多与遗传有关；皮纹分化期间，如有特殊遗传时，就会产生出不同的皮纹样式，如唐氏症候群，就是染色体变异，同时改变指纹。

（二）皮纹与大脑的关系

科学家们研究发现，大脑分左右半球，左半球感受并控制右边身体，可称作“学术脑”，是理性与逻辑的；右半球感受并控制左边身体，称为“艺术脑”，是感性的、直观的。大脑每个半球都有四大分区：额叶、顶叶、颞叶和枕叶，其中额叶又分为前额叶和后额叶，它们分别与精神功能，思维功能，体觉、听觉和视觉功能有关。现有研究已经证实左手与右脑、右手与左脑、大拇指与精神功能区、食指与思维功能区、中指与体觉功能区、无名指与听觉功能区、小指与视觉功能区的关联关系。

拇指：与前额叶相关，反映了大脑的精神能力，如判断、人格、自制力、意志力、领导力、沟通力、内省力等。如果精神功能大于思维功能，则做事会更善于宏观战略，且注重精神生活，关注生命价值、目的、意义等。

食指：与后额叶相关，反映大脑的思维能力。包括了觉知、记忆、概念及逻辑能力，也代表计划和选择的过程、思考的专注度等。如果思维功能大于精神功能，做事就会善于规划执行，注重做事的方法，能够有效推进和解决问题。

中指：与顶叶相关，代表肢体律动、艺术学习与感受欣赏等体觉能力，也与使用工具、操控肢体、理解操作等操控动作有关。

无名指：与颞叶相关，能够帮助我们感受各种音律，理解别人的言语，也可以帮助我们言语表达、了解语法等。

小指：与枕叶相关，反映了我们的视觉功能。影响我们观察力的敏锐、对细节的分辨等视觉观察能力，也可以帮助我们观察自然、辨别环境和物种，加强我们的视觉探索能力。

（三）纹型分类

纹型是指纹形成不同形状的类型，通过中心点、三角点、嵴线、纹型线路流向的不同，而定义为不同纹型，最基本的纹型一般分为斗形纹（螺）、箕形纹（蹄）、弧形纹三大类。由于目前指纹识别判断标准并不统一且较为繁杂，本研究根据以往调查结果，将指纹纹型分为简单弧、帐篷弧、反帐篷弧、正箕、反箕、弧箕、反弧箕、螺形斗、环形斗、囊形斗、双斗、双箕、孔雀眼、反孔雀眼、侧向斗 15 种。

二、材料与方法

统计样本为全国各地区随机抽取的 10 178 份有效十指指纹数据（排除影响分析的指纹）。样本的采集是在正常条件下，采用三面拓印的方法，用专业指纹采集仪器拓取十指指纹，保证指印符合研究所需要的纹线清晰、完整、色调均匀、不变形等条件。

采用指纹自动识别系统与人工识别相结合的方式进行指纹的辨别与记录，将数据导出、整理并通过 SPSS 24.0 进行统计分析。

三、结　果

（一）各纹型总体分布

由表 1 可以看出，划分的 15 个纹型之中，正箕出现的比例最高，其次是螺形斗、弧箕、双箕、双斗及囊斗，其他纹型出现比例较低。

表 1　各纹型指纹分布状况

	简单弧	帐篷弧	反帐篷弧	正箕	弧箕	反箕	反弧箕	环形斗
指纹数/个	1233	2395	229	35 753	9062	1381	534	319
占比	1.21%	2.35%	0.22%	35.13%	8.90%	1.36%	0.52%	0.31%
指纹数/个	螺形斗	囊形斗	双斗	双箕	孔雀眼	反孔雀眼	侧向斗	总计
占比	33 045	3213	3821	7778	1081	457	1136	101 780
	32.47%	3.16%	3.75%	7.64%	1.06%	0.45%	1.12%	100.00%

为方便分析，根据以往数据及研究，将各纹型整合为六大类：分别为海绵型（简单弧、帐篷弧、反帐篷弧）、模仿型（正箕、弧箕）、逆思型（反箕、反弧箕）、认知型（螺形斗、环形斗、囊形斗）、整合型（双斗、双箕）和魅力型（孔雀眼、侧向斗、反孔雀眼）。从表 2 可以看出，模仿型和认知型指纹出现的比例最高，其次是整合型，海绵型、魅力型和逆思型指纹出现比例较低。

表 2　综合纹型分布

	海绵型	模仿型	逆思型	认知型	整合型	魅力型
指纹数/个	3872	44 815	2082	36 656	11 665	2690
占比	3.8%	44.0%	2.1%	36.0%	11.5%	2.6%

（二）各纹型在各手指的分布

1. 模仿型在各手指的分布

由表3可以看出，模仿型在小指和中指上出现的概率明显高于其他手指，在中指上，右手出现模仿型的概率要更高。

表3　模仿型在各手指的分布

	拇指	食指	中指	无名指	小指
左手	39.20%	34.10%	50.90%	30.20%	66.50%
右手	36.70%	35.00%	59.00%	27.30%	61.40%

2. 认知型在各手指的分布

由表4可以看出，认知型在无名指上出现的概率明显高于其他手指。除中指外，其他手指在右手上出现认知型的概率更高。

表4　认知型在各手指的分布

	拇指	食指	中指	无名指	小指
左手	30.30%	33.60%	30.60%	55.40%	19.00%
右手	40.30%	35.30%	27.40%	61.20%	27.00%

3. 整合型在各手指的分布

由表5可以看出，整合型在拇指上出现的概率明显高于其他手指。左手各手指出现整合型的概率普遍要高于右手。在中指、无名指、小指上出现整合型的概率都有所降低。

表5　整合型在各手指的分布

	拇指	食指	中指	无名指	小指
左手	25.00%	13.80%	10.60%	8.10%	7.90%
右手	19.40%	12.90%	7.40%	4.30%	5.00%

4. 海绵型在各手指的分布

由表6可以看出，海绵型在食指上出现的概率明显高于其他手指。左手各手指出现海绵型的概率普遍要略高于右手。

表6　海绵型在各手指的分布

	拇指	食指	中指	无名指	小指
左手	3. 70%	7. 80%	5. 00%	1. 60%	2. 90%
右手	2. 20%	7. 70%	3. 40%	1. 30%	2. 40%

5. 魅力型在各手指的分布

由表7可以看出，魅力型在无名指、小指上出现的概率高于其他手指。右手出现魅力型的概率要略高于左手。魅力型在拇指上出现的概率明显低于其他手指。

表7　魅力型在各手指的分布

	拇指	食指	中指	无名指	小指
左手	1. 0%	2. 2%	1. 6%	4. 3%	3. 3%
右手	1. 0%	2. 5%	1. 8%	5. 2%	3. 6%

6. 逆思型在各手指的分布

由表8可以看出，逆思型在食指上出现的概率远高于其他手指。

表8　逆思型在各手指的分布

	拇指	食指	中指	无名指	小指
左手	0. 7%	8. 5%	1. 4%	0. 4%	0. 3%
右手	0. 4%	6. 7%	0. 9%	0. 7%	0. 5%

（三）各纹型分布在性别上的差异

由表9可以看出，男性的认知型纹型出现的概率要显著高于女性，且在整合型和逆思型纹型出现的比例略高于女性；女性模仿型纹型出现的概率要显著高于男性，另外，海绵型和魅力型纹型出现的比例略高于男性。

表9　各纹型分布在性别上的差异

	模仿型	认知型	整合型	海绵型	魅力型	逆思型
男	41. 4%	38. 5%	11. 9%	3. 4%	2. 6%	2. 2%
女	46. 0%	34. 2%	11. 1%	4. 1%	2. 7%	1. 9%
总体	44. 0%	36. 0%	11. 5%	3. 8%	2. 6%	2. 0%

四、讨　论

（一）各纹型分布总体状况

从大数据统计结果来看，本次研究对象中出现模仿型纹型共有 44 815 个，占总体的 44%，其中正箕纹型占 35.1%，弧箕占 8.9%；认知型纹型共有 36 656 个，占总体的 36%，其中螺形斗占 32.47%，囊形斗占 3.16%，环形斗仅占 0.31%；整合型纹型共有 11 665 个，占总体的 11.5%，其中双斗占 3.75%，双箕占 7.64%；海绵型纹型有 3872 个，占总体的 3.8%；魅力型纹型有 2690 个，占总体的 2.6%；逆思型纹型最少，共有 2082 个，占总体的 2.1%。

以往的研究中，往往是斗形纹最多，其次是箕形纹，弓形纹较少，还有一小部分杂形纹。本研究结果按照亨利纹型分法，斗形纹占 49.87%，箕形纹占 45.85%，弓形纹占 3.78%，与以往研究的结果基本一致。本研究结合以往数据及现实情况考虑，将各纹型整合成模仿型、认知型、整合型、海绵型、魅力型和逆思型六大类，因此与以往研究的结果呈现有所出入。

（二）不同纹型在性别上的差异

本研究结果显示，男性出现认知型、逆思型、整合型的比例要高于女性，而女性出现模仿型、海绵型和魅力型的比例要高于男性。这也就表现为：男性相比女性，具有思维能力较强、目标感明确、善于挑战权威等特点，而女性往往表现出温和、善于学习的特点，且更容易在唱歌、舞蹈等艺术领域出类拔萃。纹型的这种性别差异可能也会影响社会文化，导致社会对男性角色的定位更倾向于开拓、进取和责任，而对女性角色的定位则偏重于温柔、顺从和多才多艺。同时，这种文化氛围可能也会反过来影响男女性遗传基因中的差异，导致纹型的区别。由于关于文化与纹型遗传的研究还较少，这一推测还需要进一步验证。

五、建　议

本研究结果显示，模仿型在人群中出现的比例最高，达到了 44.0%，其次是认知型，为 36.0%。首先，从两个纹型的特点来说，模仿型所代表的意义就是能够更好地在社会中生存，因此，模仿型的人通常很在意他人的感受和看法，也很容易被他人影响。而认知型的人，往往主观意志较强，认准的事情很难被说服，有较强的竞争意识，对自己的要求较高，不喜欢失败。其次，这两类纹型出现的概率超过 80%，针对这一皮纹大数据的结果，提出如下几项教育建议。

（1）模仿型的孩子可塑性强，容易受环境影响，榜样对其有很大的作用。在学校，老师应该帮孩子树立正确的学习目标，为其营造积极向上的环境，使其学习和品德都健康发展；在家庭，身教重于言教，父母应该以身作则，要求孩子做到的事情，自己首先应该说到做到，帮其树立正确的规范。

（2）模仿型的孩子感情细腻，很在意别人的看法，常常站在别人的角度思考问题，但有时也会压抑自己的真正感想，一味附和别人的意见。因此，家长和老师应该注意保护孩子的自尊心，适当对其进行肯定，引导其表达自己的真实想法，使其尝试去展示自己不一样的特点，对于想要的东西，鼓励其积极主动地追求，提升孩子的主动性。

（3）认知型的孩子主观意识较强，往往会很有自己的想法和主见，同时他们对于自己想要的东西会拼尽全力，较难接受自己的失败。因此，从孩子的个人成长来说，老师和家长不仅要引导孩子学会多为他人考虑，协调好伙伴间的关系，也需要帮助其学会面对挫折；从学习的角度上说，老师也需要让孩子在解决问题时，学会从多种角度思考问题。

（4）认知型的孩子只要认准了目标，就一定会做到。因此，对于老师来说，需要多帮助孩子清晰自己学习的目标和方向，也可以根据其实际情况，帮他制订合适的学习计划，使其获得正确的努力方向；对家长来说，适当地给孩子制定目标很重要，切忌将“目标 = 动力”变成了“目标 = 压力”，可以尝试让孩子自己制定自己的目标，家长可以从旁协助其在完成目标过程中慢慢修正。

另外，本研究发现，女性的模仿型纹型出现的概率要大于男性，而男性的认知型纹型出现的概率则大于女性。这一研究结果可以帮助我们更好地认识男女之间存在的差异，帮助我们解决生活中出现的一些问题。不同性别的纹型侧重点不同，使得男性更加偏向于思考和理性，而女性更偏向感性和艺术。男女之间的矛盾往往是由于思考的出发点和模式不同造成的，因此在与异性相处时，要学会从对方的角度思考，理解并接受对方的说话与行为方式，这样才能保持和谐的关系。

同时，各纹型出现在各手指的概率也有所不同。例如，模仿型出现在小指和中指的概率最高；认知型出现在无名指的概率最高；逆思型出现在食指的概率最高等。这些皮纹的大数据结果也对皮纹的研究有着深刻的研究指导意义，在接下来的皮纹大数据研究中，我们将会更好地利用好大数据结果，去推进皮纹学的发展，以及更好地推广皮纹文化。

参考文献

[1] 张海国．人类肤纹学［M］. 上海：上海交通大学出版社，2006：1，7－12，70－75，124－126，159.

[2] 李辉，金力，卢大儒．指间区纹的遗传学研究 I 指间区纹的各种类型及其间关系［J］. 人类学学报，2000，19（3）：244－250.

[3] 张红梅，王明艳，李明，等．河北汉族青少年指纹纹型的分析［J］. 解剖学杂志，2010，33（1）：116－118.

[4] 冶福云，杨文国．中国 56 个民族指掌纹分布特点及归类分析［J］. 中国优生优育，2011，17（2）：78－88.

[5] 陈晓燕，邱捷．广东汉族的指纹研究［J］. 解剖学研究，2006，28（4）：288－292.

[6] 黄玮，林明坤，刘持平．汉族人指纹正常值的统计与分析［J］. 江苏警官学院学报，2006，21（3）：154－159.

[7] 范迎，徐国昌，侯俊然，等．河南汉族指纹纹型研究［J］. 暨南大学学报（自然科学版），2013，34（1）91－95.

浅谈天赋在家庭教育的作用

陈秋芸

［五维成长教育科技（深圳）有限公司］

摘　要：天赋就是天分，是成长之前就已经具备的成长特性。在某些事物或领域具备天生擅长的能力或者天生执念（极大的热情），也可能都有，而使其可以在同样经验甚至没有经验的情况下以高于其他人的速度成长起来，而且有它的独一性、特殊性。如果这个人具有的成长潜力和可能性已经在他的人生中表现出了的话，那么他就具备了该方面的天赋器量。

关键词：天赋；家庭教育；教育观念与思考

一、引　言

2015 年 10 月 11 日教育部印发了《关于加强家庭教育工作的指导意见》，强调家庭教育在孩子教育当中的首要地位，甚至于说，在教育孩子的过程当中，家庭、父母承担着教育当中的主要责任。作为一名多年从事皮纹心理研究的学者，和很多青少年心理研究专家、家庭教育专家，有一些共同的感叹。当今，我们认为的很多“问题”学生，往往与错误的家庭教育密切相关，而不少失败的家庭教育的父母当中不乏高学历者、高职位者。我们的教育在哪里出现了问题?

在这份指导意见当中，首先就明确了一点，依法履行家庭教育职责。广大家长要及时了解掌握孩子不同年龄段的表现和成长特点，真正做到因材施教，不断提高家庭教育的针对性；始终坚持儿童为本，尊重孩子的合理需要和个性，创设适合孩子成长的必要条件和生活情境，努力把握家庭教育的规律性；提升自身素质和能力，积极发挥榜样作用，与学校、社会共同形成教育合力，避免缺教少护、教而不当，切实增强家庭教育的有效性。

这其中有两个关键点，因材施教，尊重孩子的个性。在我们服务过 1000 个家庭案例当中，高效学习，甚至于说高质量的生活，都是来自自己对自己和家人有清晰的认识、明确的规划。换句话说，每个人都有与生俱来的天赋，属于你自己的独一无二的天赋，我们在漫长的学习和工作当中，就是不断地在寻找自己，让自己的天资得到绽放的一个过程。

对孔子的“己所不欲，勿施于人”颇有感触，这句话大家都知道意思：自己不想要的，不要强加给别人。这让我想到了我们的教育也是一样的。换言之，就是因材施教。所谓因材施教，是指家长要从孩子的实际情况、个别差异出发，有的放矢地进行有差别的教养，使每个孩子都能扬长避短，获得最佳的发展。因材施教不但是我国古代教学经验的结晶，还是现代家庭教育必须坚持的一条重要原则，它具有非常丰富的现代价值。实行因材施教，对培养适应时代需要的创新型人才具有非常重要的现实意义。那么如何因材施教呢?

苏联苏霍姆斯基说：“教育工作的实践使我们深信，每个学生的个性都是不同的，而要培养一代新人的任务，首先要开发每个学生的这种差异性、独立性和创造性。”可见，因材施教，根据孩子的个性特点，发挥孩子的个性优势，进行个性化教育是非常重要的。

接下来，我们会从 0～6 岁、6～12 岁、12～18 岁、18～25 岁、婚姻 5 个阶段，通过看当今的教育现状，个案分析，谈一谈天赋在家庭教育中的作用。

二、天赋的释义

1. 天所给予，天授

前蜀贯休《尧铭》云：“君既天赋，相亦天锡。”

2. 禀受于天，生来具有

①《旧唐书·僖宗纪》：“河中节度使王重荣神资壮烈，天赋机谋。”

②元贯云石《咏梅》：“冰姿迥然天赋奇，独占阳和地。”

③徐迟《牡丹》三：“姚黄以一种天赋的自卫能力应付了下来。”

④徐迟《牡丹》：“她那时十五岁，人长得美，天赋颖悟，学会了老牡丹出场时的那种高度凝聚的技巧。”

3. 资质

①宋文莹《玉壶清话》卷七：“有童曰玉奴者，天赋甚慧。”

②周而复《上海的早晨》第四部五七：“艺术这种事体，说容易，真容易；说难，可实在

难；有的人唱一辈子，也只是一个唱歌道人；有的天赋高，又聪敏，不消多少辰光，就是艺术家。”

成功的人，幸福指数高的人，是能把自己的天赋特长充分发挥的人。

我们如何才能让自己的孩子找到学习的内驱力并一直热衷于追逐自己的梦想？这里我们提出在家庭教育中发现孩子的天赋特长，遵循生命自然规律，客观认识了解天赋，掌握12岁之前可以扬长补短、顺强补弱，13岁之后扬长避短的家庭教育方法，充分发挥天赋特长的价值。

4. 天赋的获知办法

通过皮纹测试得到独一无二的天赋报告，皮纹测试是指通过对双手掌纹及十指指纹的采样分析后，检测出手主人先天遗传的各种差异和特质，并由此来反映被检测者大脑发育、皮质层状态和灰层的分布情况，进而判断得出被检测者的“最优发展方向”，经由许多科学家、医学家的长期观察、记录、比对、归纳后，发现人类天生的脑细胞数（学习潜能量）可由手皮纹测量出来，大脑皮质结构功能亦可经由皮纹分析出来；而脑细胞分布与大脑各皮质区域的比重，会直接影响孩子学习的优越顺序及能力高低，所以，人的先天智能及个别差异，是可以经由科学化的皮纹检测与评量来加以分析、了解的。由于皮纹检测的天赋报告能够快速发现孩子、成人等个人的优势智能、优势沟通模式、优势行为特质等，故又得名天赋测评。此项原理除了经国内外多位学者专家证实，并于多本医学遗传学相关著作中揭明。

三、家庭教育的现状

1. 对孩子的天赋缺少了解和认知

了解个性的书籍和相关信息过于泛滥，父母在海量的信息中难以辨识分清真伪；网络的普及、微信的方便，大多数的家长已经形成浅阅读的习惯；对孩子的成长教育更多是听从他人的建议或者是顺从社会流行的热门项目盲目选择。

2. 和孩子的互动缺少耐心和尊重

第一代独生子女已为人父母，他们自身是被过度关注的一代人，也是被父母替代过度的群体，他们是个性张扬以自我为中心的一代人；为人父母后，他们的父母还会继续介入他们的亲子互动和养育，隔代教育，让他们对身份的混淆和错位，导致和孩子缺少培养耐心的学习机会。了解孩子的天赋特质，适当的引导培养才能体现出尊重。

3. 过度关注成绩和排名

不少人认为，家庭教育就是配合完成学校老师布置的作业，按照老师的要求管教孩子，担心在家长群里被老师点名，导致过度关注孩子的成绩和排名，忽视了对孩子天赋的培养和重视，错失让孩子建立自信、培养健全人格的机会。

四、天赋在不同时段的家庭教育中的作用

1. 0～6 岁：基本信任和不信任的冲突、自主与害羞和怀疑的冲突、主动对内疚的冲突

（1）在这一时期如果幼儿表现出的主动探究行为受到鼓励，幼儿就会形成主动性，这为他将来成为一个有责任感、有创造力的人奠定了基础。如果成人讥笑幼儿的独创行为和想象力，那么幼儿就会逐渐失去自信心，这使他们更倾向于生活在别人为他们安排好的狭窄圈子里，缺乏自己开创幸福生活的主动性。

（2）每个孩子都有不同于他人的个性，对待不同天赋、不同性格类型的孩子，家长应采取不同的教育方法。3 岁看大，7 岁看老，7 岁之前是孩子个性修正的"黄金"7 年，这一阶段了解宝贝不乖的真相，明白孩子的心理特征，知晓孩子的气质类型，才能拉近亲子关系，找对教育方向。换言之，只有我们懂孩子，了解其天赋潜能，才能爱得更有章法。

（3）了解天赋特质，父母才可以针对幼儿的性格特点，给予积极的鼓励和教养，为孩子的健康成长打下良好的基础。

2. 6～12 岁：勤奋对自卑的冲突、习惯与能力的培养期

（1）这一阶段的儿童都应在学校接受教育。学校是训练儿童适应社会、掌握今后生活所必需的知识和技能的地方。如果他们能顺利地完成学习课程，他们就会获得勤奋感，这使他们在今后的独立生活和承担工作任务中充满信心。反之，就会产生自卑。另外，如果儿童养成了过分看重自己的工作的态度，而对其他方面木然处之，这种人的生活是可悲的。埃里克森说："如果他把工作当成他唯一的任务，把做什么工作看成是唯一的价值标准，那他就可能成为自己工作技能和老板们最驯服与最无思想的奴隶。"

当儿童的勤奋感大于自卑感时，他们就会获得有"能力"的品质。埃里克森说："能力是不受儿童自卑感削弱的，完成任务所需要的是自由操作的熟练技能和智慧。"

（2）结合天赋报告的视、听、体能力，扬长补短，用成就感带动学习兴趣，为孩子建立快乐自主的学习习惯，获得自信、自强、自立的信心。

3. 12～18 岁：自我同一性和角色混乱的冲突、安度青春期、选择专业

（1）一方面青少年本能冲动的高涨会带来问题；另一方面更重要的是青少年面临新

的社会要求和社会的冲突而感到困扰与混乱。所以，青少年期的主要任务是建立一个新的同一感或自己在别人眼中的形象，以及他在社会集体中所占的情感位置。这一阶段的危机是角色混乱。

埃里克森说："这种同一性的感觉也是一种不断增强的自信心，一种在过去的经历中形成的内在持续性和同一感（一个人心理上的自我）。如果这种自我感觉与一个人在他人心目中的感觉相称，很明显这将为一个人的生涯增添绚丽的色彩。"

埃里克森把同一性危机理论用于解释青少年对社会不满和犯罪等社会问题上，他说，如果一个儿童感到他所处于的环境剥夺了他在未来发展中获得自我同一性的种种可能性，他就将以令人吃惊的力量抵抗社会环境。在人类社会的丛林中，没有同一性的感觉，就没有自身的存在，所以，他宁做一个坏人，或干脆死人般地活着，也不愿做不伦不类的人，他自由地选择这一切。随着自我同一性形成了"忠诚"的品质。埃里克森把忠诚定义为："不顾价值系统的必然矛盾，而坚持自己确认的同一性的能力。"

（2）透过天赋报告中的精神功能和思维功能的数据，父母给予适当的引导和支持，可以更好地协助孩子安度青春期，支持孩子确立理想奠定正确的三观，为成功人生打下坚实的基础。

4. 18～25岁：亲密对孤独的冲突，择业、择偶

（1）只有具有牢固的自我同一性的青年人，才敢于冒与他人发生亲密关系的风险。因为与他人发生爱的关系，就是把自己的同一性与他人的同一性融合一体。这里有自我牺牲或损失，只有这样才能在恋爱中建立真正亲密无间的关系，从而获得亲密感，否则将产生孤独感。埃里克森把爱定义为"压制异性间遗传的对立性而永远相互奉献"。

（2）透过天赋报告的纹型、优势排序、atd的数值信息，结合自身后天的成长、环境、教育因素，再做出负责任的选择，为幸福人生打下牢固的基础。

5. 婚姻：生育对自我专注的冲突、情感质量

（1）当一个人顺利地度过了自我同一性时期，以后的岁月中将过上幸福充实的生活，他将生儿育女，关心后代的繁殖和养育。他认为，生育感有生和育两层含义，一个人即使没生孩子，只要能关心孩子、教育指导孩子也可以具有生育感。反之，没有生育感的人，其人格贫乏和停滞，是一个自我关注的人，他们只考虑自己的需要和利益，不关心他人（包括儿童）的需要和利益。

在这一时期，人们不仅要生育孩子，同时要承担社会工作，这是一个人对下一代的关心和创造力最旺盛的时期，人们将获得关心和创造力的品质。

（2）通过天赋报告的综合信息，夫妻在家庭互动中、在亲子教育中可以做到扬长避短、顺强补弱，稳定婚姻并提高婚姻质量。

所以天赋报告带来的是从根本上了解个人的思维习惯和学习方式，可以在教育、情感到互动的关键时期，做出个性化的成长方案，给家庭正确的鼓励和引导，真正意义上提高家庭生活品质，对于家庭解决危机问题有“对症下药”的明显作用。

参考文献

[1] JERRY M BURGER. 人格心理学［M］. 陈会昌，等译. 6 版. 北京：中国轻工业出版社，2004：78 - 82.

将天赋智能检测融入
中国质量教育的探索性研究

刘飞，邵锋，魏清，邹辉

（绿林文化工作坊）

摘　要：本文通过阐述中国教育的现状，从社会层面和科学层面对中国主流教育和补充教育行业体系进行分析，并概括“将天赋智能检测融入中国质量教育”的应用价值，对如何共同推进天赋智能检测与中国质量教育进行探索性研究。

关键词：皮纹学；教育学；中国质量教育；皮纹天赋智能检测

一、引　言

自“将天赋智能检测融入中国质量教育的探索性研究”项目迅速开展以来，项目成果已经初步形成。该项目站在中国教育现状及未来发展的视角，融合教育学与皮纹学于一体。洞观其现状，分析其理论，突出其优势，迭代其不足，并在国内首次提出“中国质量教育”理论，大胆提出将科学的天赋智能检测融入质量教育，助力教育行业打开新篇章。中国质量教育研究组致力于用 30 年时间，通过培养 1000 名中国最年轻、最专业、最热情、发心最纯正的质量教育先锋团，协助 100 万青少年在绿色环境中成长发展为中国质量教育的接班人，系统提升中国整体教育水准。

二、问题引入

（一）中国主流教育行业体系执行是否全面和平等？

《中国教育发展报告（2017）》显示，目前，家长对学校教育反应最热烈的是培养学生全面发展；提升教师素质、教学质量、教学方法等超过半数，排在第二；真正平等对待每一个学生位居第三。不同学龄段家长和不同类型学校的家长期待的教育改变各不相同。幼儿园学生家长最期待学校降低入学条件（门槛）、不乱收费；中学生家长最期待学校减轻学生课业负担；县城学校的家长希望学校减小班额的呼声最高；村级学校家长在提升硬件、杜绝学生欺凌、暴力事件方面的诉求最为强烈。我国主流教育行业现行体系完整，在执行全面和区域平等层面处于加强阶段。

（二）中国补充教育行业体系系统是否定位准确和到位？

根据教育部《全国教育事业发展统计公报》在未来 5 ~ 10 年，中国补充教育市场潜在规模将达到 5000 亿元。尤其是中小学的教育培训，将超出 3000 亿元的市场，并且正以每年 30% 速度急速增长，每年参加各类培训的青少年儿童超过 1 亿人次。目前，我国现有 2 亿多的中小学生。在大中城市，90% 以上小学生在课后接受各种各样的辅导，这是一个无比巨大的需求群体市场。我国补充教育行业正处于起步阶段，教学专业度和标准各不相同，在教育系统的顶层定位和到位层面有待提高。

三、追根溯源

（一）社会层面

包括家庭基础教育、学校素质教育、大学职业教育三方面。

1. 启蒙成长期——家庭基础教育

党的十九大报告指出，中国社会主要矛盾已经从“人民日益增长的物质文化需要同落后的社会生产之间的矛盾”转化为“人民日益增长的美好生活需要和不平衡不充分的发展之间的矛盾”。当代社会的矛盾仍然影响各界各业，其中也包括家庭教育的投入。据资料显示，发达国家的家庭教育支出占总收入的 1/9 ~ 1/8，而当代中国家庭教育的支出占 1/3 ~ 1/2，孩子的启蒙教育所需资源对于不同社会地位的家庭来说存在较大差异，如何利用有限的资源最大化地发挥启蒙教育价值仍然是一个难题。

中国传统家庭教育模式、儒家文化天长地久的“经常法则”一直强调仁、义、礼、智、信、温、良、恭、俭、让、忠、孝、廉、耻、勇。现代心理学数据中显示，传统家庭教育观不断受到外界的冲击，父母育儿的意识问题日益凸显出来，当代中国本土体制教育体系的利弊对家庭教育观念的影响日益增强。“从娃娃抓起，不能输在起跑线上”的精英思维，在各种辅导教育宣传和家长“望子成龙，望女成凤”的心理影响下，孩子从一张白纸被画成了一张涂鸦画乱七八糟。另外，在现代社会由于城市农村发展不均衡，“留守儿童”的现象依然严峻，且中国老年化问题逐渐加重，中老年抚养方式合理性有待提升，对当前教育背景形势存在文化盲区，对于如何顺应时代发展进行启蒙教育多是传统方式，仍然沿用传统基础教育，显然不适合孩子天性、习性、理性、灵性的发展需求。对孩子而言，协助学生启蒙教育上能够系统性认知，面对繁杂教育方法正确选择、评估和修正，协助孩子全面系统性成长的启蒙成长期家庭基础教育极为关键，新型质量教育破土而出迫在眉睫。

2. 初级成长期：学校素质教育

当代中国教育体制从学龄前初级教育到中小学的中等教育再到大学的高等教育，国家现阶段的教育体制取决于当代国情，我国仍将处于社会主义初级阶段，随着九年义务教育的推行，“有教无类”目前已基本实现，当代教育决策者在把握中国宏观教育体系时考虑到整体的发展趋势，有教无类与因材施教矛盾的对立点问题正是当代中国教育决策者急需解决的重大难题。

百年大计，教育为本；教育大计，教师为本。教育是为人民服务，为中国特色社会主义服务，为改革开放和社会主义现代化建设服务的，党和人民需要培养社会主义事业建设者和接班人。好老师的理想信念应以这些要求为基准。“师者，所以传道授业解惑。”在授业解惑方面，目前以考试选拔聘请的一线教育工作者，水平参差不齐，城市与乡村，一二线与三四线，东北部与中西部的教师资源配置存在明显差异；在传道德行方面，从宏观角度看中国整体的教师素养处在一个较高的层面，但是极端区域化的教师德行问题仍然需要去解决。

中国素质教育的主体对象是学生，每个学生都拥有自己的天性，对于每个学生的培养方案都存在差异，学校并没有培养学生的“德、智、体、美、劳”全面发展，关键因素是没有抓住人的天性、习性、理性、灵性，学校应该做到顺应天性的发展，结合后天的习性，培养理性，创造灵性，进而推进素质教育的发展。

中国主流教育体制基于统观全局来进行设计，区域化的办学资质良莠不齐，如学前教育办学资质没有统一的国家标准，致使具体素质教育目标的实现问题层出不穷，如各个学校招生的标准和聘请老师的标准与实际教学任务匹配度有待提高，学校现行的教师与学生考核制度，在一定程度上影响了教学质量的提高，导致中国主流教育在落实执行时没有到位。

3. 意识成长期：大学职业教育

目前，中国大学的综合素质教育处于缓慢推进时期，当代高校大学生的社会职业化意识处于形成阶段，高校的理论化知识教育及部分社会实践活动不能够满足在校大学生毕业后的职业需求。大学生职业化教育大部分处于盲区，没有真正意识到职业化系统教育对于即将步入社会的大学生的重要意义，目前国内尚未形成大学生职业教育的系统化指导理论。职业化意识的建立不仅需要根据自己的天赋优势与结合实际，进行职业规划，还需要通过良好的职业化发展训练的体系和社会真正接轨的实战平台来磨炼，在实践中检验真理，才不至于在真正步入社会之时从零开始学习。

（二）科学层面

包括人格需求发展理论、潜能测评技术对比、系统教育理论支撑三方面。

1. 人生发展不变性——人格需求发展理论

教育者，当以立人为首要动举之初心，现代化教学因素纷杂，各式各样的教育方式和方法、设备条件让家长对于中国补充教育的选择眼花缭乱，众多案例结果显示，真正实质性落地协助学生系统性成长发展的寥寥无几。所以，对于中国现代刻不容缓的质量教育最重要的是抓住人格发展。著名心理学家弗洛伊德提出人格发展理论，人格由“本我、超我和自我”组成，这是从人的潜意识层面进行剖析，是人格发展的必经之路。同时，在不断的教育实践、研究中发现，人的发展是通过需求主线串通的。从启蒙认知，到审美完善，到自我实现，最后协助改变，是人发展的 4 个过程。这是每一个人在发展过程中都需要经历的太极模式，即以不变应万变，不变者为个体天赋智能，变者为思维格局与执行。所以，从科学的心理学角度进行分析，发现做中国质量教育之基础，需要人格发展理论与人的天性相结合共同发展。

2. 技术持续可迭代——潜能测评技术对比

截至 2017 年 10 月，在我国已经可以通过前端科技对人类天赋智能进行精准检测的技术有以下 6 种：观察技术、考核技术、量表技术、脑像技术、基因技术和皮纹检测技术，接下来对 6 种技术进行分析。

观察技术和考核技术：使用低成本对受教者进行智力属性测评，需要长期观察，然而该结果受观察者观察水平和状态的制约，精准性有待提升。

量表技术：可以通过数小时的时间检测出受测者智力水平，由于不可重复进行检测，并且成本较高，社会接受度有待提升。

脑像技术：通过半小时时间便可以检测出 3 岁以上人的当前生理属性，但是成本高，并且受测试环境的影响较大，社会认可度和信任度有待提升。

基因技术：仅通过 1 ~ 2 分钟的检测就能对生理遗传属性进行测评，可信度和准确度高，目前基因定位尚未完成，社会层面难以普遍接受。

皮纹检测技术：整个过程最多花费 20 分钟便可以检测出 1 岁以上各年龄段受测者的

生理遗传属性，可信度较高，然而成本高并且仍处于不断争论中。

综上，从受众范围、智力属性、测试时间、花费成本、可信度和准确度进行比较，皮纹检测技术检测操作过程相对简单，可信度和准确度较高。

3. 系统思维全面性——系统教育理论支撑

当今，主流教育侧重于应试模式，“德、智、体、美、劳”全面发展的系统五大元素呈不均衡发展状态。补充教育体系无法进行规范化管理，标准不统一，对教育理念的深透参差不齐。无论是对个体、社会、国家、人类，教育的价值都有功利性和非功利性的两面之谈，补充教育暂时没有系统性最大化体现其多重功能和价值，教育工作者的定位系统和专业性意识仍有待提高。

四、探索结果

（一）受教者方面

教育的受众并非学生一方，系统性教育需要针对父母、老师、学生三方，三位一体共同促成受教者（学生）综合素质全面发展。父母层面，家庭环境影响孩子的性格发展，父母应该尊重孩子的兴趣，适当地指导，从心理学角度协助孩子形成良好的关系模式。同时传承孔子先生“因材施教”的教育观，发扬“人人有才、人无全才、扬长补短、皆可成才”的现代化教育人才观，所以家长及老师皆需要挖掘孩子潜能，在天赋发现的基础上培养孩子特长，坚信孩子的选择，主动和孩子沟通交流，引导孩子找方向、找方法、找导师、找伙伴、找自己，系统性赋之以能；老师层面，注重培养学生特长，让学生潜能得到最大化发展；学生层面，学生不能仅注重成绩的高低，而应充分认知自身优势与不足，扬长补短，让自己得到全面发展。

（二）学校方面

中国主流教育行业体系在执行方面应该全面执行到位，把工作重心放在提高学生能力上，对于中国补充教育行业体系则应该找准定位，思考是以盈利模式占主体还是以提高教学质量为主，学校应注重素质教育，培养学生实践操作能力。

（三）社会方面

一方面当今社会是互联网 + 的时代，社会应加强科技教育，培养科学技术性人才；另一方面整体国民素质提高了不少，但是中国质量教育仍然任重而道远，如今多数年轻人没有一个系统的计划、明确的目标，在盲目地学习、工作、生活，所以很有必要建设系统专业的职业生涯规划机构，协助更多的人走好人生之路。

（四）科学方面

无论是学校、家庭、社会都应借助天赋智能检测工具了解孩子天赋，顺应天性发展，结合后天的习性，培养理性，创造灵性，做到人人有才、人无全才、扬长补短、皆可成才，进而推进素质教育的发展。

五、结　语

综上所述，研究组对天赋智能检测与中国质量教育相融合的探索性研究成果进行展示，从社会和科学两个层面进行分析。社会层面，坚持"人人有才、人无全才、扬长补短、皆可成才"的人才观，加之人们对天赋智能检测融入质量教育的认知提升和深透；科学层面，伴随医疗、教育、心理和互联网等研究的加深与大脑基因天赋智能检测领域的发展，基于人性需求发展理论的科学不变性，科学研究将不断对天赋智能进行检测解码，系统完善质量教育体系。

参考文献

[1] 刘立峰. 对新型城镇化进程中若干问题的思考 [J]. 宏观经济研究，2013（5）：3－6.

[2] 陈俊珂. 基础教育教师资源均衡发展的现状分析及对策 [J]. 教育导刊：上半月，2006（4）：15－17.

[3] 徐素倪. 我国基础教育均衡发展研究述评 [J]. 上海教育科研，2011（8）：16－20.

[4] 汤林春. 外国义务教育的演变、性质及其启示 [J]. 教育评论，1997（6）：53－54.

[5] 张茂聪，仲米领. 近十年我国城镇化进程中农村义务教育的发展 [J]. 经济与社会发展，2017（4）：82－87.

[6] 破译智力密码 [J]. 中小学心理健康教育，2007（12X）：26－27.

[7] 庄志权. 让学生在赏识中健康成长 [J]. 作文成功之路（下），2015（2）：2.

[8] SHELDON K M，KING L. Why positive psychology is necessary [J]. American Psychologist，2001，56（3）：216－217.

[9] 杨晓桦，薛意茹. 全面质量教育的要素及相互关系 [J]. 西北工业大学学报（社会科学版），2001（2）：51－53.

探索指纹测试在人力资源领域的应用

王津莹

（天津嘉和管理咨询有限责任公司）

摘　要：随着社会发展和高效快捷的工作节奏，人们在工作中常常处于焦虑和紧张之中。由于多数人在择业和职业生涯规划中未能有效结合，在实际工作中更多是在工作中二次学习，积累经验，这给人才的培养和发展无疑增加了难度，也是人岗匹配在职业化过程中真正体现适应性的客观问题。很多企业开始尝试各种帮助个体进行职业塑造的工具，于是各类测评产品被相继应用在企业管理之中。帮助企业甄选合适的人才，有效整合原有人力资源并进行提升和训练。指纹测评作为测量工具之一，在人才开发、使用、培养、成就方面也可以发挥其特有的作用。

关键词：指纹测评；人才；应用

一、引　言

没有无用的人，只有放错位置的人。只有明确某个职位需要哪些技能基础，才能有效实现人岗匹配，从而进一步实现个人与组织的双赢。人才测评通过科学方法对个体的行为和内在素质进行分析，为人事决策提供可靠、客观的依据和参考性建议，是企业人力资源管理的起点，是企业人力资源科学配置的基础，是加强企业竞争能力的保障。那么究竟使用哪种人才测评工具能够更好地为企业服务呢？天津嘉和管理咨询有限责任公司引进皮纹测评系统，致力于研究个体在先天基础上，通过不同社会化过程，在职业过程和社会环境中，如何将个人能力充分发挥在工作岗位上，使之真正发挥个人优势，发挥潜能，成就个人。将个体先天优势与后天发展相结合，塑造适应企业和社会发展具有职业素养的高效能职业人。同时，根据不同特性打造适合个体发展需求的成长方案，帮助职业人得到晋升和能力体现。

人力资源是指能够推动整个经济和社会发展、具有劳动能力的人口总和。与物力资源、财力资源、信息资源、时间资源共同构建了企业发展资源，是企业资源中最重要的部分，也是企业构建核心竞争力最有价值的一部分。其具有能动性、两重性、时效性、社会性、连续性和再生性的特点。对人力资源进行管理，即通过招聘、甄选、培训、报酬等管理形式对组织内外相关人力资源进行有效运用，满足组织当前及未来发展的需要，保证组织目标实现与成员发展的最大化的一系列活动。要求企业预测组织人力资源需求并做出人力需求计划、招聘选择人员并进行有效组织、考核绩效支付报酬并进行有效激励、结合组织与个人需要进行有效开发以便实现最优组织绩效的全过程。人才测评是“通过一系列科学的手段和方法对人的基本素质及其绩效进行测量和评定的活动”，并将其应用在组织发展与人才培养等企业管理领域，更科学有效地评定个人能力在工作中的展现。

目前，国内企业使用的人才测评系统主要基于职业测评和心理测评两个方面，常见的测评体系如下。

1. 霍兰德职业兴趣测试

用于帮助个体发现天生的职业倾向，是具有广泛社会影响的职业兴趣理论。认为人格类型、兴趣与职业密切相关，可分为现实型、研究型、艺术型、社会型、企业型和常规型 6 种类型。

2. MBTI 职业性格测试

用于帮助个体探索职业性格，了解个体的性格及偏好，它在荣格划分的 8 种类型基础上加以扩展，增加了人们的生活方式维度并进行了新的序列排序，形成 4 个维度，即外倾（E）-内倾（I）、感觉（S）-直觉（N）、思维（T）-情感（F）、判断（J）-知觉（P）。

3. DISC 性格测试

用于帮助个体发现真正的自己，它采用了 4 个典型的人格特质因子，即 Dominance（支配）、Influence（影响）、Steady（稳健）、Compliance（服从）。构建了 The Emotions of Normal People（正常人的情绪）体系来衡量人群的情绪反映——“人格特征”。

4. 三叶草测评

用于帮助个体找出职业困惑的根源即兴趣—能力—价值观的三叶草模型。三叶草能为个体创造一个不断进化的良性循环，帮助个体一步步接近成功。而一旦其中一叶缺失，三叶草就会停转，职业中的厌倦、焦虑、失落也由此而生。从而了解自己的生涯发展障碍，得到个性化的行动建议，获得快乐、有成就、有意义的职业生涯。

5. PDP 人力资源诊断系统

用于帮助个体区分天生本我、工作中的我及他人眼中的我的行为风格测试工具。通过较直观的形式把人的性格大致分成了老虎型、孔雀型、无尾熊型、猫头鹰型、变色龙型 5 种。它可以测量出个人的基本行为、对环境的反应和可预测的行为模式。

职业测评和心理测评均属于心理量表范畴，被测者通过答题形式，对不同题目进行选择，以呈现出个体类型并与之职业要求及环境相匹配。有效期一般为 3 个月，常规应用中应每 3 个月测量一次，并且根据当时个体被测时的心理状态、身体状态、情绪状态和压力状态对测试结果会产生一定影响。对职业化、专业化程度比较深的人群不适用。

指纹测评主要依据个体的指纹信息。指纹同神经组织一起早在母亲怀孕 3 个月左右时就开始形成。指纹形成的时期正是大脑发育时期。同时，皮纹与大脑都是在外胚层形成，因此具有同源、同期性，两者是密切相关的。在胚胎学、遗传学、皮纹学等学术方面都有证实。胚胎早期如果受到遗传因素、子宫内外环境因素和疾病及感染等因素的影响，指纹会有一定的异常。指纹特征都是由多种基因决定的，属于多基因遗传，其科学性的依据已被广泛证实。

目前，指纹学界已经对多种先天性遗传疾病的皮纹进行了研究，如先天性愚型、特纳氏综合征、白血病、精神病等患者的手上都发现有一定的皮纹变异。有的疾病皮纹变异大些，但有的小些。有些遗传性疾病的皮纹特征在皮纹学界与临床医学界基本已达成共识，这也为了解先天缺陷和遗传性疾病提供了筛查和辅助诊断的依据。由此可以更深层次地了解大脑皮层功能性对个体行为的影响。

早在 20 世纪 70 年代，苏联学者便将皮纹的研究应用于运动员选材上，首先用指纹预测运动员的柔韧生。80 年代，他们发现人的手指纹路数目与运动能力有直接关系，因此，苏联学者从婴儿起就进行遗传学实验，对其身体内外及其相互关系进行广泛的测试，并且将指纹选材作为挑选奥林匹克选手的秘密武器。我国从 80 年代起开始对运动员的皮纹进行研究，结果发现不同专业的运动员皮纹既有共同性又有个别性，但是与普通人相比，还是存在一些显著差异。现阶段指纹研究已经广泛应用到各个领域，如法医、人类学、疾病诊断等方面，不仅仅局限于专业选才，同时可以为企业选才、育才服务。

目前，将指纹测评应用在人力资源管理方面还是大胆的尝试，但确实是我们研究个体行为的依据，选择指纹测试与心理测试的区别在于：一方面，指纹、虹膜和 DNA 作为人类 3 个常量指标，具有终生不变的特性，它不受心理状态、身体状态和外界环境所影响，不需要反复测量；另一方面，指纹作为大脑的显示屏，在采集过程中不需要与被测者进行思想交流，能够真实地收集到被测者的原始基础信息。在使用指纹测评信息过程中，要注重对被测者职业化过程的跟踪，才能形成有效的人才测评报告。

二、人才测评在人员招聘方面的应用

目前，企业识别人才，主要关注学历和工作经验。学历只能说明一个人具有某一学习的经历，或者说具有某一专业知识的可能性。然而，个体是否擅长岗位工作，是否适合职业发展，容易被企业忽视，而其相关能力、素质等都无法在学历中反映，工作经验虽然反映了候选人曾经从事某种工作，但并不能反映其在工作过程中的工作方式和工作行为，要想全面、系统地了解候选人，指纹测评正好能解决上述问题，它能对人才的优势、个性、动机等给出具体数值，结合企业对各岗位人才能力胜任模型的分析、设定，对人才进行全方位的评价。同时，对岗位适应度低的人员，我们可以发现其潜在优势究竟在哪，是否有与之相适应的岗位可以匹配，或者在其原基础上得到哪些提升即可以满足岗位需求，指纹测试的具体数值都可以帮我们揭开答案。

在当今各企业面临快速扩张、快速发展的情况下，很多企业都面临招人难的问题，各大招聘网站充斥着各种各样的招聘信息。不难发现在企业招聘和人员择业方面存在很多错位问题，即企业在招聘的过程中会误入“高、大、全”的误区，盲目追求高学历、好学校和好专业毕业的人才，而忽视了应该招适合岗位的人才。相应地，很多人在找工作的时候也很难避免这个问题，往往都会选择高薪的、福利好的、离家近的，而往往忽视了找一份适合自己的工作所能带来的更大的发展空间。

通过指纹测评可以帮助招聘和择业的双方充分认识、了解自己的需要，进行准确的定位。应聘者可以通过测评了解自己的长短板、适合从事的职业类别、有待提高的空间和需要避免的职业规划等，先期对自己进行客观的认识；招聘者通过测评在招聘环节的应用，将人力资源工作者的招聘经验及客观技术手段相结合，为企业招聘保驾护航，从而实现企业快速、科学、合理地识人。

三、指纹测评在人员选择任用方面的应用

伴随选才接踵而来的就是如何任用人才的课题。企业人员结构中一部分来源于市场招聘，另一部分则是关系推荐，问题往往更多出现在关系推荐上。很多推荐人员与岗位匹配度低，大大降低了生产效率，企业陷入关系和胜任力的两难之中。通过指纹测评可

以帮助被测者找到其擅长的工作方向，企业可以根据其擅长的方向安排相应的工作，或从事相关的工作内容，做到“人尽其才”“事得其人”“人事相宜”。对于招聘入职的人员，一般试用期在3～6个月，通过指纹测评明确员工的适应工作范围，可以至少为企业节约60%的试用成本，提高工作效率，减少人员在此环节的大量流动。同时，选配适合的人才担任适当的岗位，有利于员工间的良性竞争、企业长期稳定发展。

指纹测试还能够帮助企业了解员工的有效沟通模式，增进对员工的了解，给予与之相适应的激励方式，通过表扬、奖励、提职、仪式感等多方面结合，有效调动员工的积极主动性，鼓励员工创效益，关注企业发展，适度开展人文关怀，提升员工的向心力和凝聚力，使之自觉自发、认真负责地投入到工作当中去。

四、人才测评在培训开发中的应用

培训开发在人力资源管理中起到承上启下的作用，对于人才资源来讲，只使用而不开发，则是有限的，使用又开发，则是无限的，还可以增强员工与企业的黏性，也为企业提升凝聚力和忠诚度发挥作用。通过指纹测评可以有效帮助企业在培训期间进行和开展针对性训练，对具有优势能力的员工进行提升训练，对弱势能力的员工进行开发和拓展训练。指纹测评还能发现优秀人才和稀缺人才，将其优势与工作、职位对其能力的要求进行比较，分析员工素质与岗位要求之间存在差距，确定培训需求，开发相应的定制培训课程，最大限度地发挥其潜能。同时借助指纹测评参与到培训的计划与实施中，还能大大提高员工的培训满意度，提高培训效率。如此，企业在大大提升培训效果的同时也充分实现了培训成本的降低，便可将更多的培训经费用于更多、更有效的培训开发中去，使员工受益，最终使企业受益，真正“一箭多雕”。

五、指纹测评在组织搭建中的应用

企业在发展过程中要建立相应的组织结构，对应组织结构的领导人就是企业的中高层管理人员，未来会是企业的核心竞争力的重要组成部分。这部分人员既要具有高素质还要具有高能力，同时需要在工作中产生互补支撑的作用。这需要对企业内部的中高层进行全面测评，匹配领导班子中每个人的优势，将优势部分进行统筹，对缺少的那部分能力进行补充和调整，以完善团队的作战能力。

六、指纹测评在员工职业生涯发展中的应用

企业在培养人才的同时，要将个人发展与职业生涯规划相联系，将短期发展目标与

长期发展目标相联系，将优势能力与岗位胜任力相联系。对员工所从事岗位进行全方位的评价，借助指纹测评为员工开辟职业生涯发展通道，使每个员工了解自己的职业兴趣、职业价值取向，从而为树立职业理想铺平了道路，为职业生涯的规划提供了科学依据，最终达到每个人都是岗位的专家。

这样，通过指纹测评手段的接入，企业在招人伊始就可以根据测评得到客观科学的数据，对企业所需的人才有一个准确的预判。员工了解自己的能力胜任点及发展、提高点，帮助自己在真正进入企业后，快速融入企业，并不断通过日常工作、企业培训来快速提升自己，并经过专业、科学的测评、考核、培训、发展循环，使员工的能力不断提升，为企业的发展提供源源不断的人才供给。

七、结　论

指纹测评在人力资管管理中可以发挥其特有的功效，逐步在被企业认可和接受，但是还需要在更多更广的行业领域中进行运用，使之发挥更大的作用，成为企业识人、用人、育人的不可或缺的测量工具。指纹测评在人力资源管理中的广泛使用，还需要时间和不断的推广，相信不久的未来，指纹测评会成为人力资源管理中的重要依据，将每位人才人尽其用，从而形成企业真正的核心竞争力。

参考文献

[1] 刘克俭，顾瑜琦．职业心理学［M］．北京：中国医药科技出版社，2005.
[2] 邵紫菀．皮纹与运动员选材［J］．人类学学报，1992（4）：369－374.
[3] 马慰国，杨汉民．实用医学皮纹学［M］．北京：科学技术文献出版社，2008.
[4] 彭裕．现代人才测评在企业管理中的应用［J］．企业管理，2016（s2）：356－357.
[5] 叶慧腾．心理测试方法在企业人力资源管理中的应用［J］．资治文摘，2016（7）.